中药材基地

共建共享十年纪实

◎主编 张伯礼 任德权 孙晓波

全国百佳图书出版单位
中国中医药出版社
·北 京·

图书在版编目（CIP）数据

中药材基地共建共享十年纪实 / 张伯礼，任德权，孙晓波主编 .—北京：中国中医药出版社，2022.9

ISBN 978－7－5132－7734－1

Ⅰ . ①中…　Ⅱ . ①张… ②任… ③孙…　Ⅲ . ①中药材－制药工业－产业发展－研究－中国　Ⅳ . ① F426.7

中国版本图书馆 CIP 数据核字（2022）第 137909 号

中国中医药出版社出版

北京经济技术开发区科创十三街 31 号院二区 8 号楼

邮政编码　100176

传真　010-64405721

山东临沂新华印刷物流集团有限责任公司印刷

各地新华书店经销

开本 787×1092　1/16　印张 18.25　彩插 2.5　字数 419 千字

2022 年 9 月第 1 版　2022 年 9 月第 1 次印刷

书号　ISBN 978－7－5132－7734－1

定价　139.00 元

网址　www.cptcm.com

服 务 热 线　010-64405510

购 书 热 线　010-89535836

维 权 打 假　010-64405753

微信服务号　zgzyycbs

微商城网址　https://kdt.im/LIdUGr

官 方 微 博　http://e.weibo.com/cptcm

天猫旗舰店网址　https://zgzyycbs.tmall.com

如有印装质量问题请与本社出版部联系（010-64405510）

版权专有　侵权必究

《中药材基地共建共享十年纪实》

编 委 会

主　　编　张伯礼　任德权　孙晓波

副 主 编　陈士林

执行主编　郑文科

编　　委（按姓氏笔画排序）

马　琳　王　沫　王文全　王志安　王建华　王春洋
王秋玲　朱　征　刘　赛　苏　豹　杜雪晨　李天祥
李文艳　杨　弘　杨　峰　杨丰文　杨美华　杨慧娟
何伯伟　宋　嬿　张　莉　张俊华　陈　颖　庞稳泰
钟淑梅　姜鸿运　贾海彬　徐常青　郭巧生　郭宝林
黄　明　黄瑞平　庾石山　董林林　魏建和

新十年再出发

任德权 二〇一九年春

▲联盟创始人之一、时任联盟主席任德权先生题字

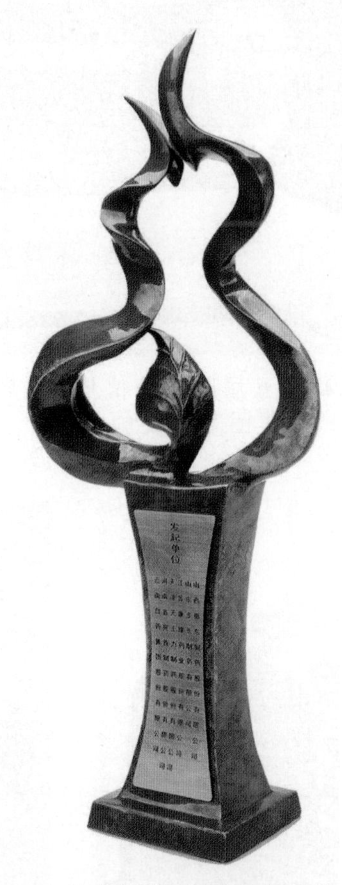

▲联盟标志“药材之光”

历届联盟大会轮值主席

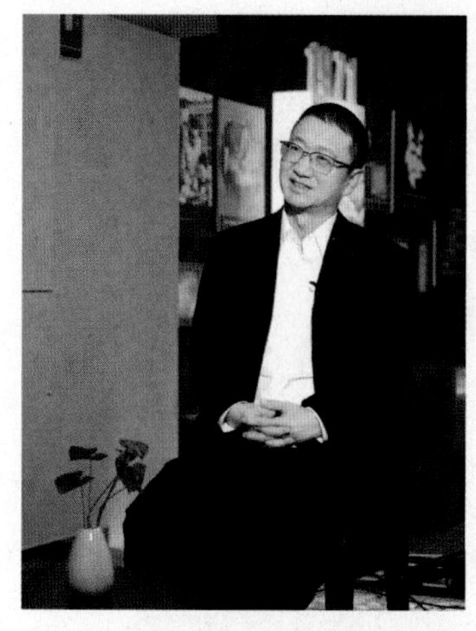

▲ 第一届联盟轮值执行主席，云南白药集团董事长王明辉

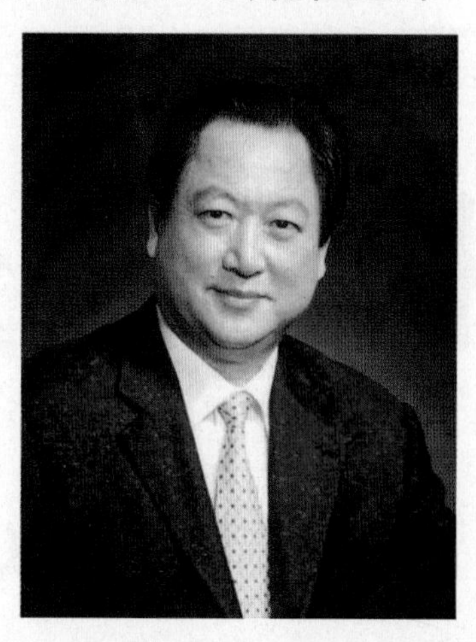

▲ 第二届联盟轮值执行主席，仲景宛西制药董事长孙耀志

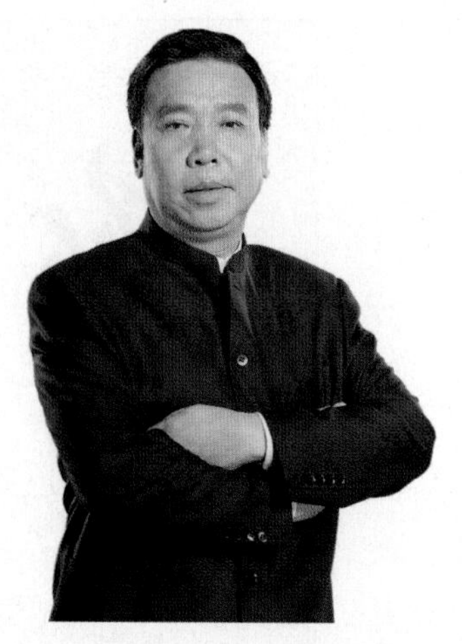

▲ 第三届联盟轮值执行主席，山西振东制药董事长李安平

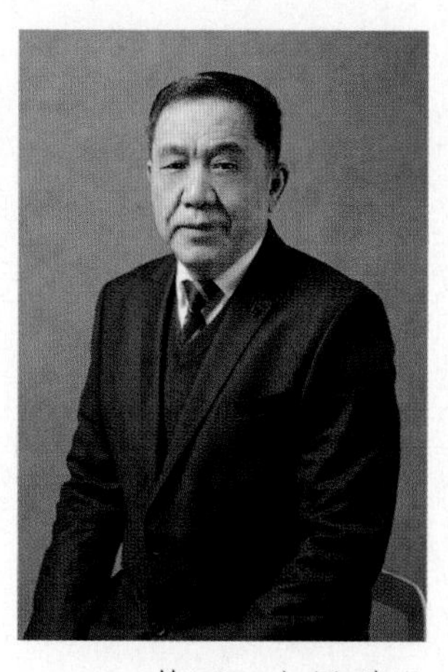

▲ 第四、十届联盟轮值执行主席，九州通医药集团董事长刘宝林

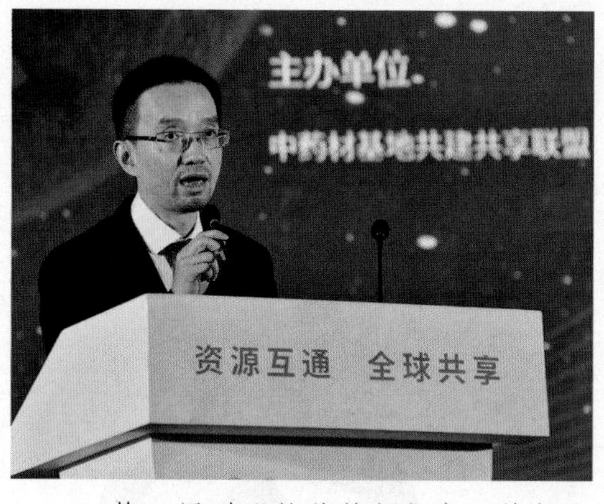

▲ 第五届联盟轮值执行主席，美年大健康产业集团董事长俞熔

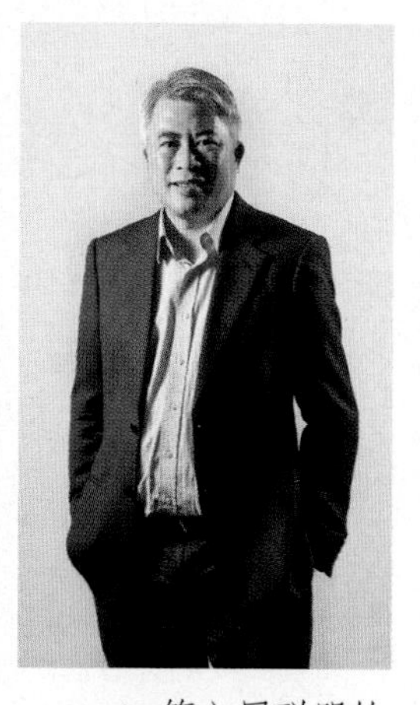

▲ 第六届联盟轮值执行主席，广州市香雪制药董事长王永辉

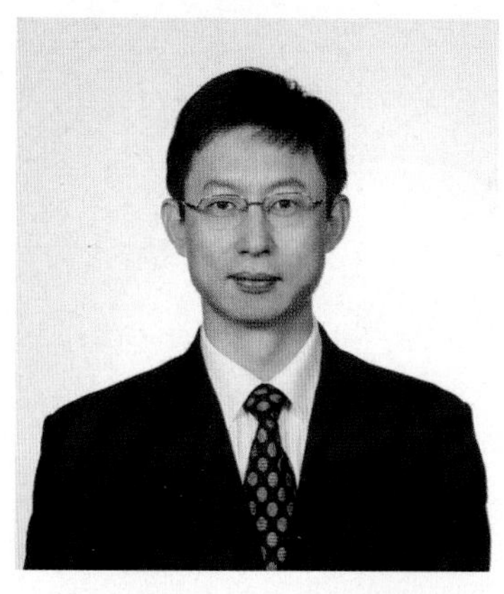

▲ 第七届联盟轮值执行主席，盛实百草药业董事长李刚

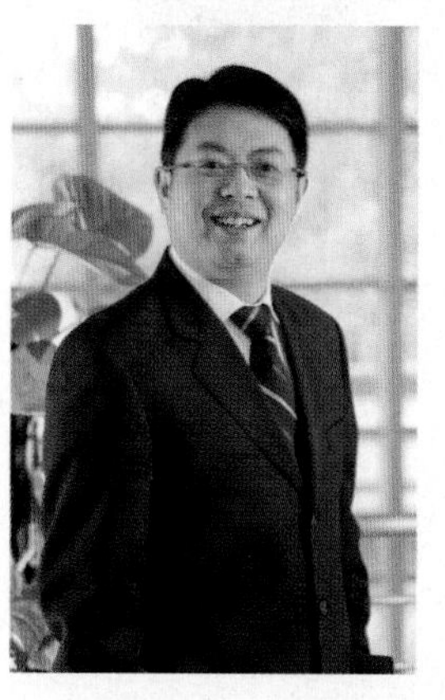

▲ 第八届联盟轮值执行主席，四川新荷花董事长江云

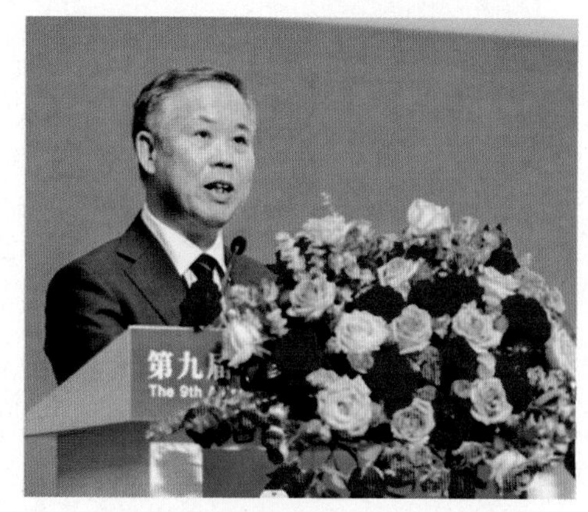

▲ 第九届联盟轮值执行主席，广西柳药集团董事长朱朝阳

联盟主要领导及嘉宾

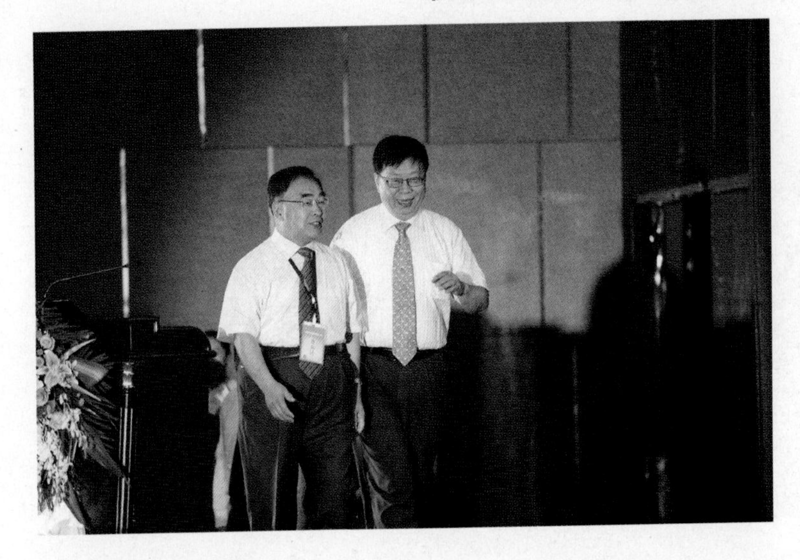

▲ 联盟两位创始人共同上台为嘉宾颁奖

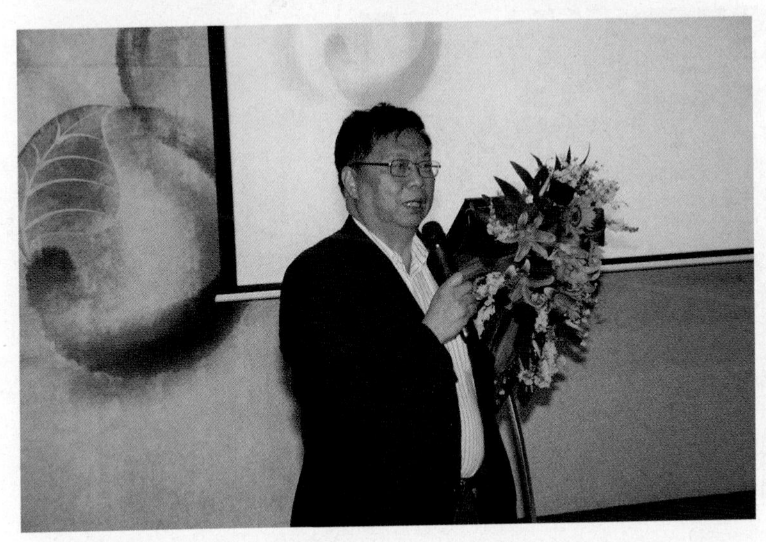

▲ 时任联盟主席任德权在第一届联盟大会上讲话

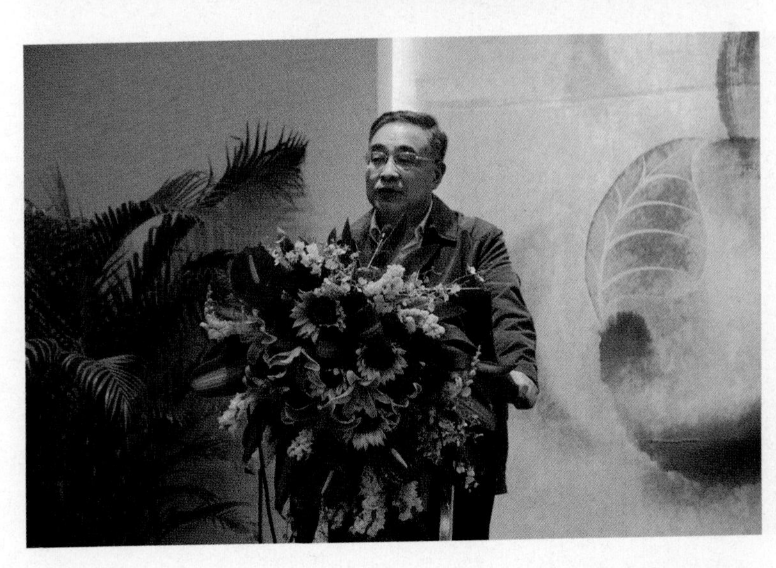

▲ 张伯礼院士在第一届联盟大会上讲话

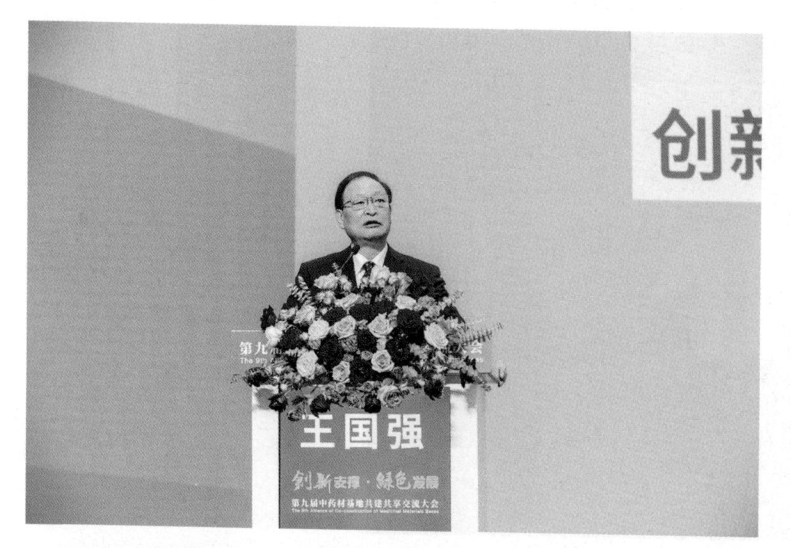

▲ 原国家卫生和计划生育委员会副主任、国家中医药管理局原局长、创新联盟名誉主席王国强致辞

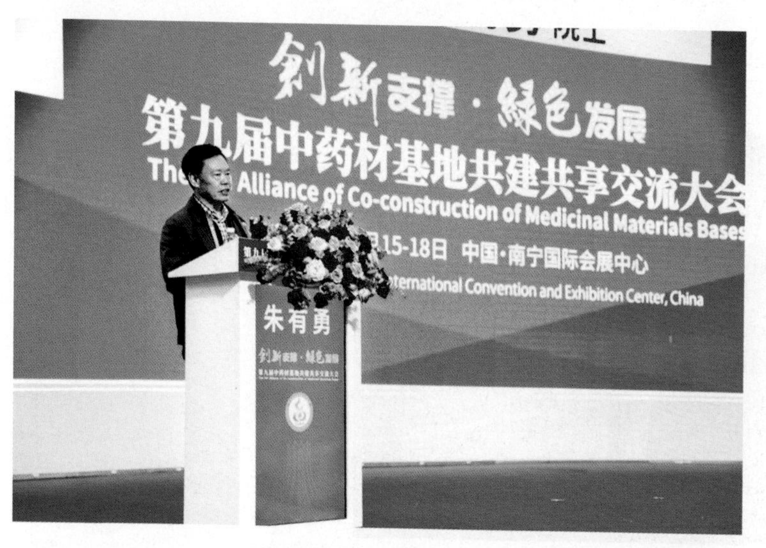

▲ 朱有勇院士主题报告:《林下中药材科技创新》

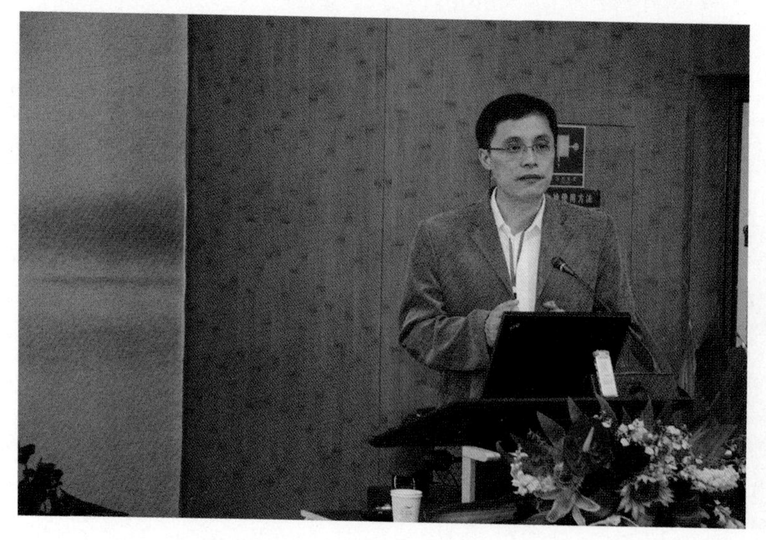

▲ 时任中国中医科学院中药资源中心主任黄璐琦在联盟大会做主题报告

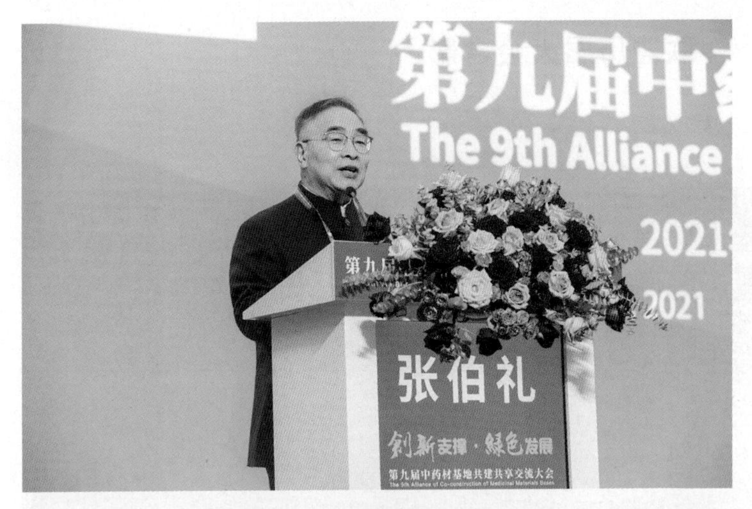

▲ 张伯礼院士做主题报告:《新时代中医药高质量发展的思考》

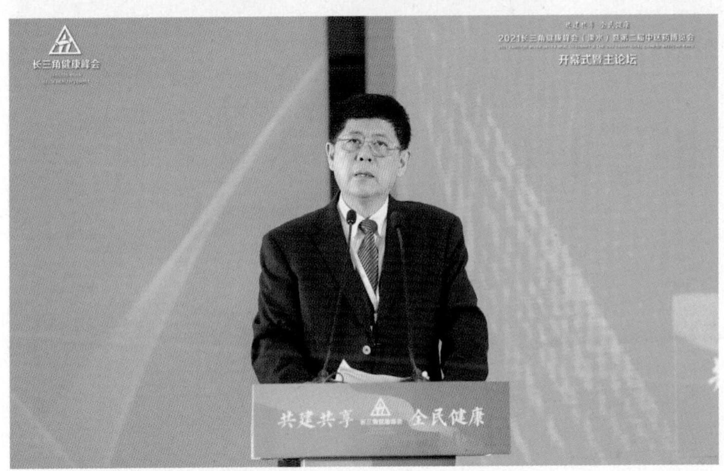

▲ 中国医学科学院药用植物研究所所长、联盟常务副理事长孙晓波在2021年的长三角健康峰会上就联盟正式更名以及联盟宗旨做了发言

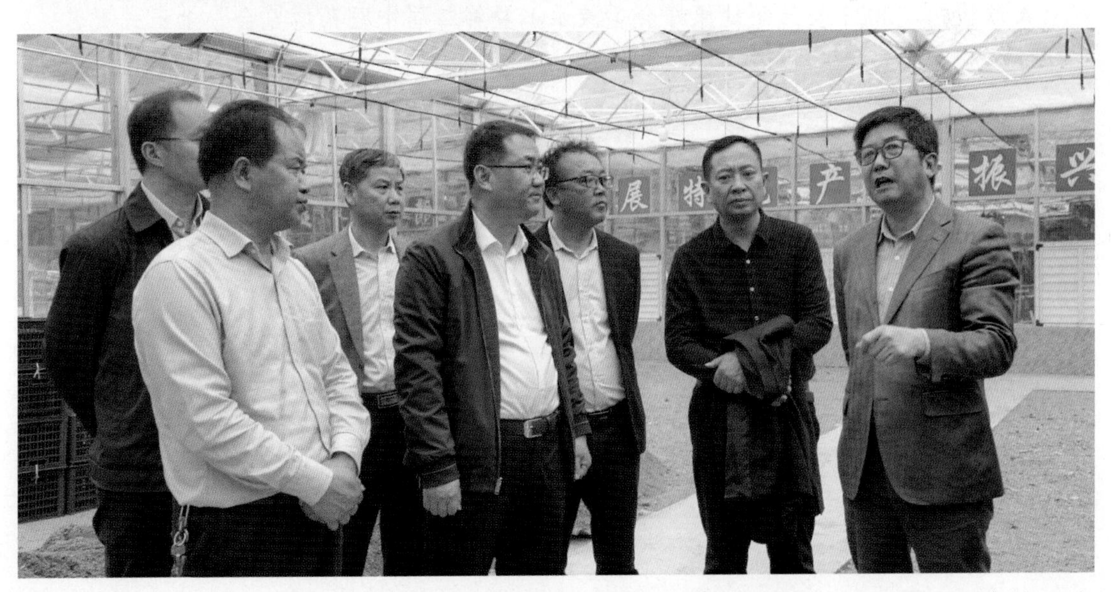

▲ 时任中国中医科学院中药研究所所长、联盟副理事长陈士林（右一）在陕西省略阳县指导基地企业种植中药材以脱贫致富

联盟历届大会合影

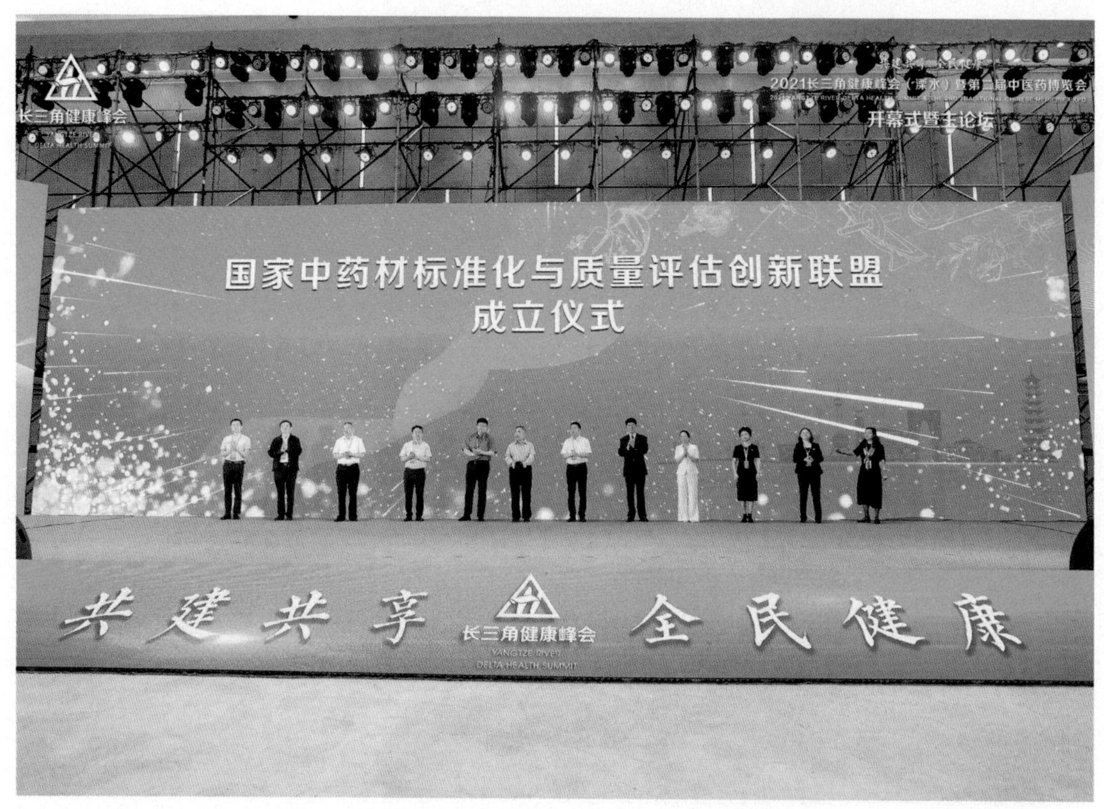

▲联盟在“2021长三角健康峰会（溧水）暨第二届中医药博览会”上正式更名

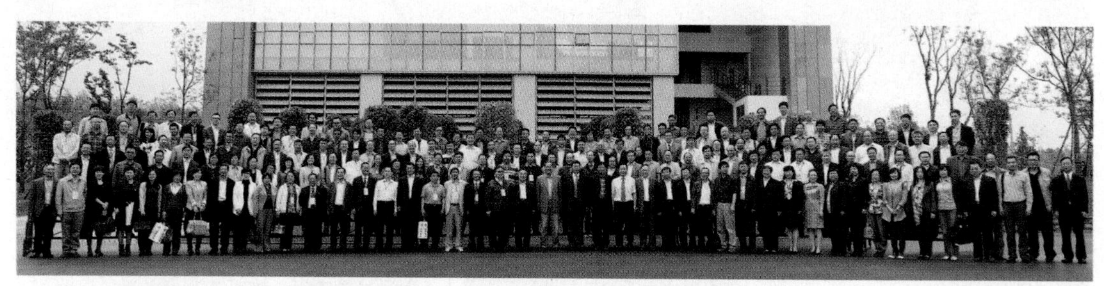

▲2013年5月在云南白药集团召开的第一届联盟大会合影

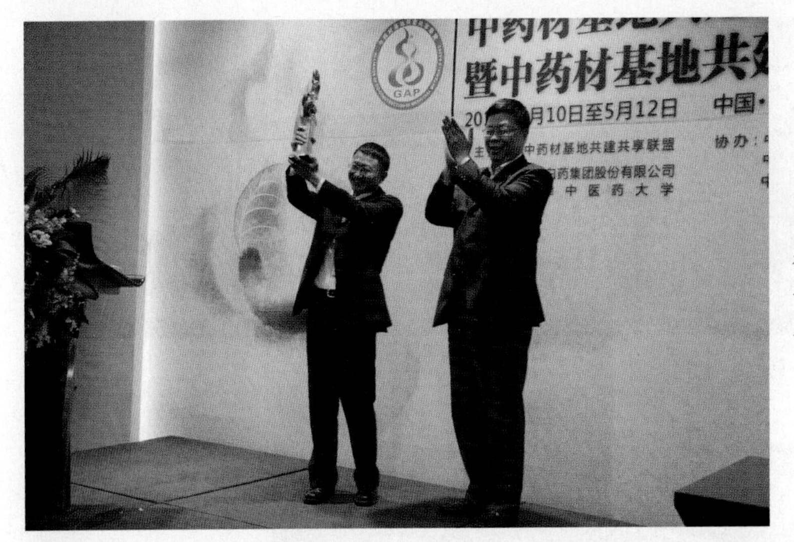

▲ 时任联盟主席任德权向云南白药集团董事长王明辉先生传递“药材之光”

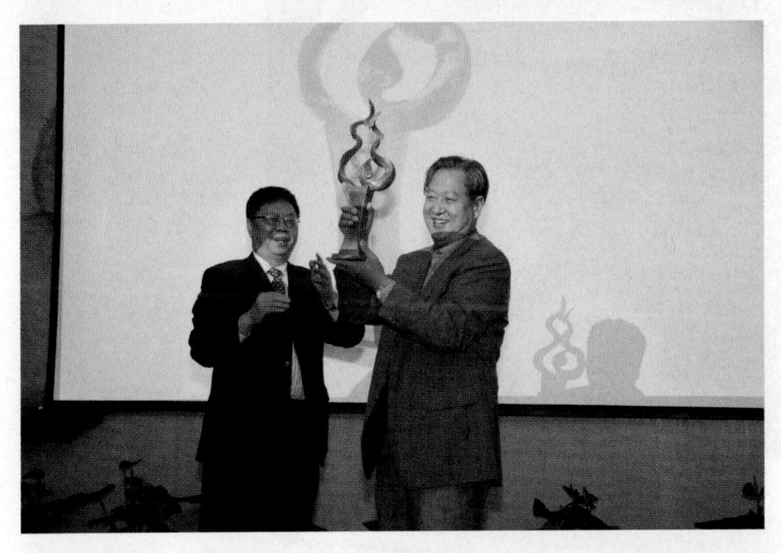

▲ 第一届联盟大会闭幕式上，仲景宛西制药董事长孙耀志从时任联盟主席任德权手中接过“药材之光”

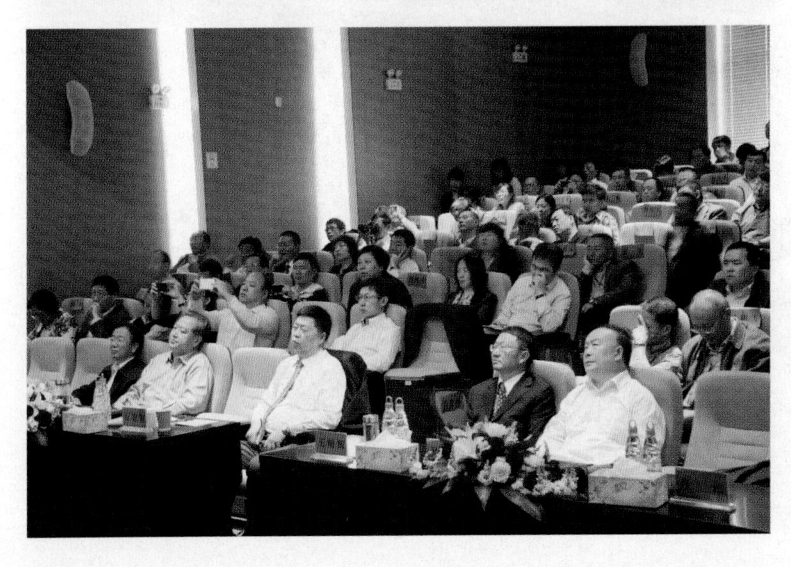

▲ 第一届联盟大会云南白药集团会议现场

第二届中药材基地共建共享联盟盟员论坛暨【中药材】杂志第七届编委会大会合影

▲ 第二届联盟大会合影

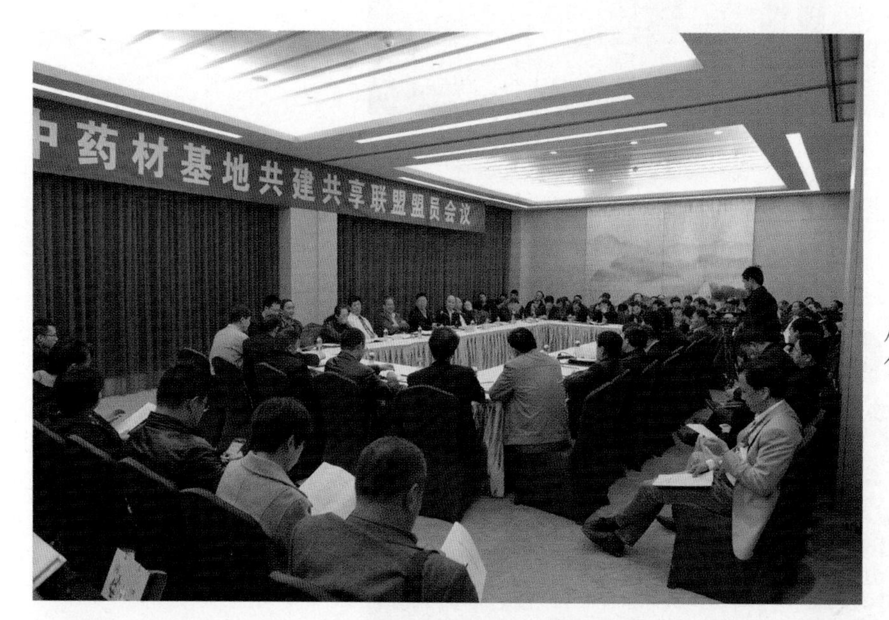

▲ 联盟在第二届大会前召开盟员工作会议

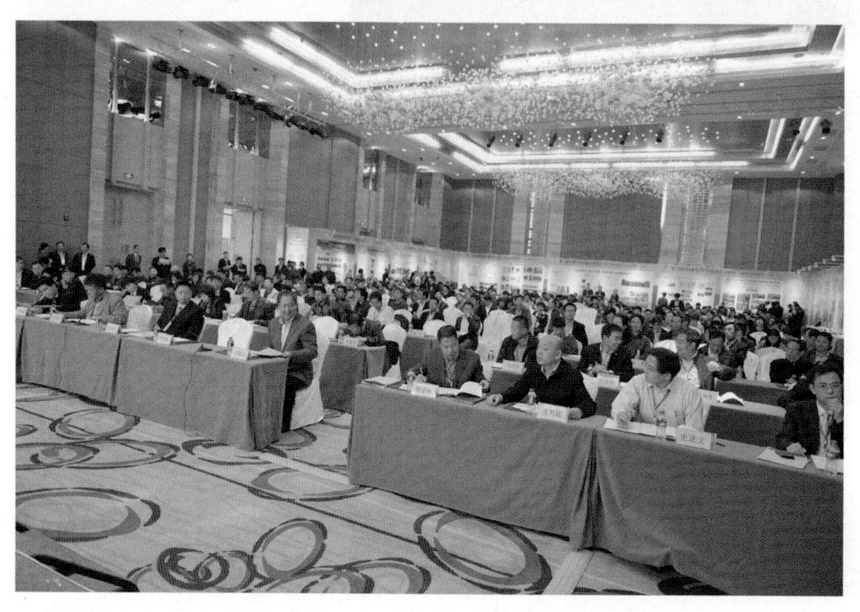

▲ 第二届中药材基地共建共享交流大会现场

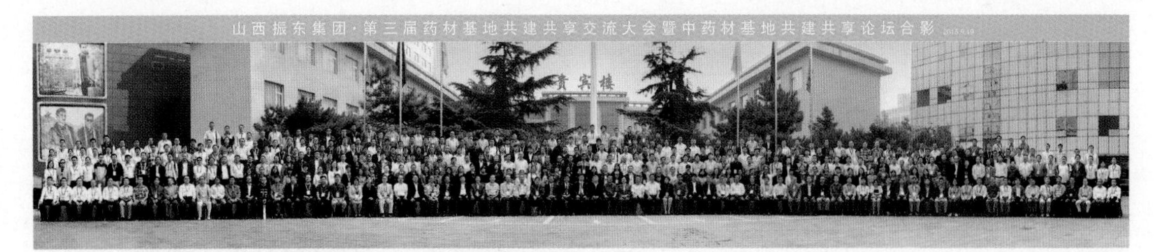

▲第三届联盟大会合影

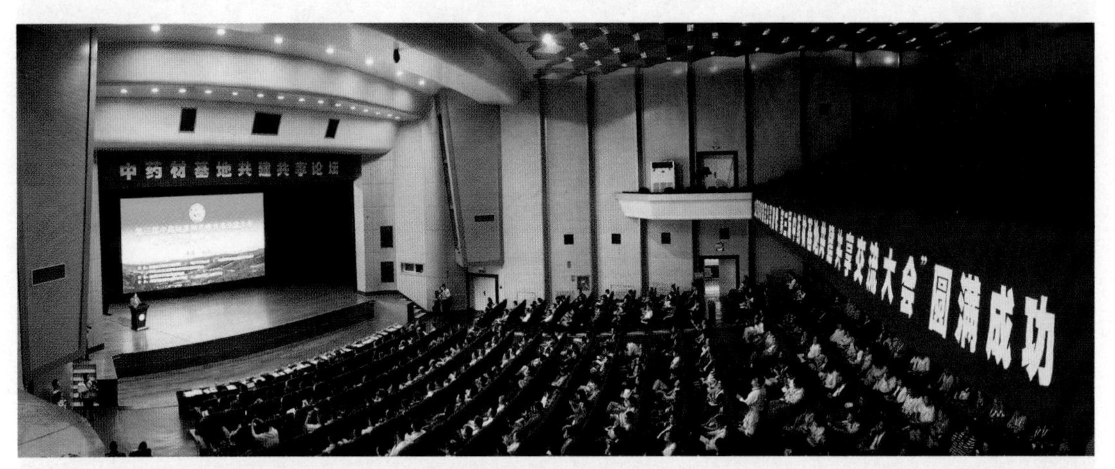

▲在山西长治举办的第三届联盟大会开幕式

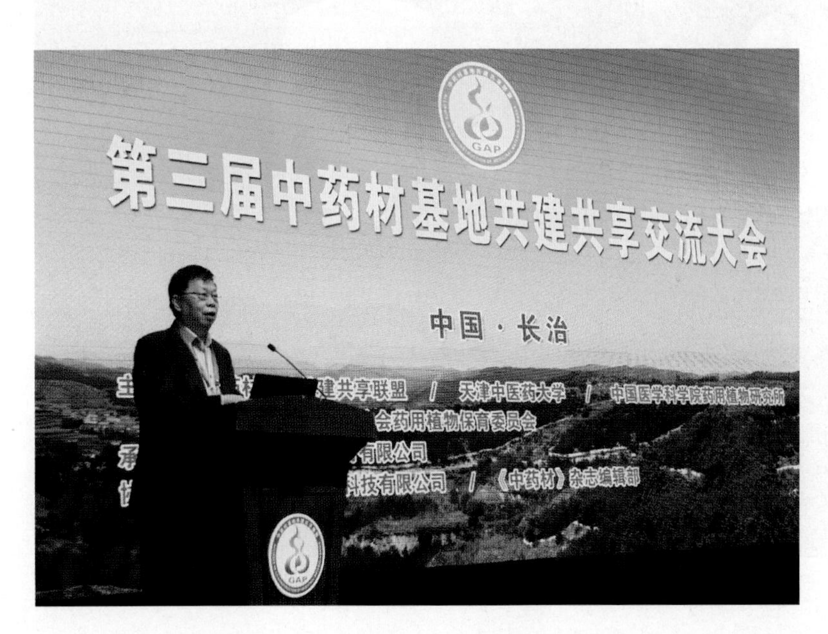
第三届中药材基地共建共享交流大会
中国·长治
GAP

▲时任联盟主席任德权在第三届联盟大会上发言

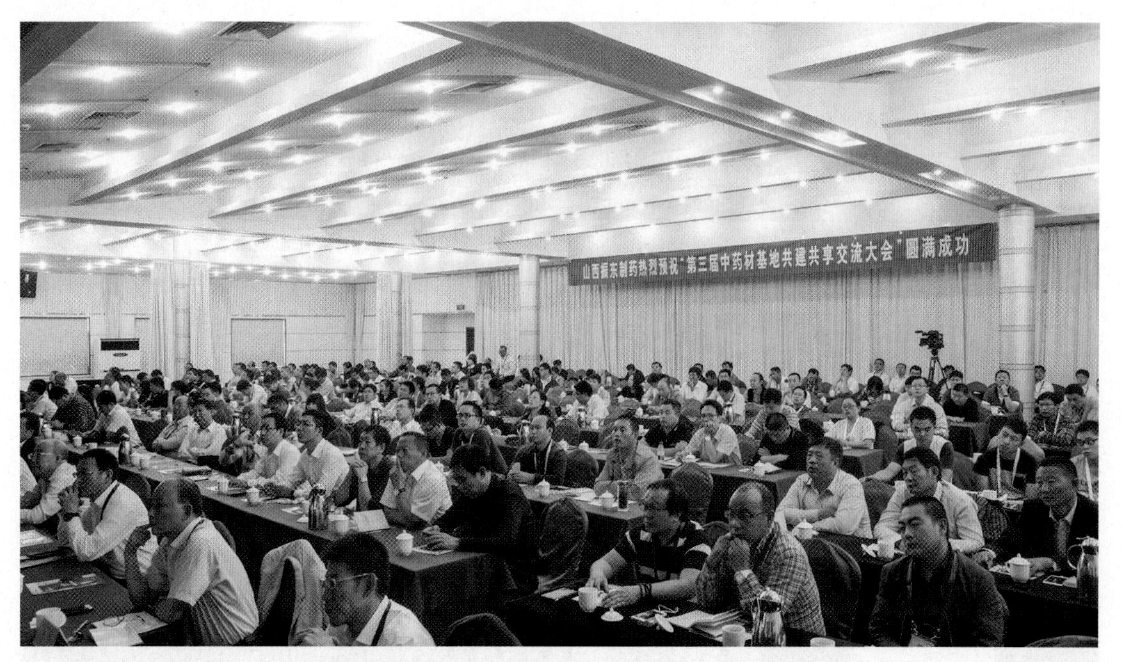
山西振东制药热烈预祝"第三届中药材基地共建共享交流大会"圆满成功

▲第三届中药材基地共建共享交流大会现场

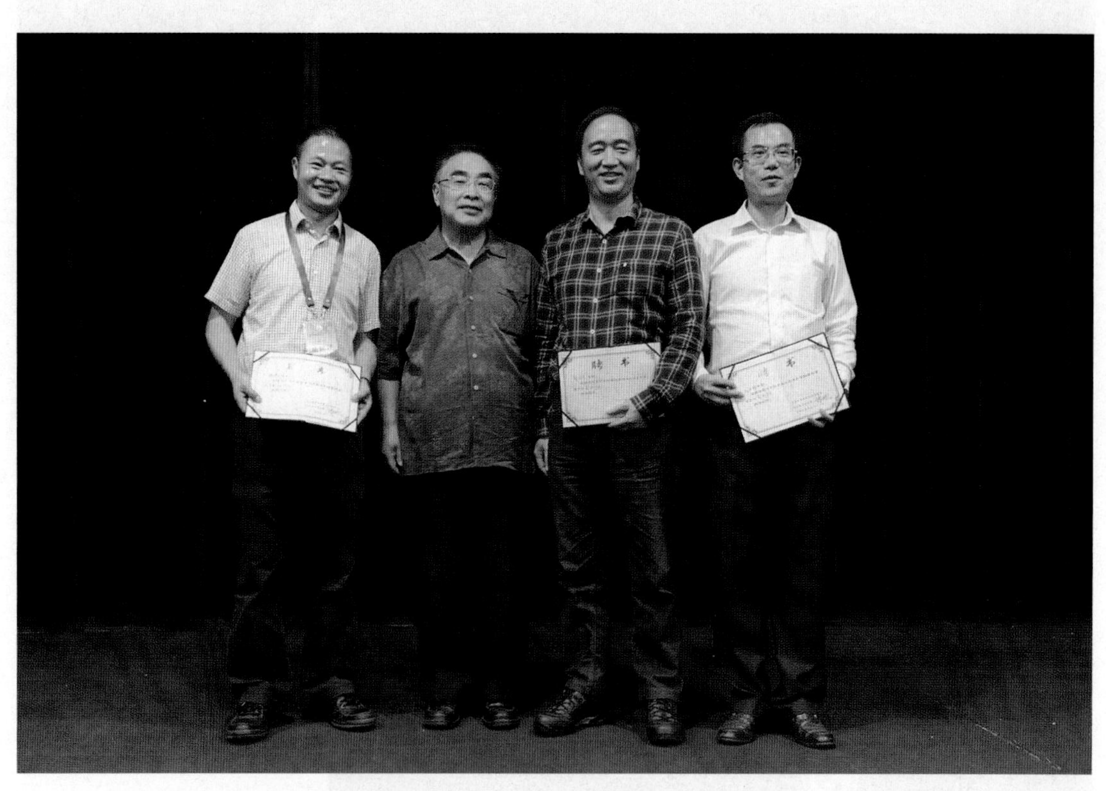

▲张伯礼院士在第三届联盟大会上为联盟专家委员会副秘书长颁发聘书

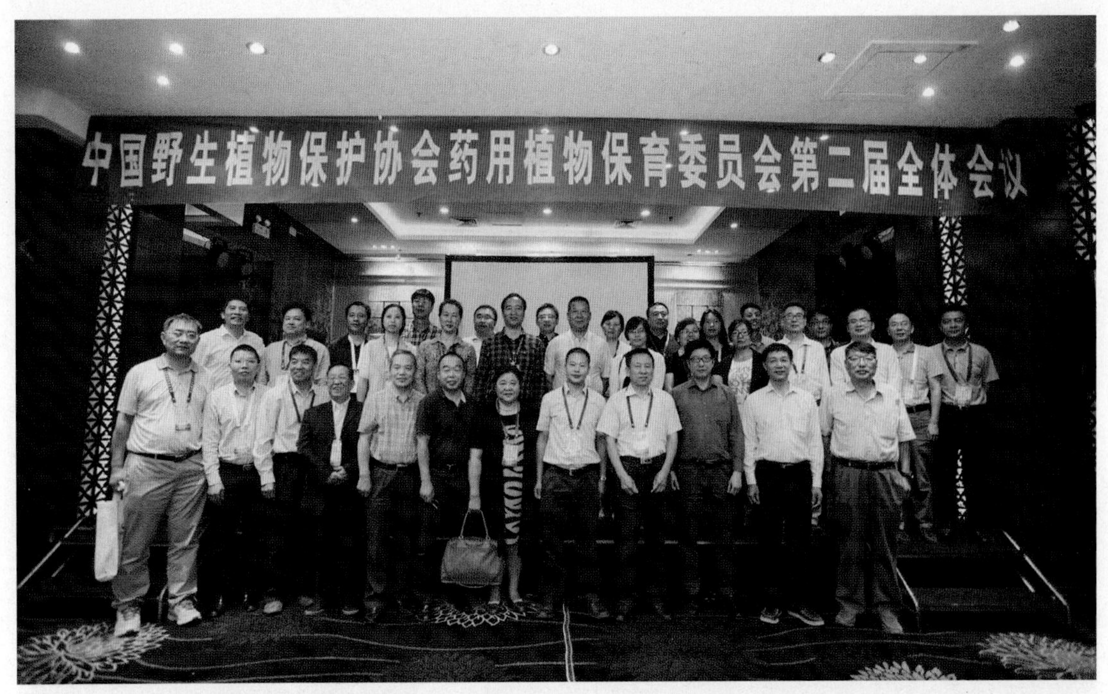

▲ 中国野生植物保护协会药用植物保育委员会第二届全体会议在第三届联盟大会期间召开

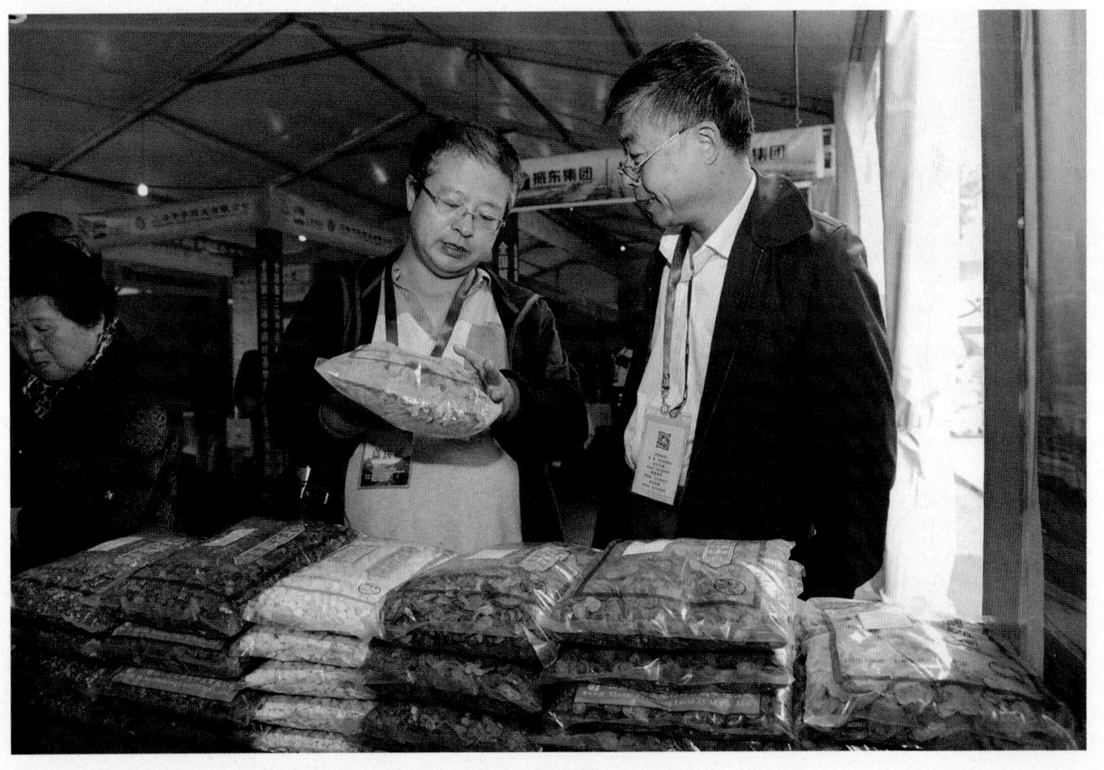

▲ 第三届中药材基地共建共享交流大会展位交流

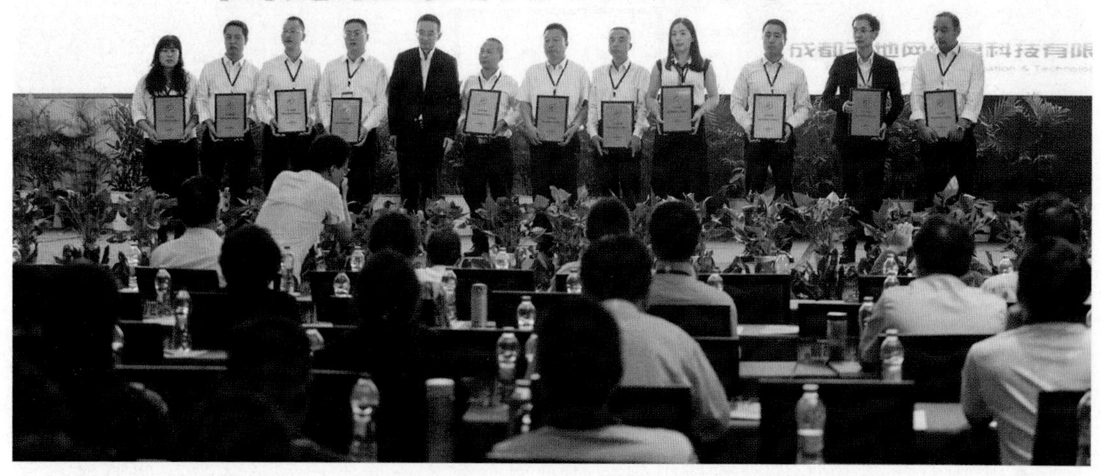
践行服务产业使命，
深入开展九大服务，
自愿接受行业监督！

▲第四届联盟大会上，中药材产地生产贸易行业服务达人授牌仪式

叶家辉
周杰

▲刘张林、周杰等在第四届联盟大会开幕式现场

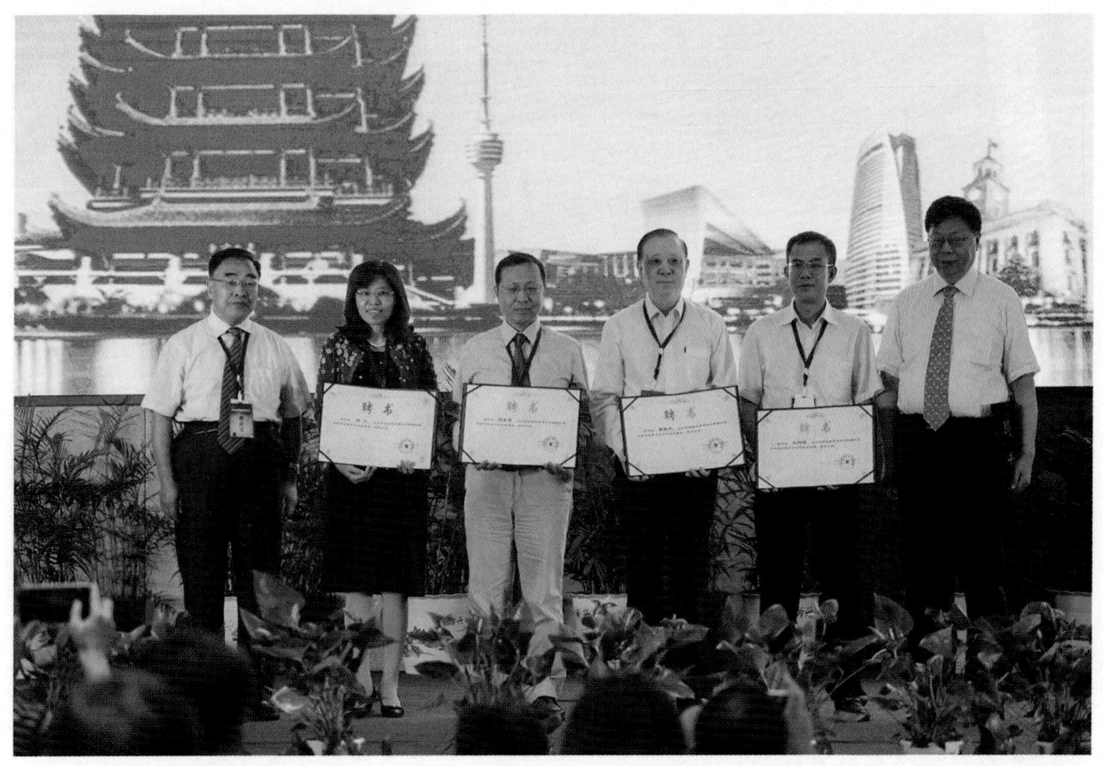

▲第四届联盟大会开幕式上，张伯礼院士和时任联盟主席任德权先生为新成立的专业委员会颁发聘书

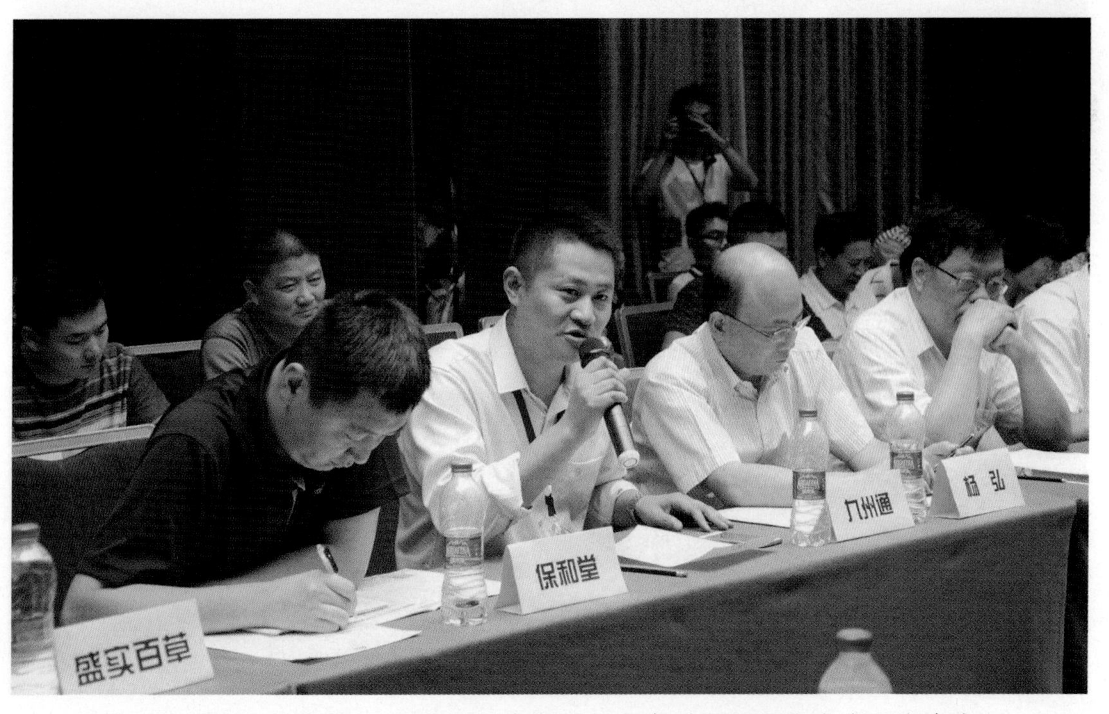

▲第四届联盟大会期间，九州通医药集团代表在联盟盟员代表会议上发言

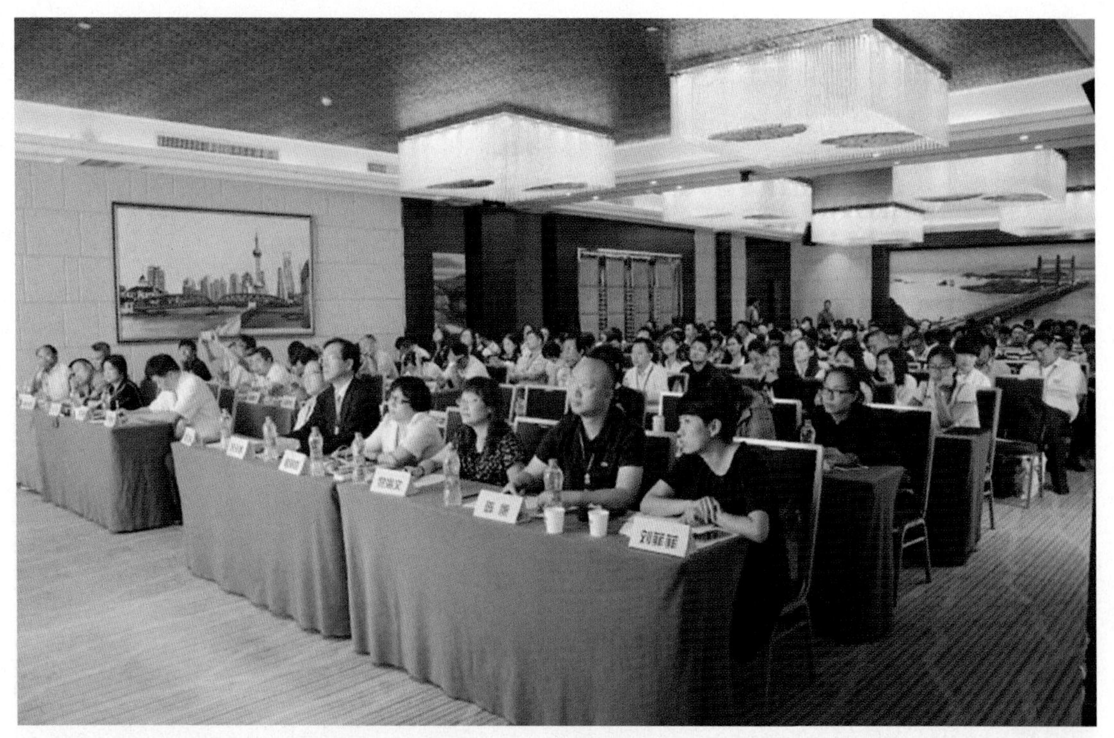

▲第四届联盟大会期间，中成药厂、中药饮片企业采购经理座谈会

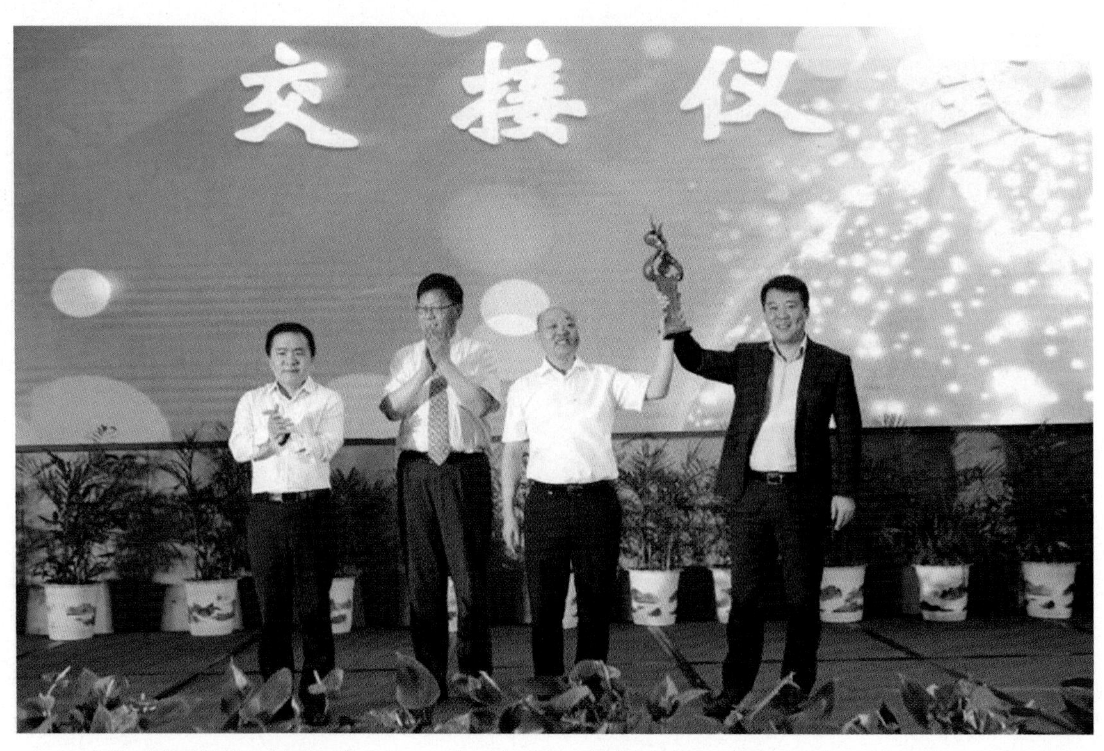

▲第四届联盟大会闭幕式上，联盟标志“药材之光”交接仪式

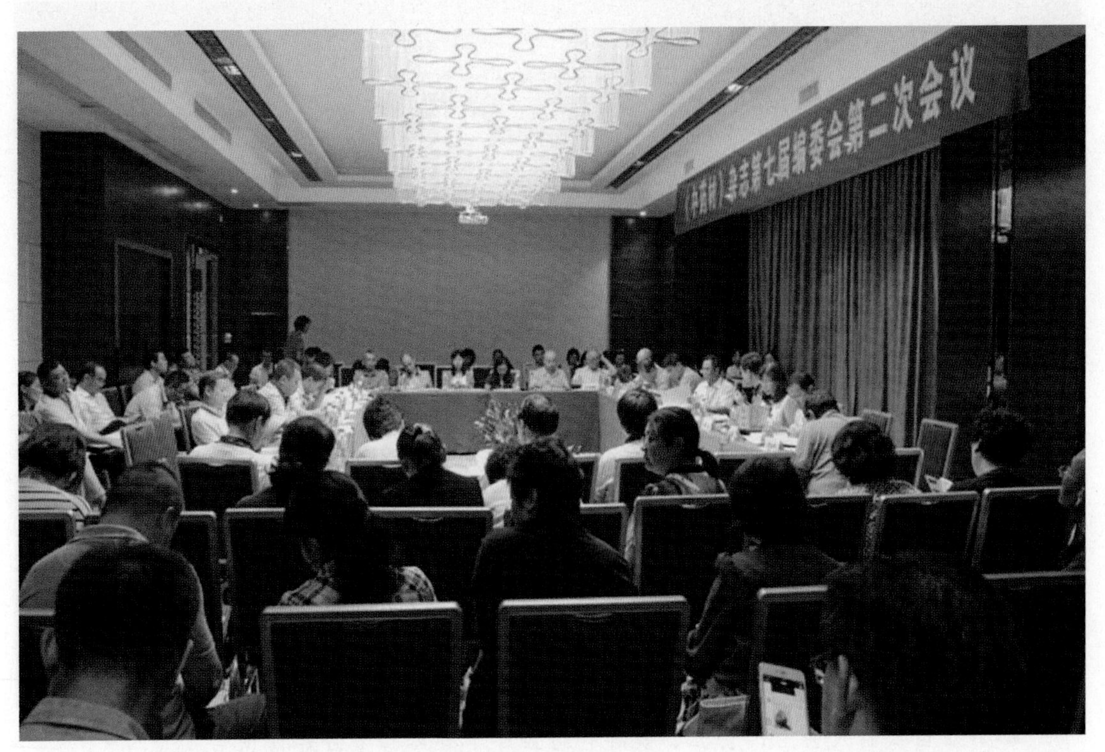

▲第四届联盟大会期间，《中药材》杂志召开第七届编委会第二次会议

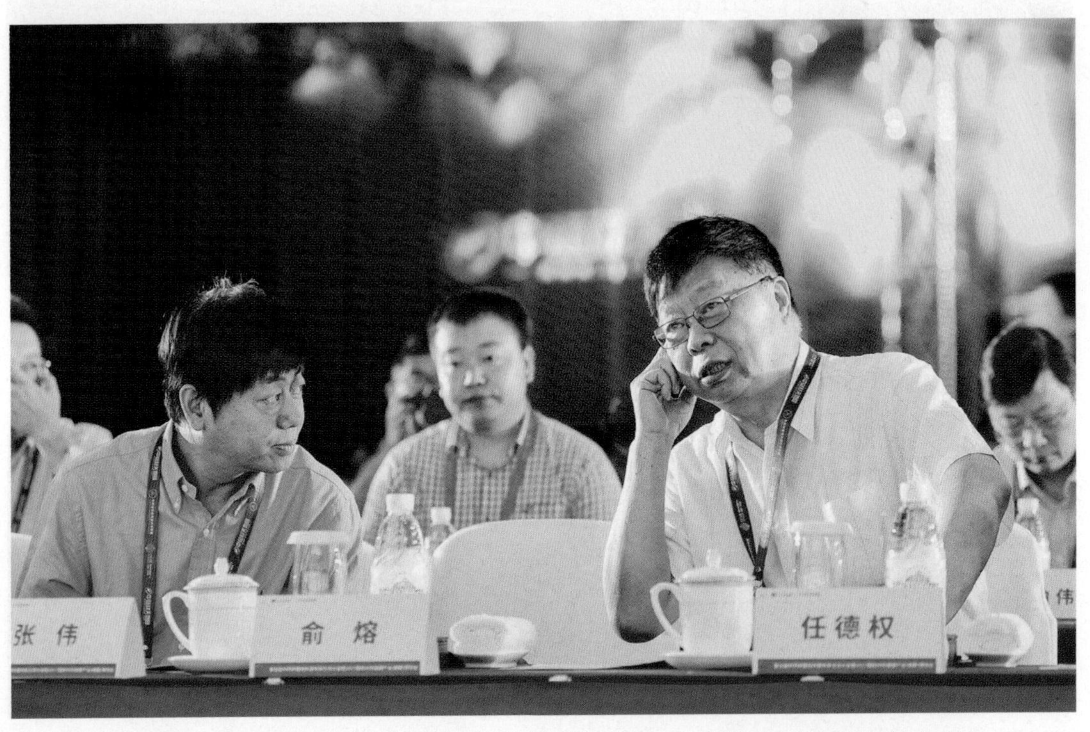

▲第五届联盟大会上，药典委员会秘书长张伟与时任联盟主席任德权交流

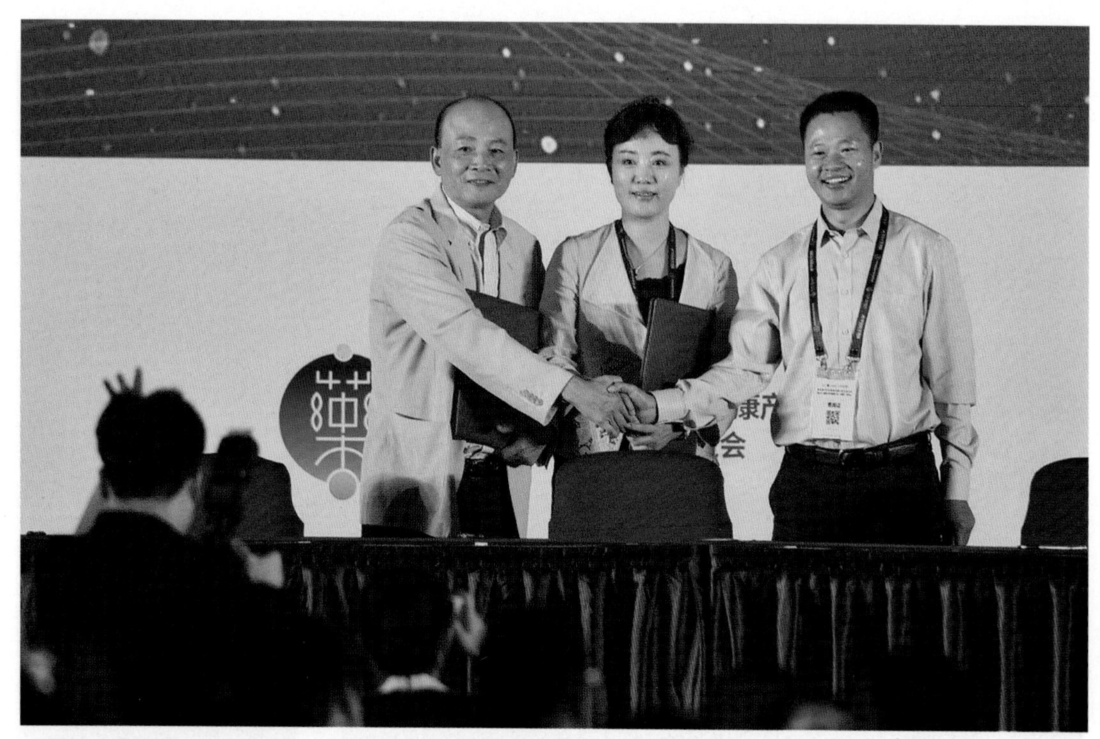

▲第五届联盟大会上，杨弘、魏建和与孟冬平签订三方合作协议

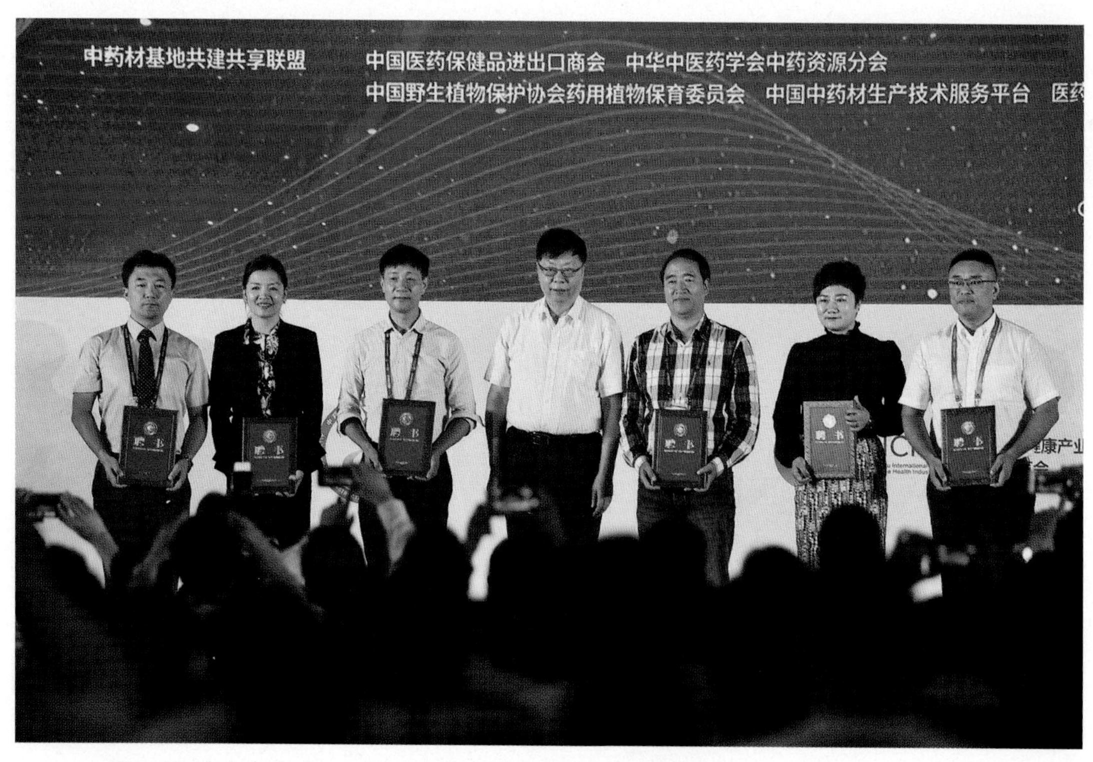

▲第五届联盟大会上，时任联盟主席任德权为联盟新成立的专委会负责人颁发聘书

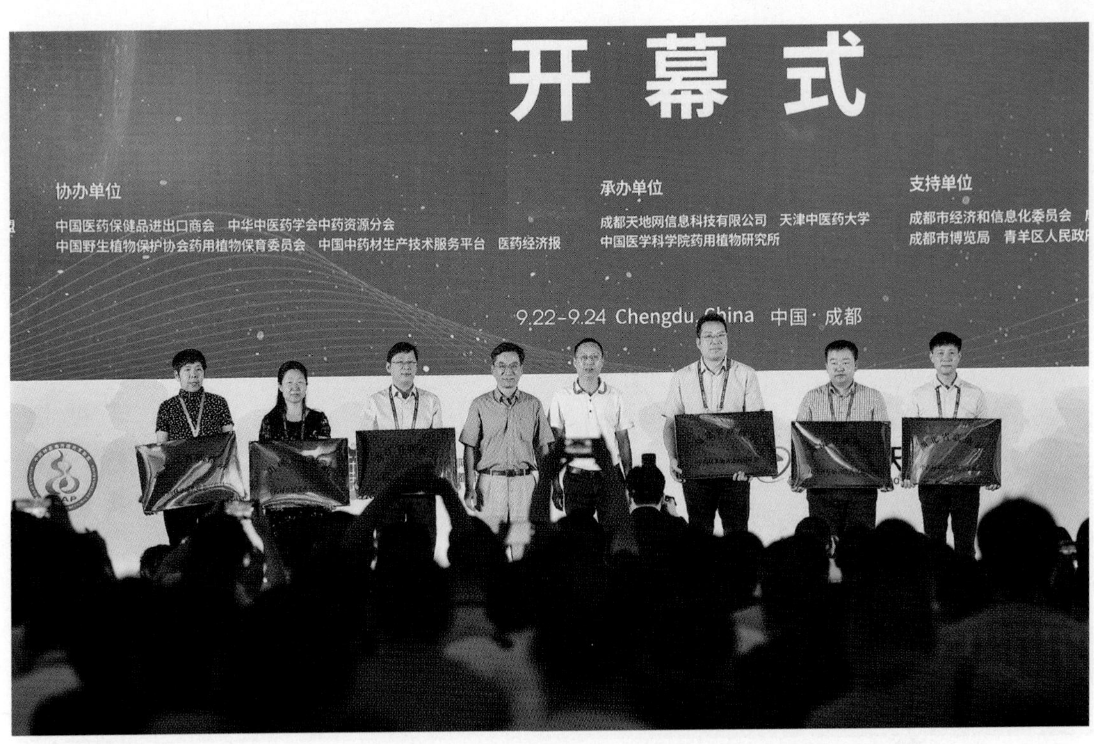

▲第五届联盟大会上，大会嘉宾为联盟新成立的联络站负责人授牌

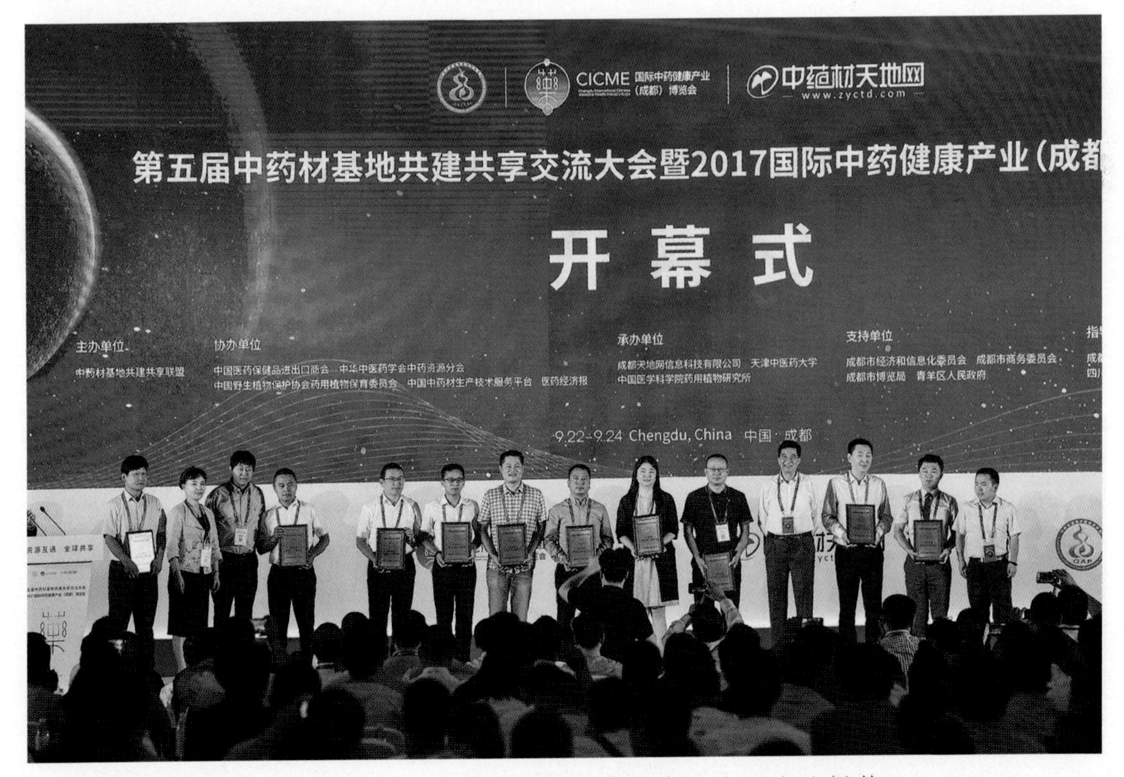

▲第五届联盟大会开幕式上，联盟领导为中药农业十强企业授牌

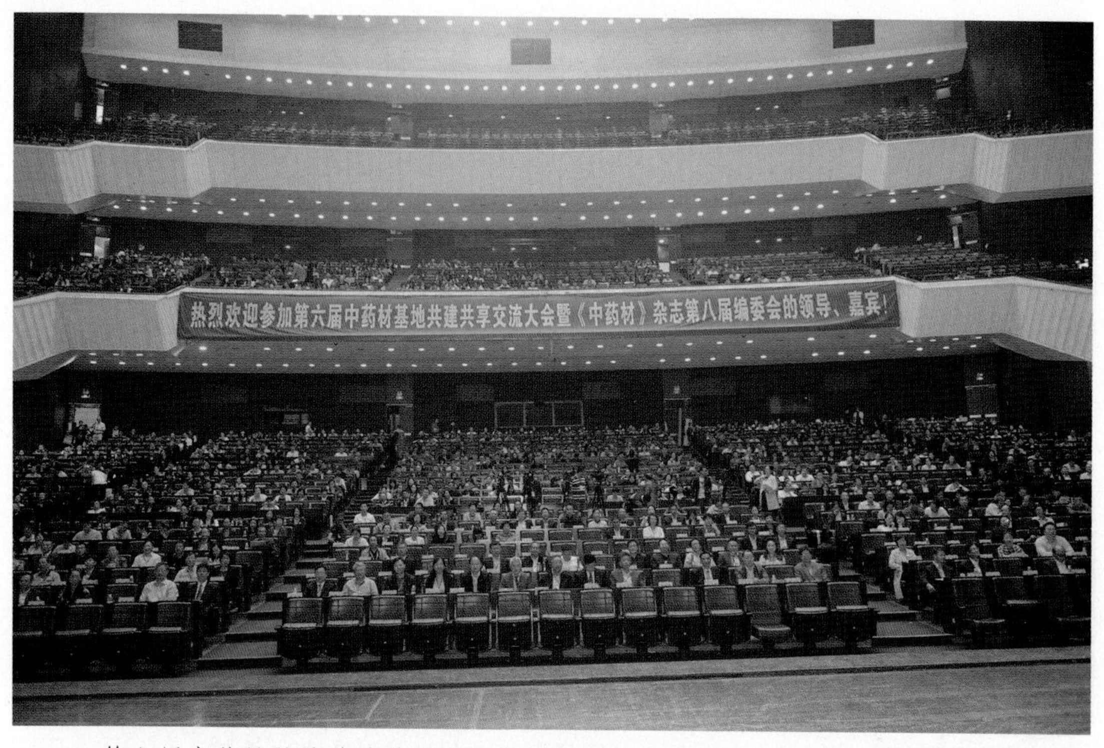

▲第六届中药材基地共建共享交流大会现场

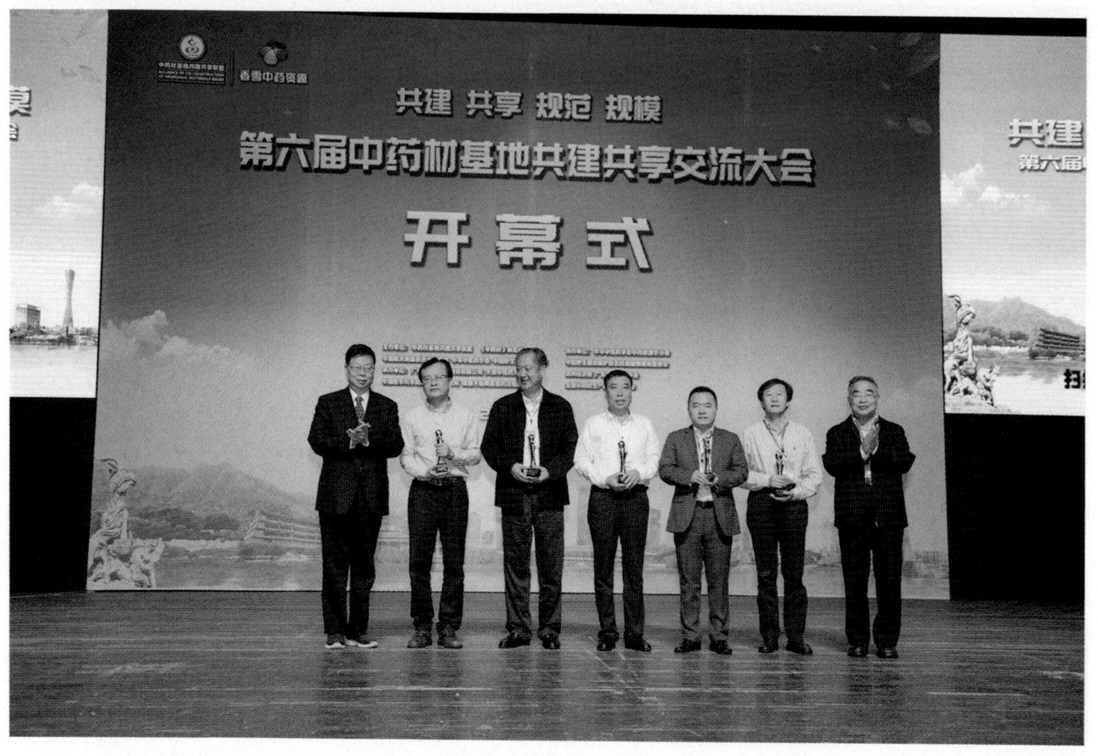

▲第六届联盟大会上，联盟为既往五届轮值主席颁发纪念杯

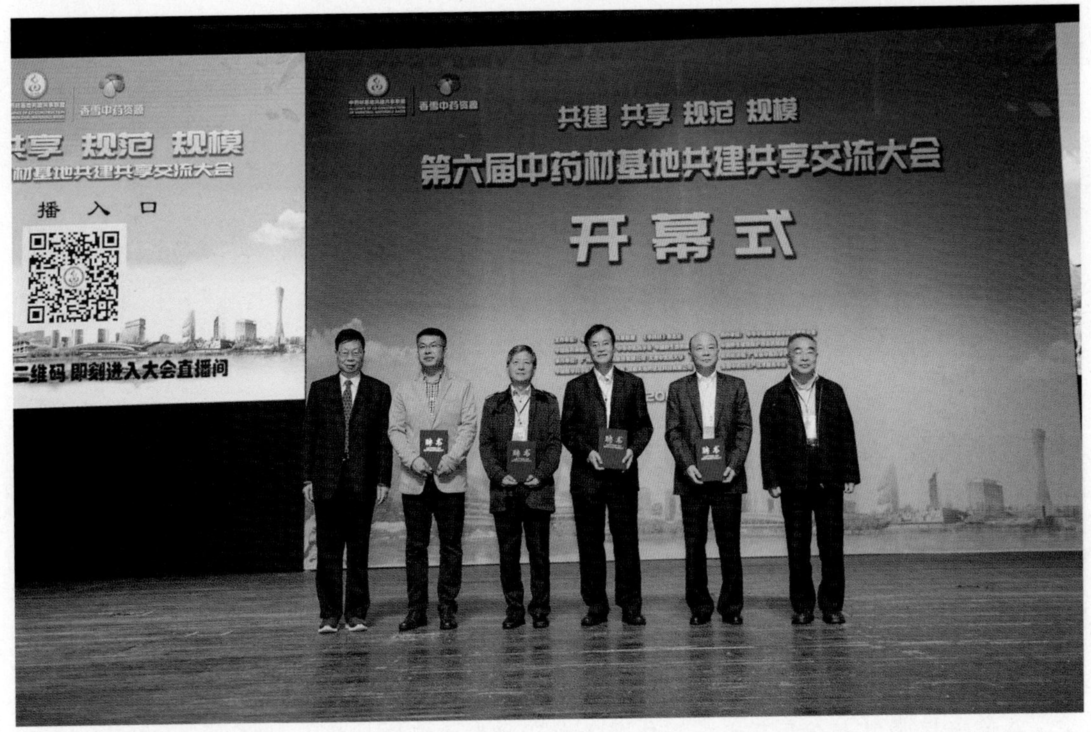

▲ 时任联盟主席任德权和张伯礼院士在第六届联盟大会开幕式上为高级顾问颁发聘书

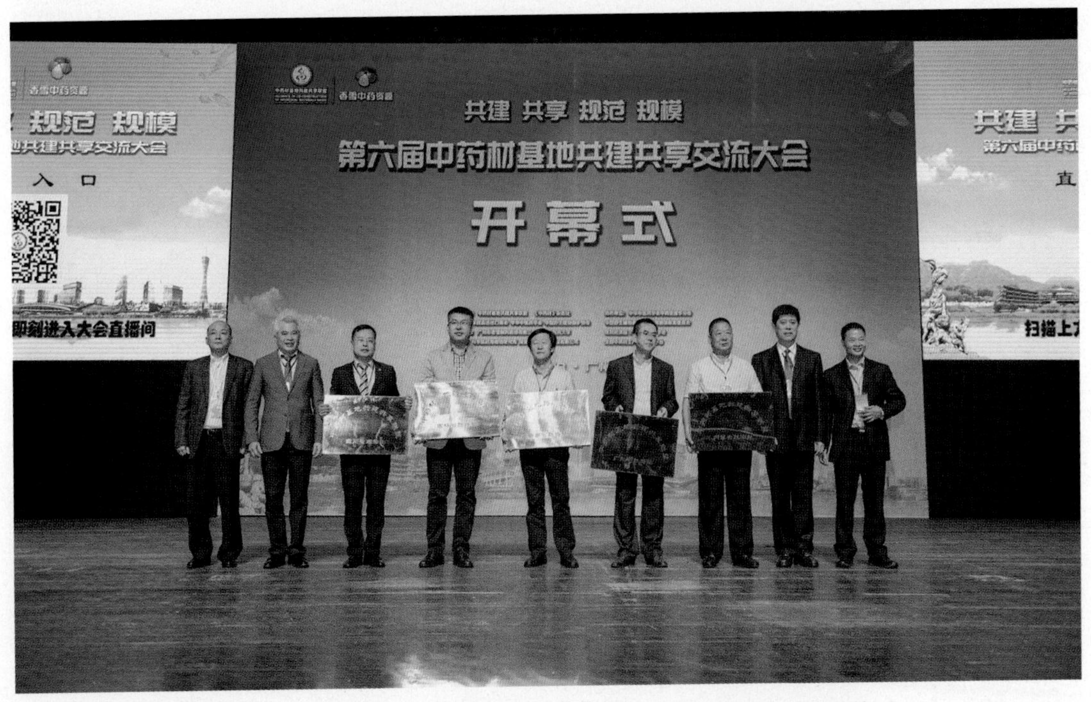

▲ 第六届联盟大会开幕式上，联盟领导为2018年新增联络站授牌

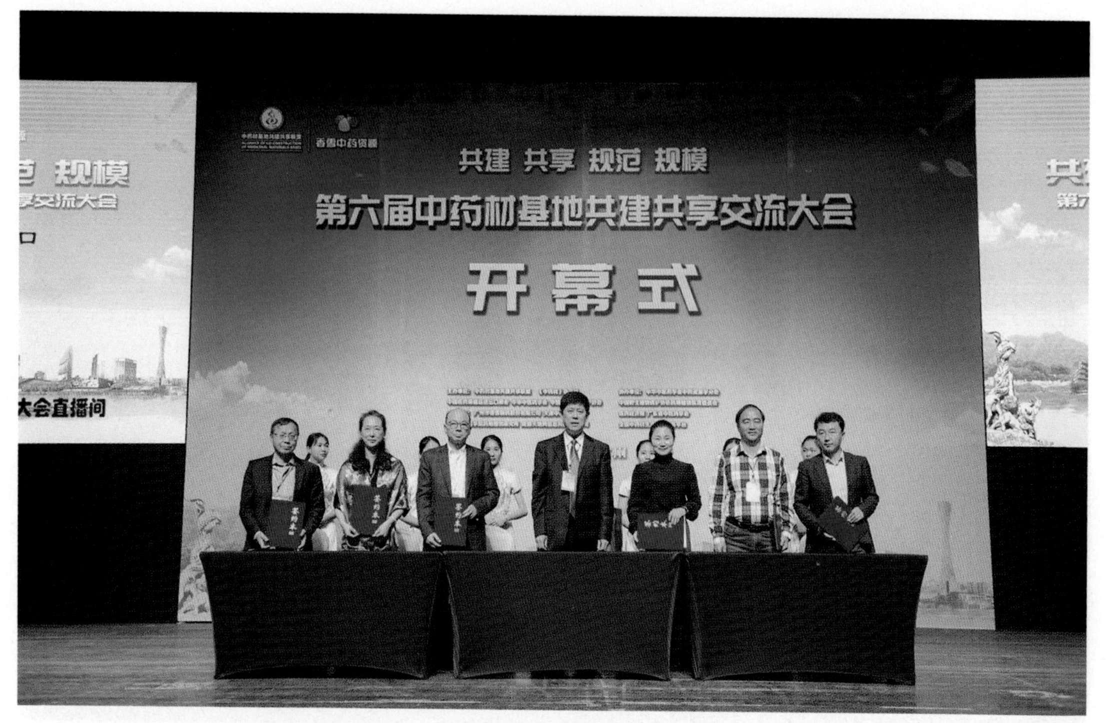

▲第六届联盟大会开幕式上，扶贫意向协议签定现场

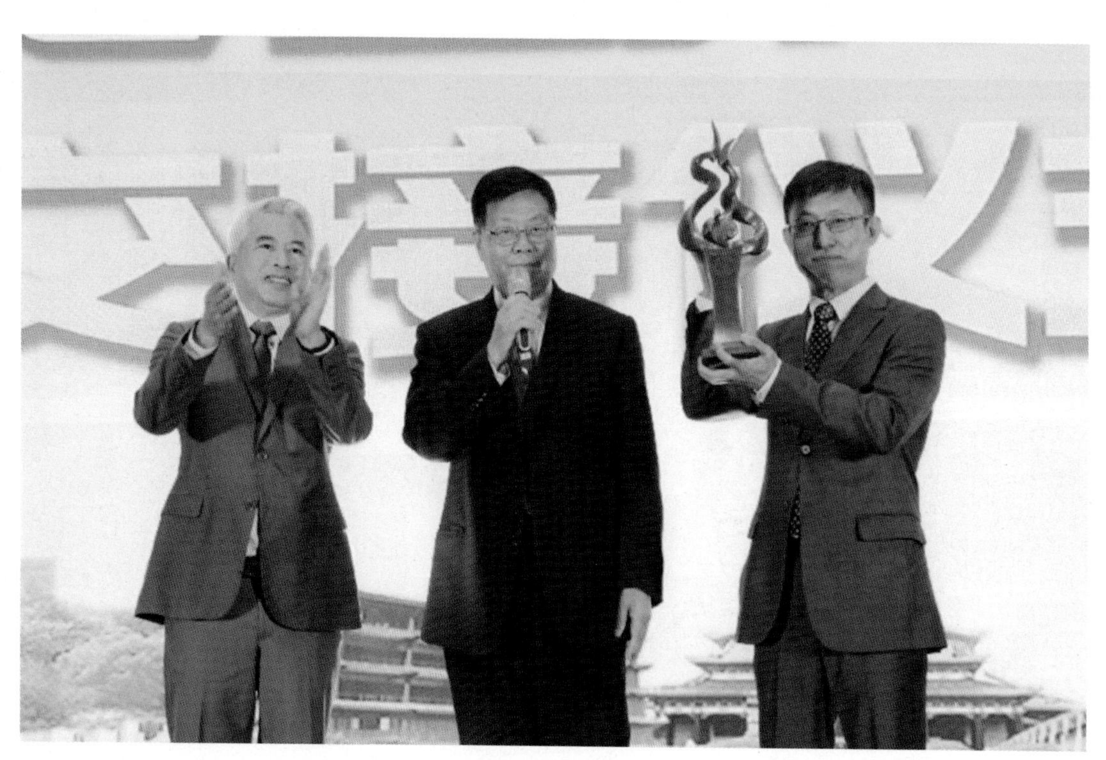
▲第六届联盟大会闭幕式上，联盟轮值执行主席交接仪式

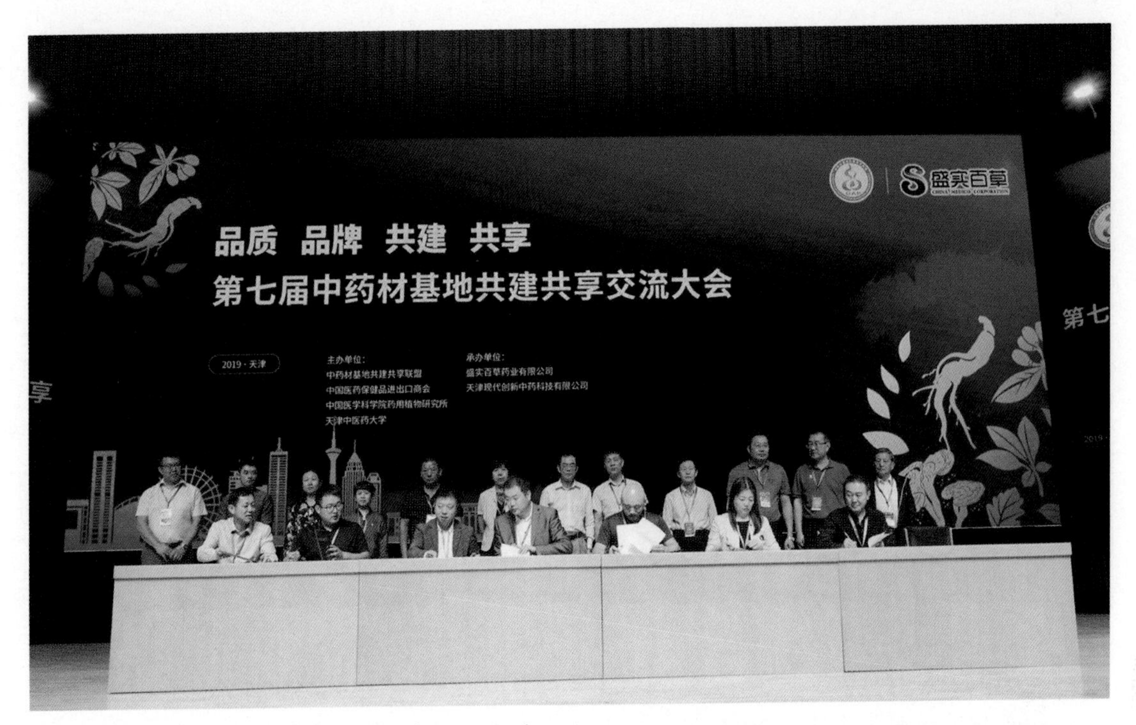

▲第七届联盟大会签约仪式

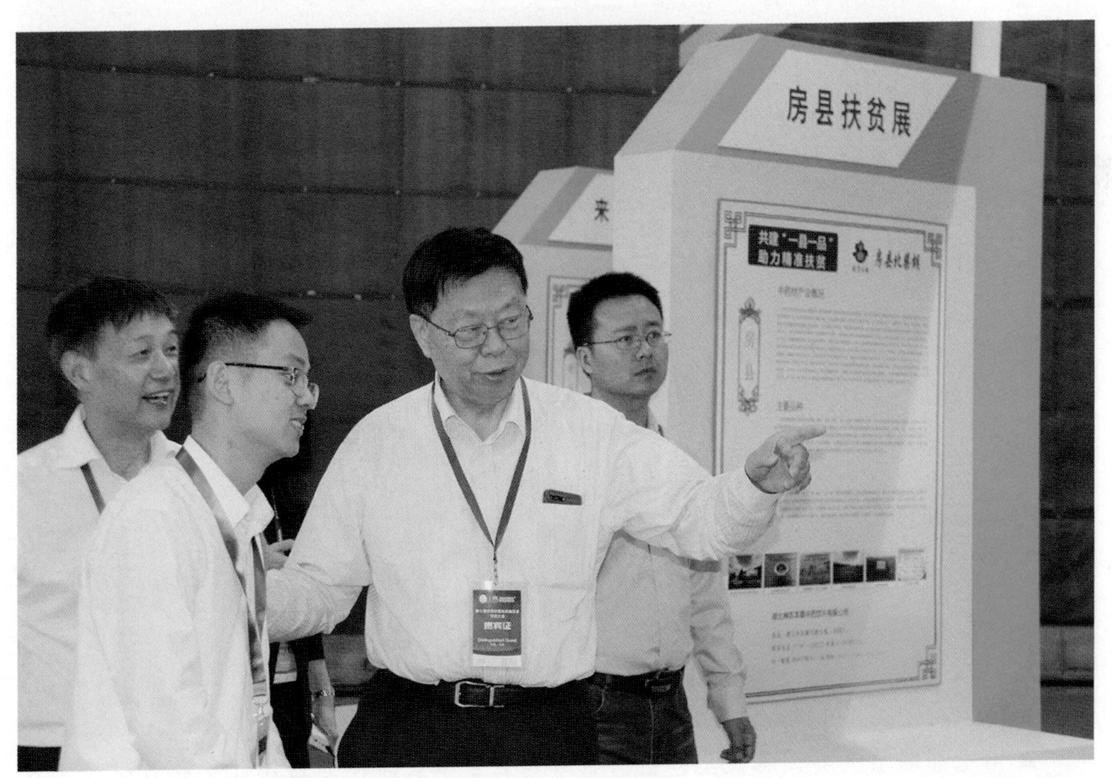

▲时任联盟主席任德权巡查第七届联盟大会展位

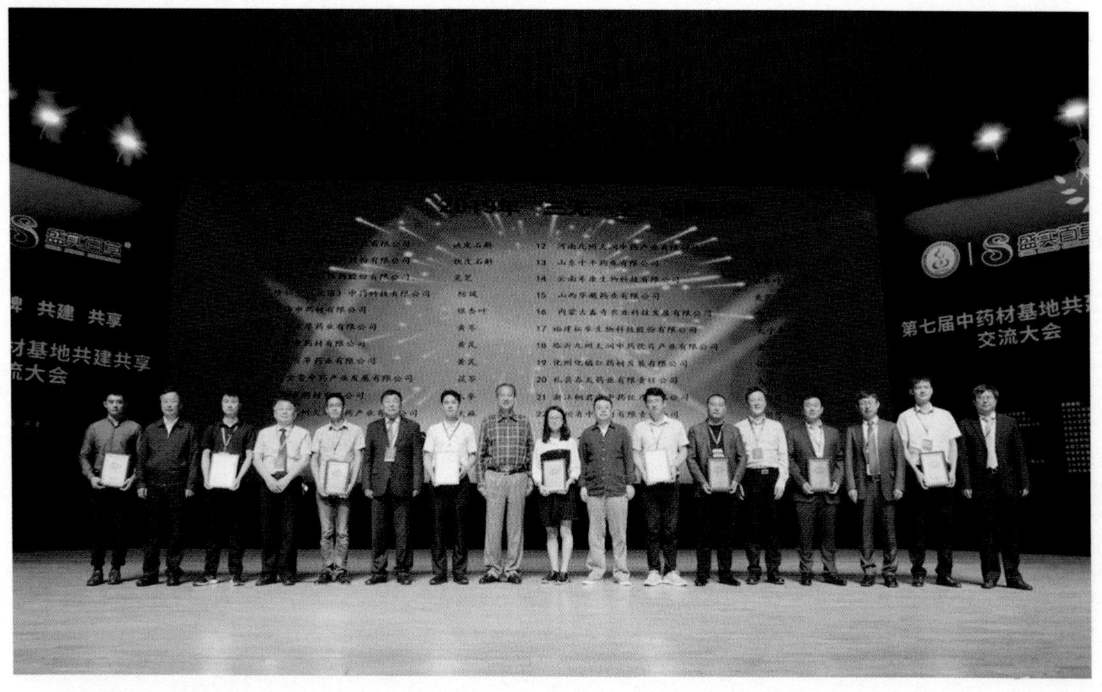

▲第七届联盟大会上，2019 年“三无一全”基地企业证书颁发仪式

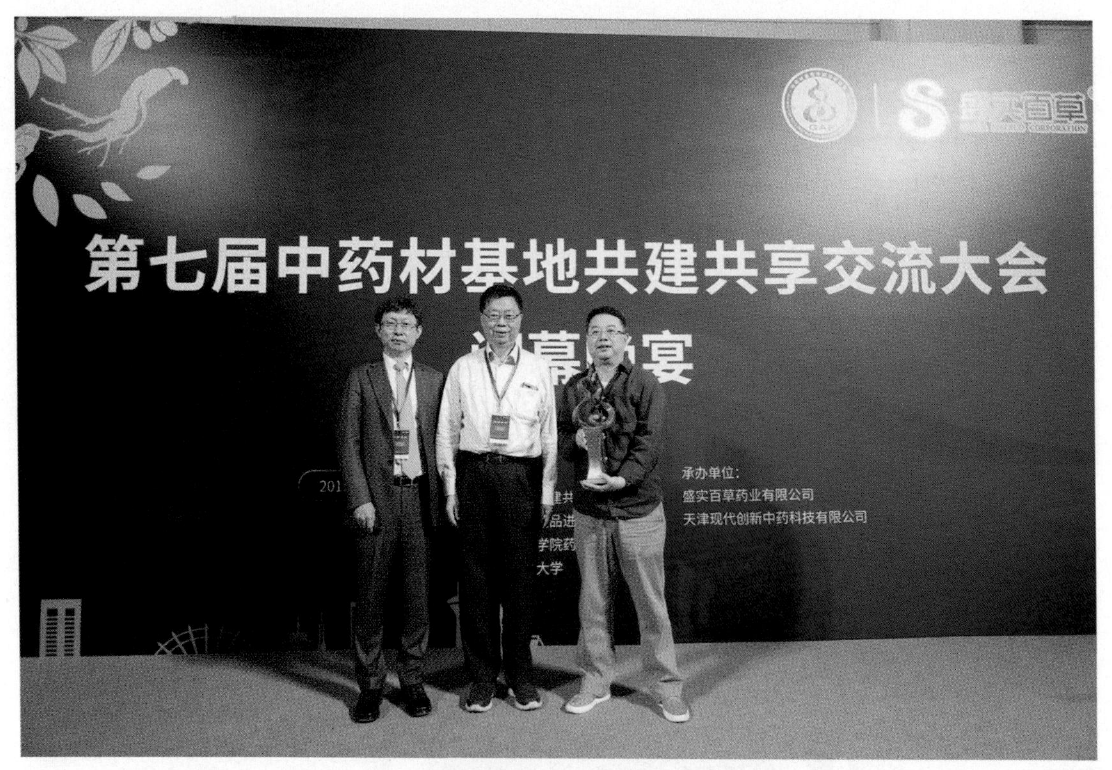

▲第七届联盟大会闭幕式上，盛实百草药业董事长李刚向四川新荷花董事长江云交接“药材之光”

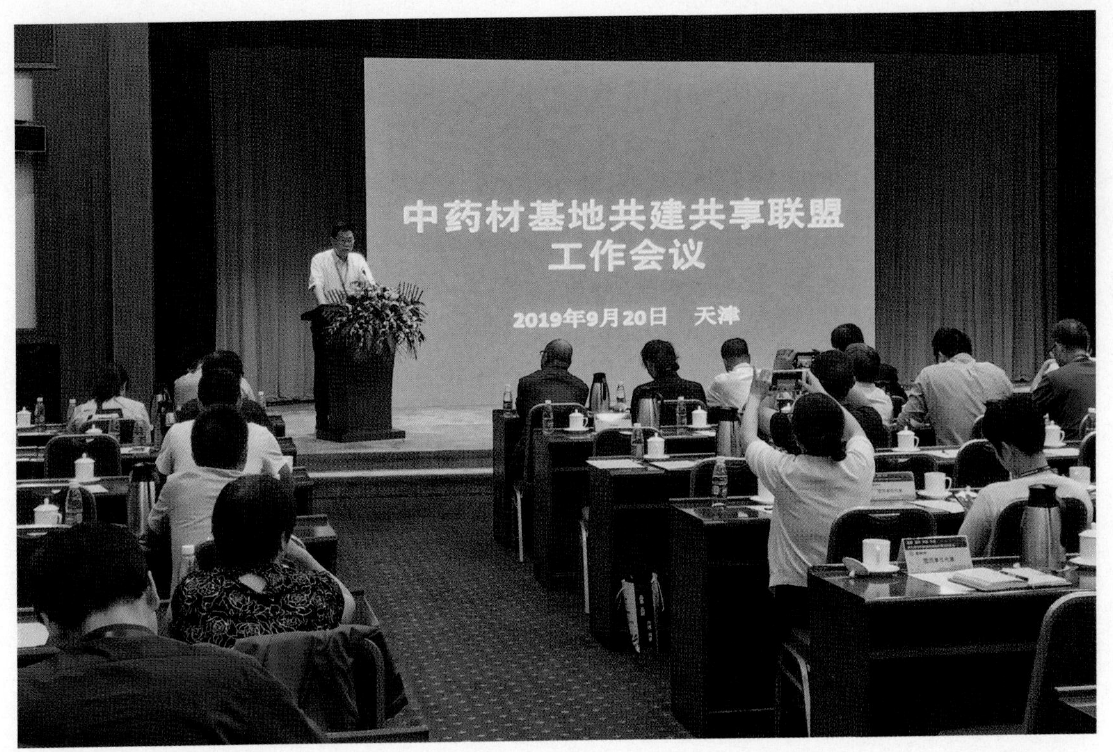

▲第七届联盟大会期间，时任联盟主席任德权主持召开联盟工作会议

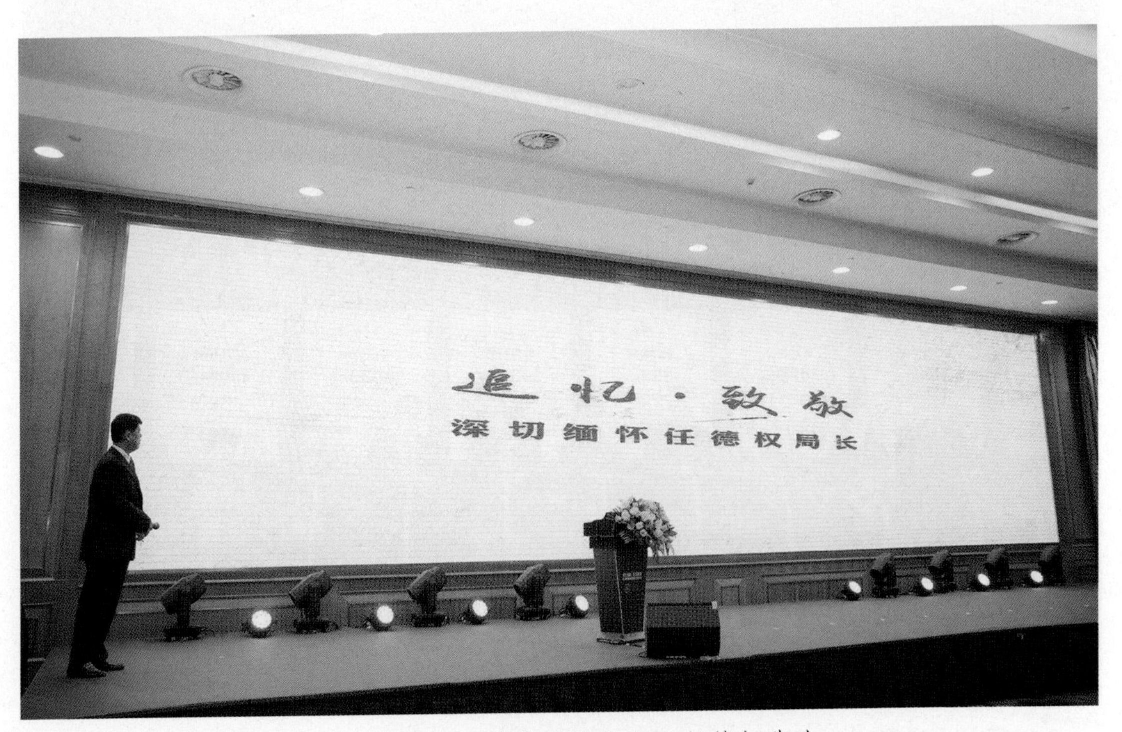

▲第八届联盟大会上，共同追忆联盟创始人之一任德权先生

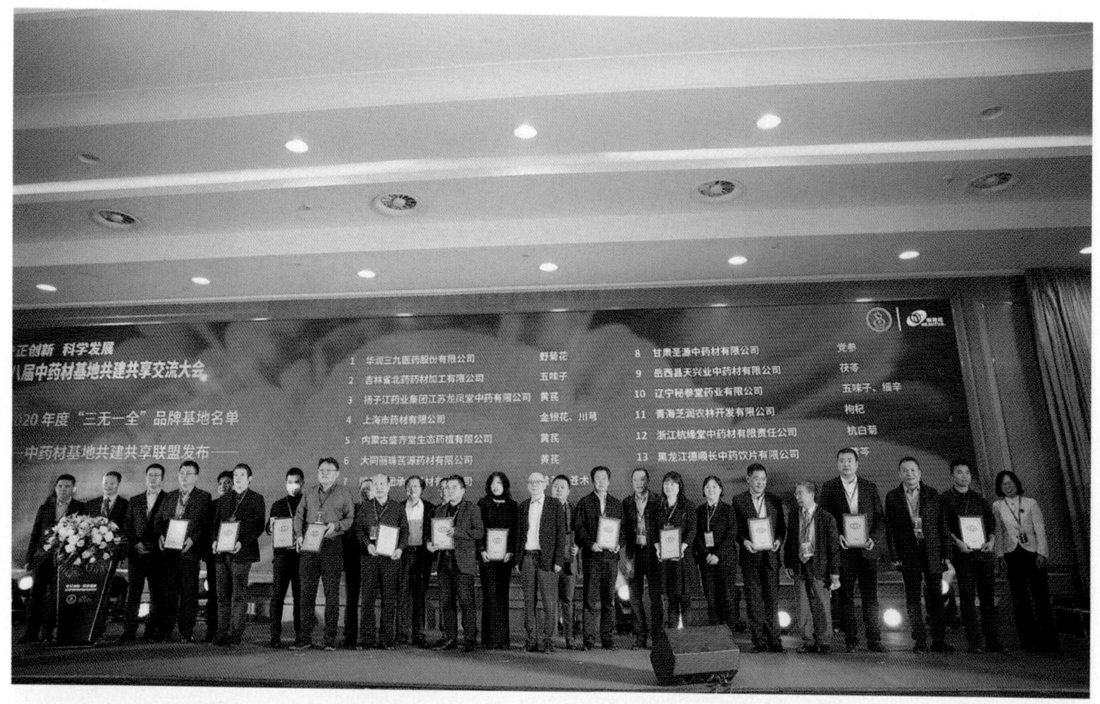

▲第八届联盟大会上，2020 年度“三无一全”品牌基地名单发布

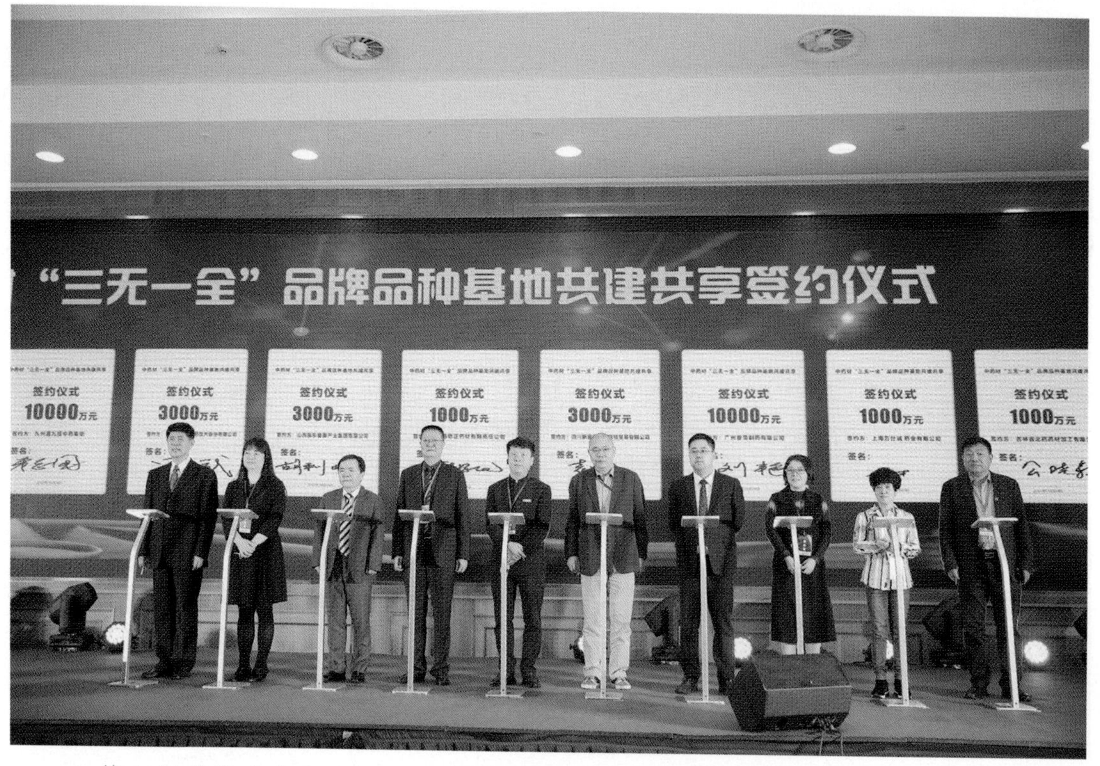

▲第八届联盟大会上，“三无一全”品牌品种基地共建共享签约

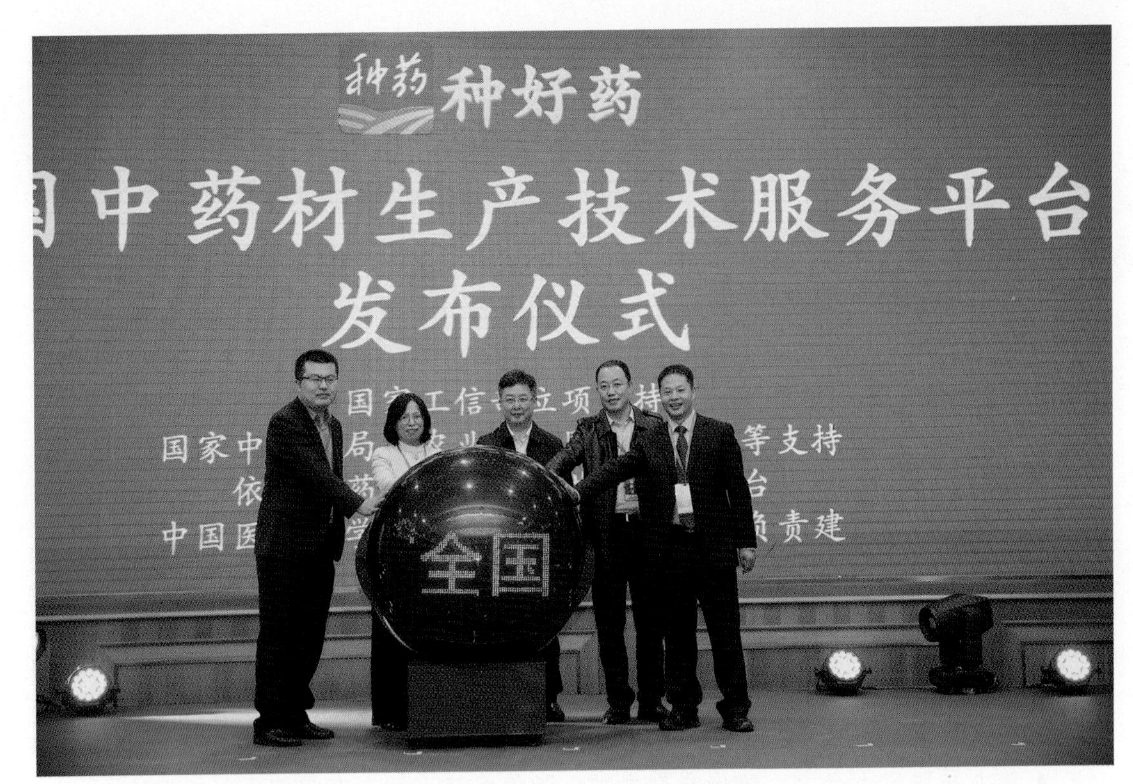

▲第八届联盟大会上，中国中药材生产技术服务平台发布仪式

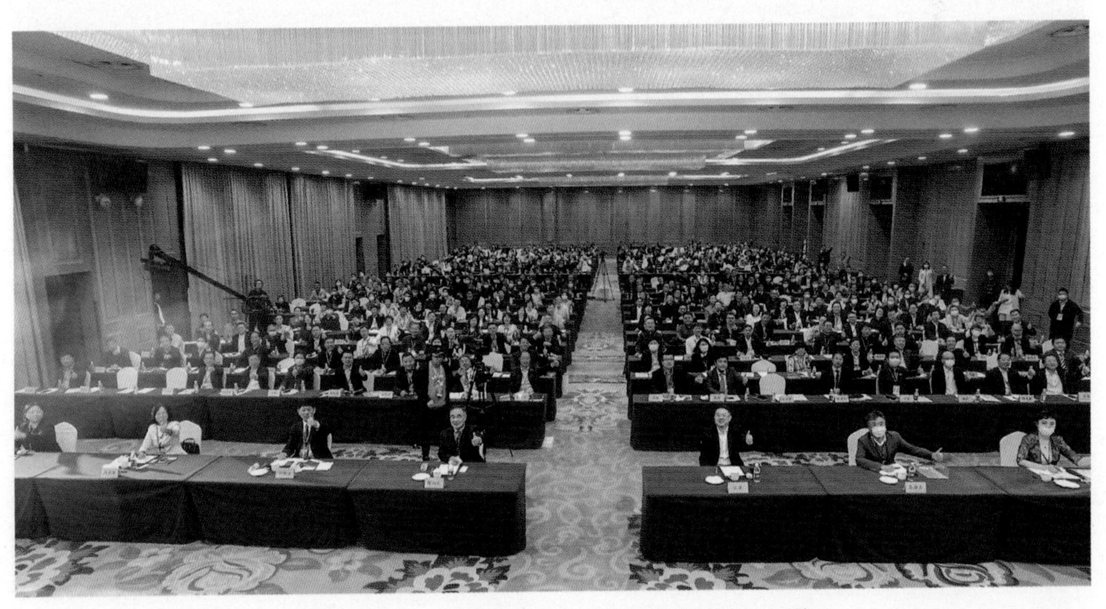

▲第八届联盟大会上，与会人员为祖国加油，为中医药点赞

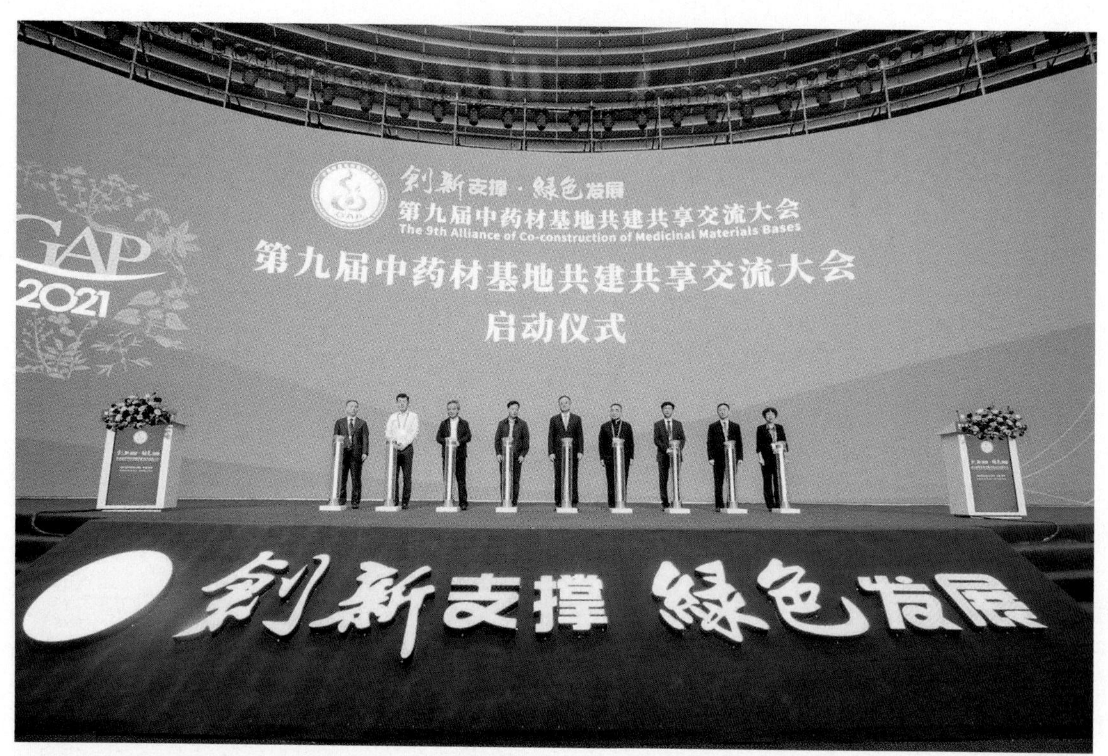

▲ 第九届联盟大会上，黄俊华副主席、张伯礼院士、朱有勇院士等参加大会启动仪式

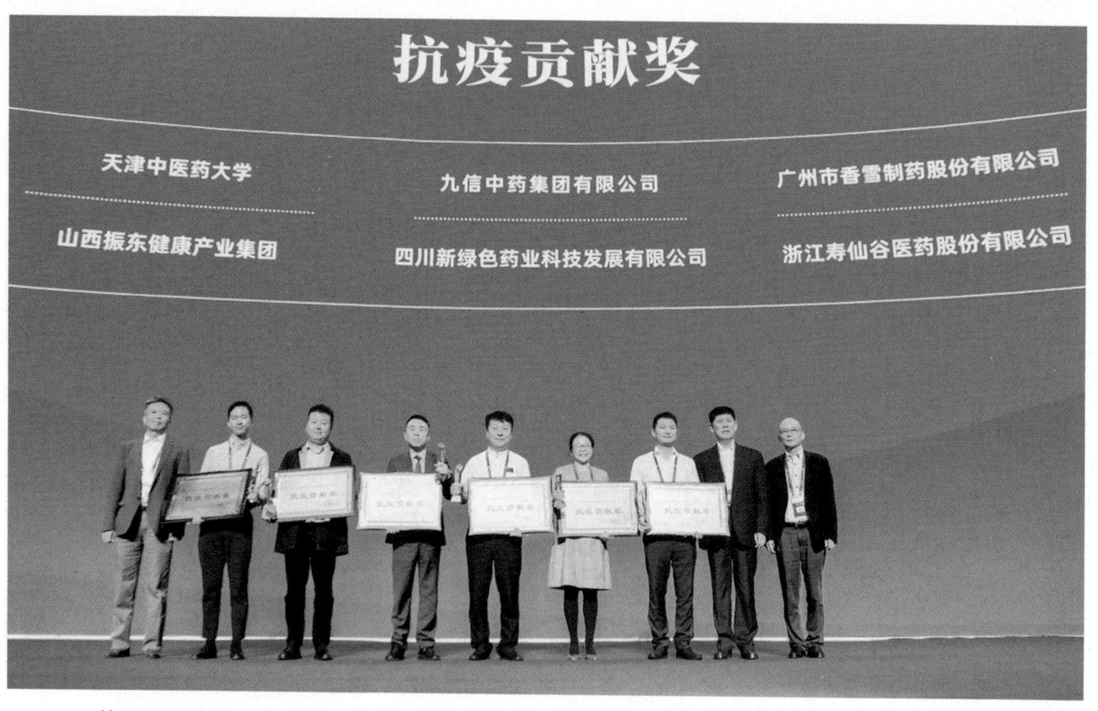

▲ 第九届联盟大会为相关单位颁发“抗疫贡献奖”

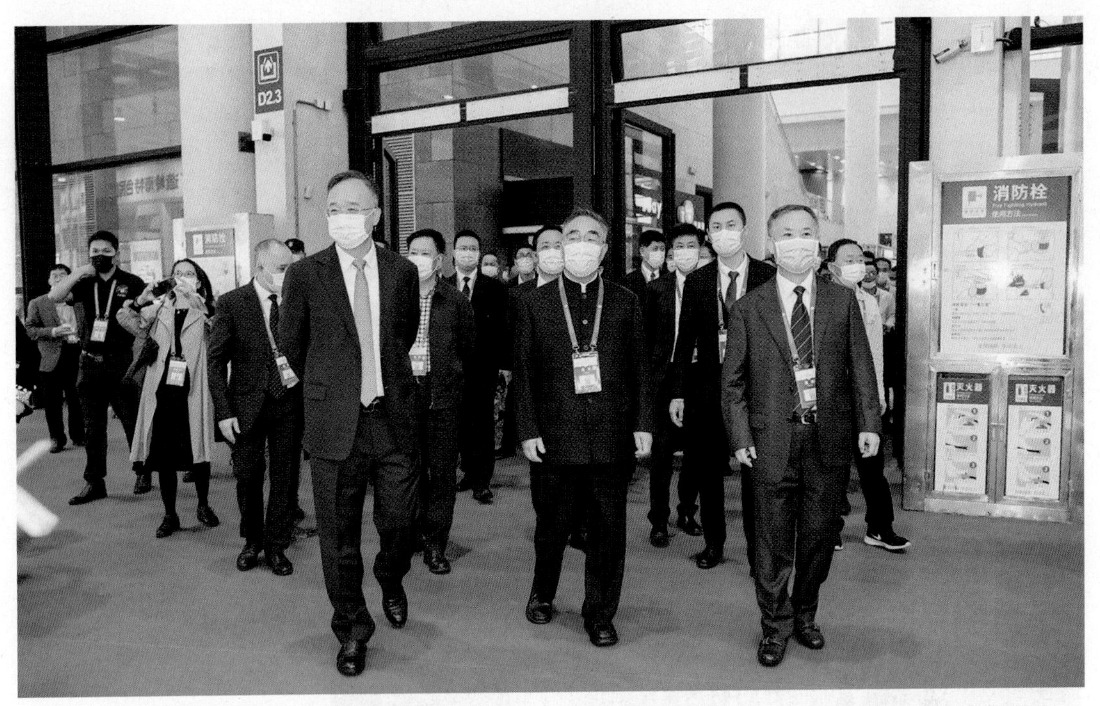

▲第九届联盟大会期间，广西壮族自治区副主席黄俊华、张伯礼院士等巡视展区

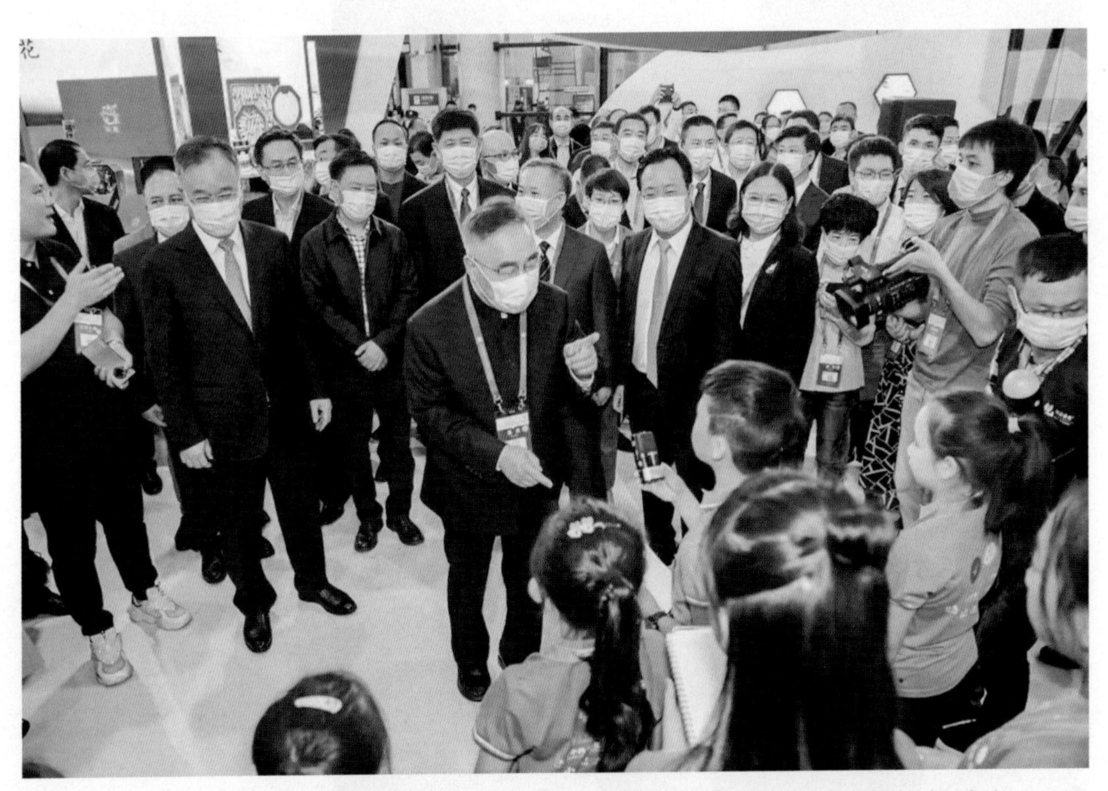

▲第九届联盟大会期间，张伯礼院士在展区接受广西广播电视台小主播采访

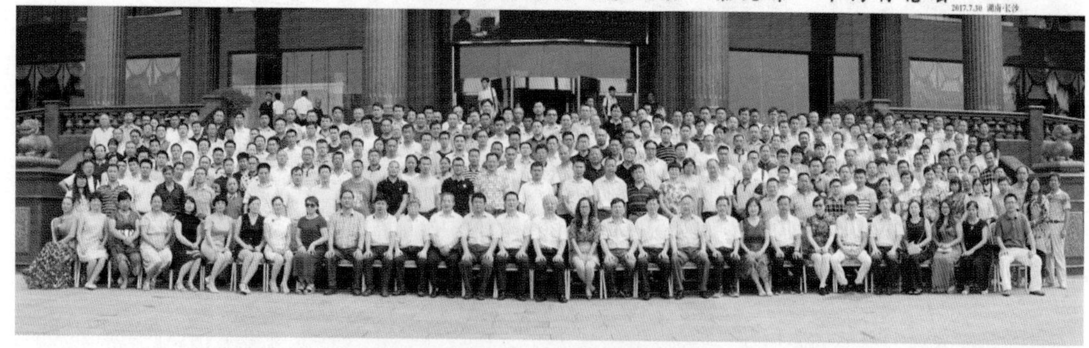

▲联盟支持举办的2017年湖南中药产业合作对接会

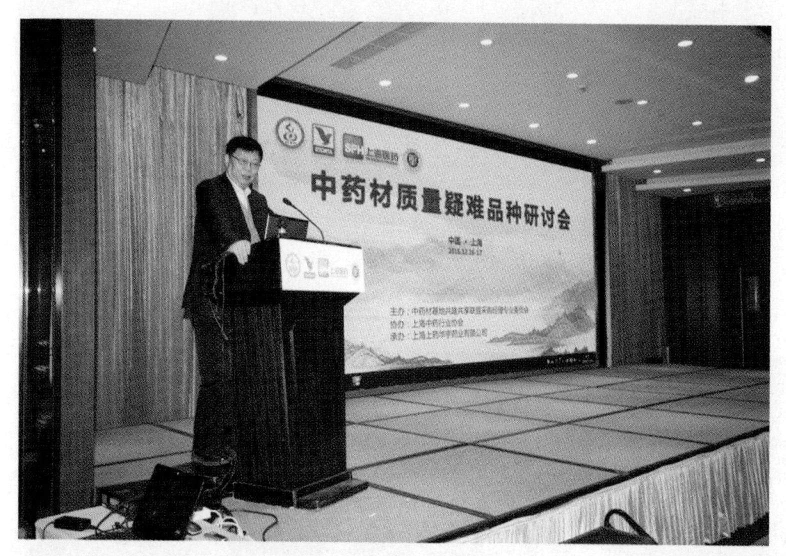

▲2016年12月，在上海召开的“中药材质量疑难品种研讨会”

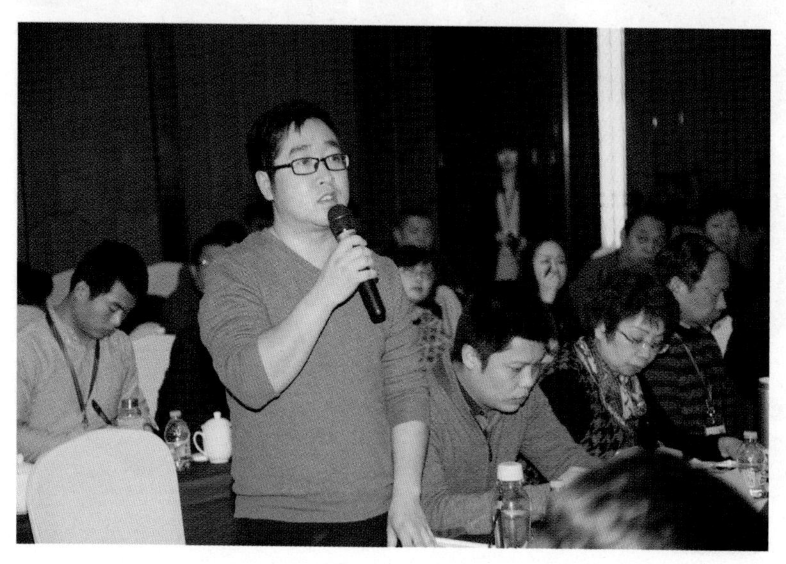

▲参会企业与专家在“中药材质量疑难品种研讨会”上互动交流

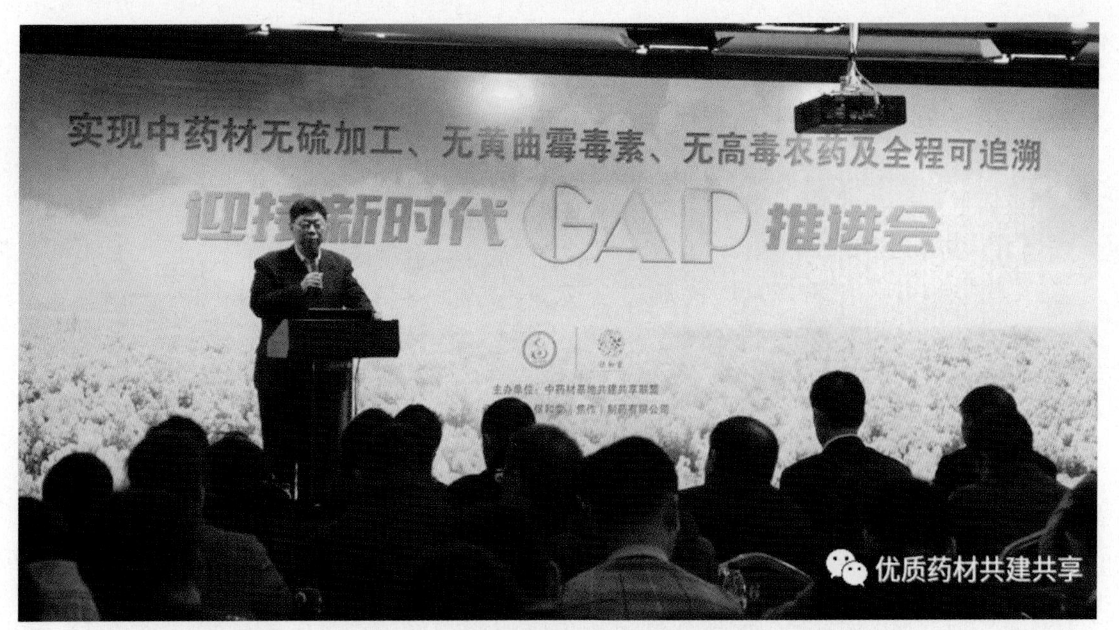

▲ 时任联盟主席任德权 2018 年年初在焦作专题研讨会议上提出“三无一全”

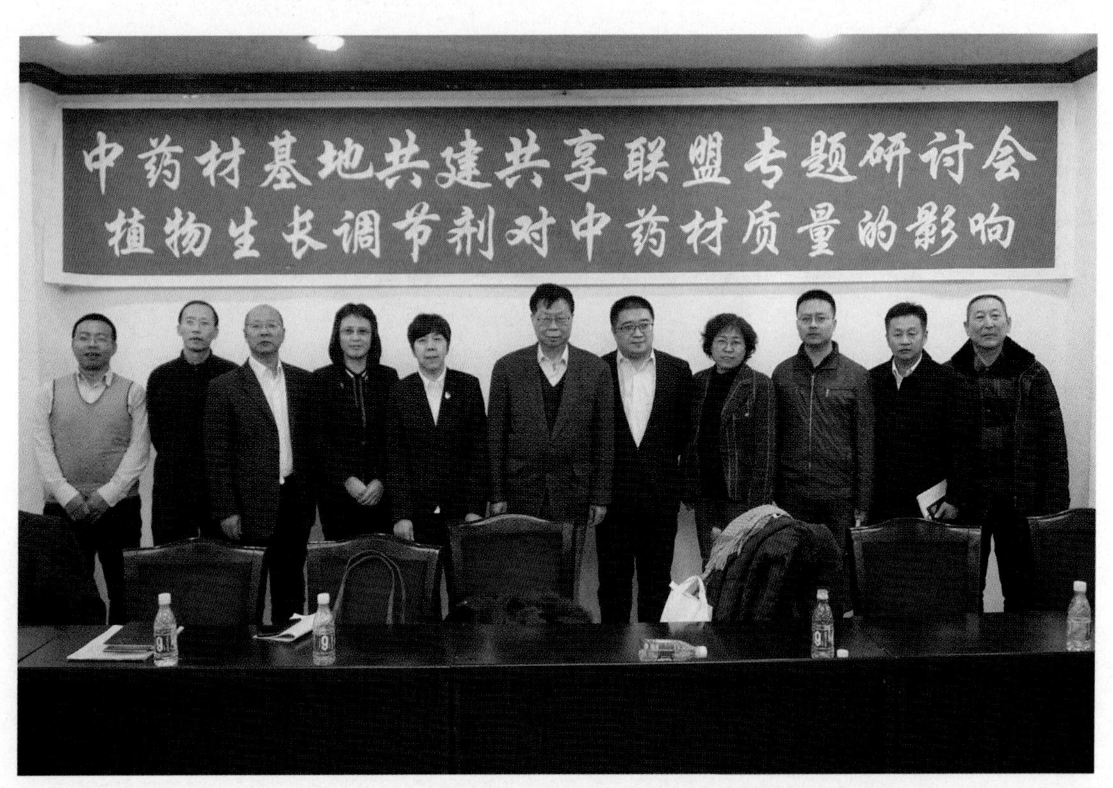

▲ 联盟在哈尔滨召开植物生长调节剂对中药材质量的影响专题研讨会

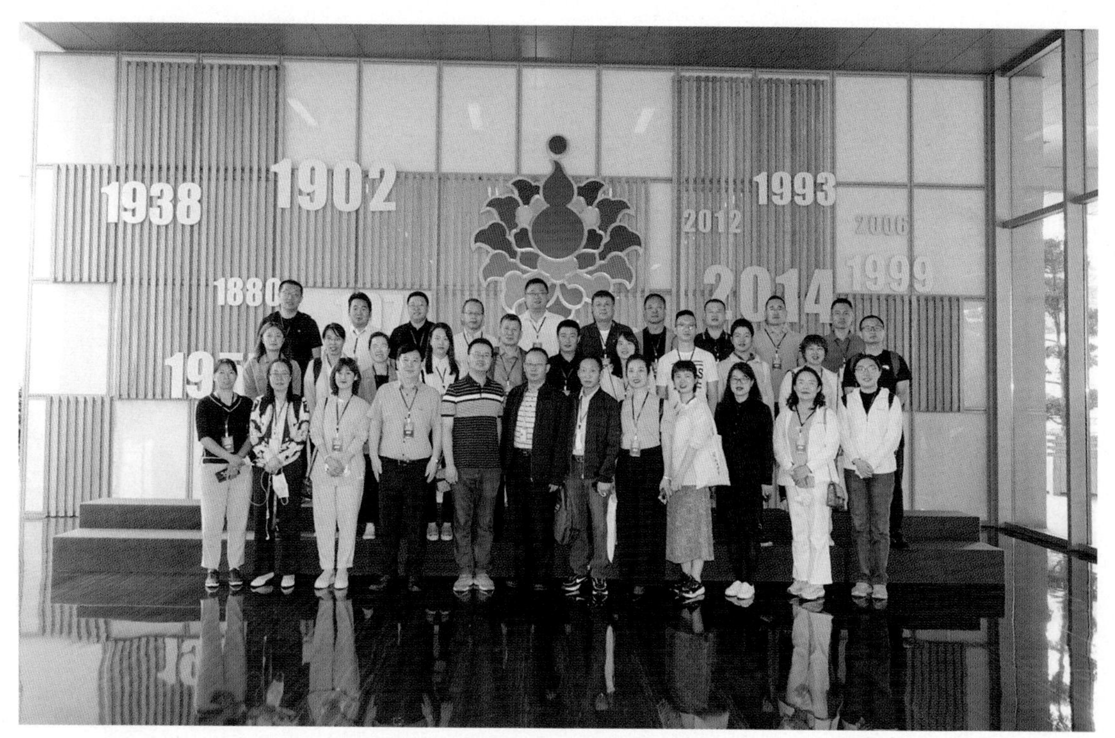

▲联盟“三无一全”高级研修班于2022年7月考察云南白药集团

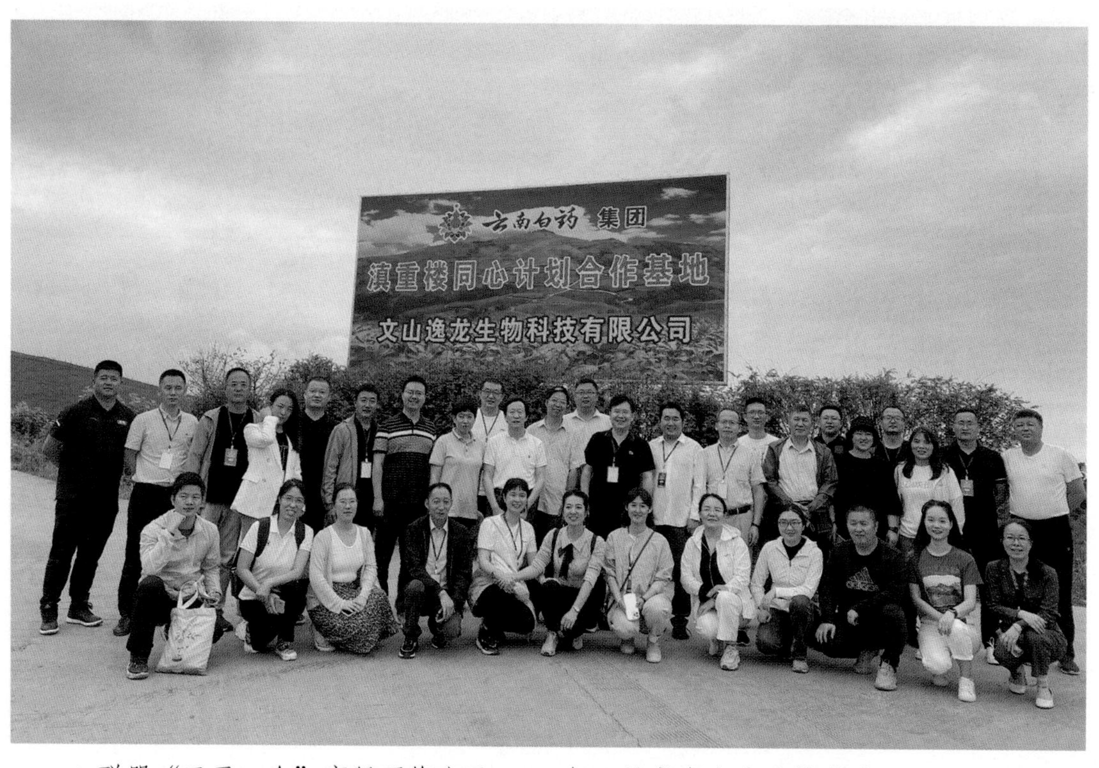

▲联盟“三无一全”高级研修班于2022年7月考察文山重楼基地

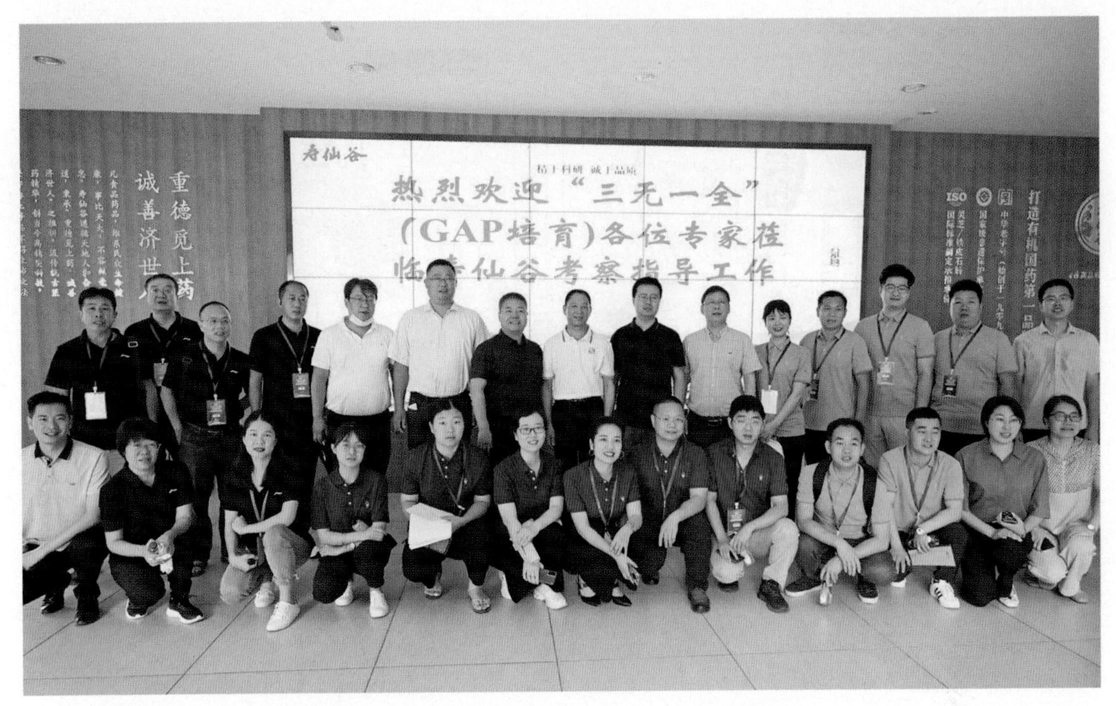
寿仙谷
精于科研 诚于品质
热烈欢迎“三无一全”
(GAP培育)各位专家莅
重德觅上药
诚善济世

▲联盟“三无一全”高级研修班考察浙江寿仙谷药材基地

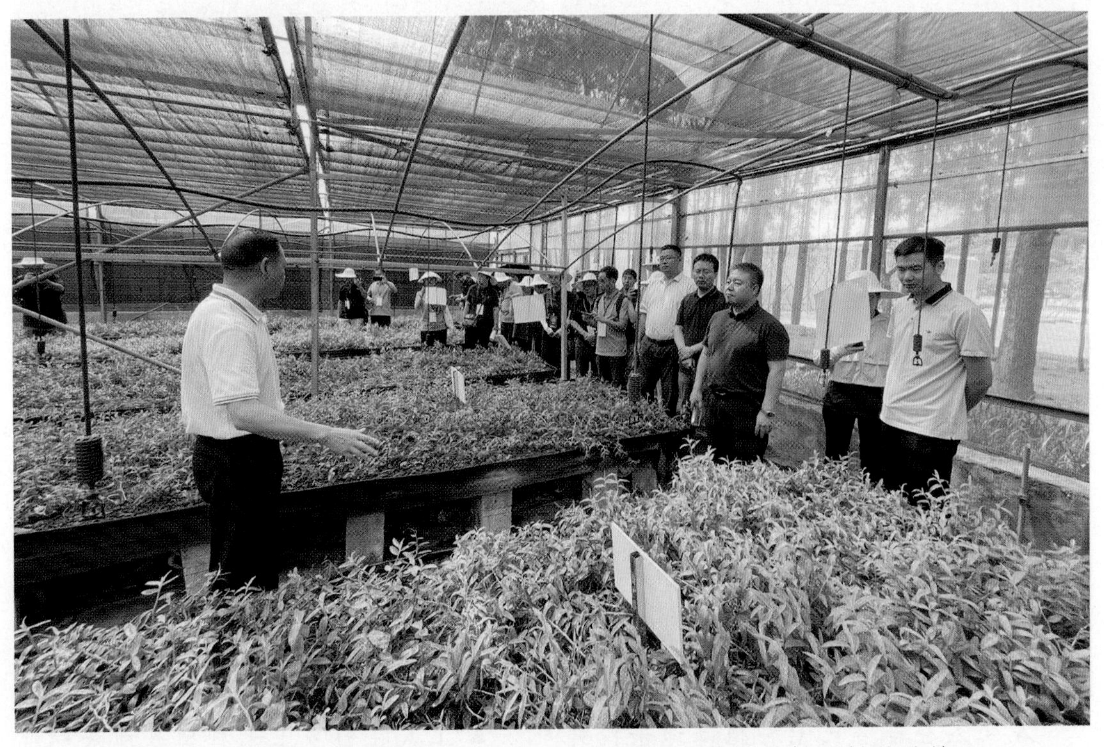

▲浙江寿仙谷董事长李明焱向“三无一全”高研班学员讲解石斛基地情况

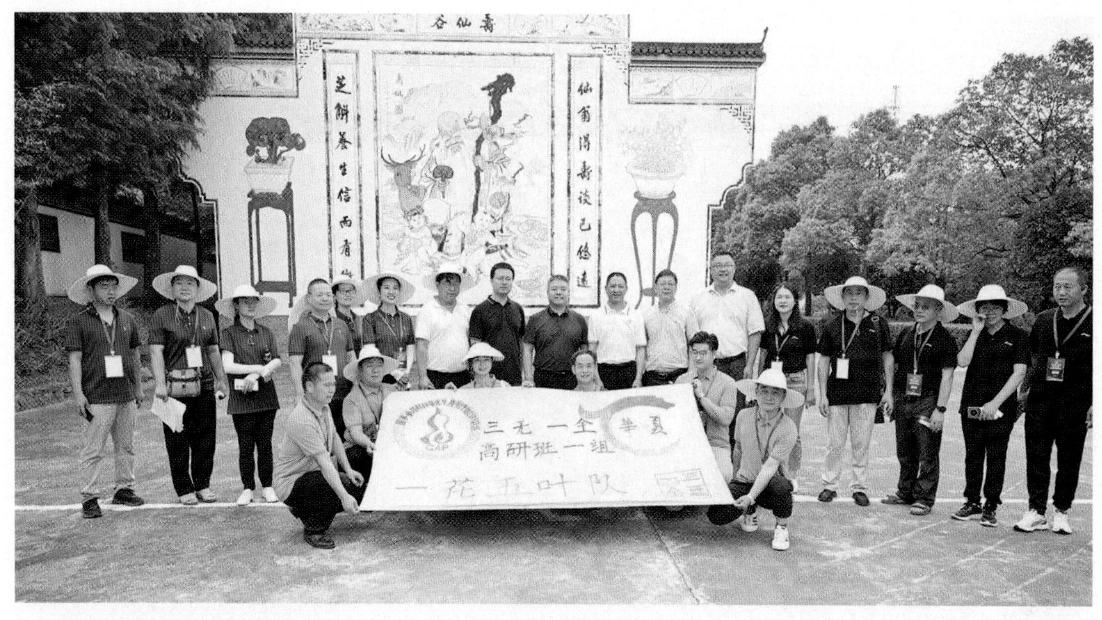

▲高级研修班学员自制“三无一全”旗帜

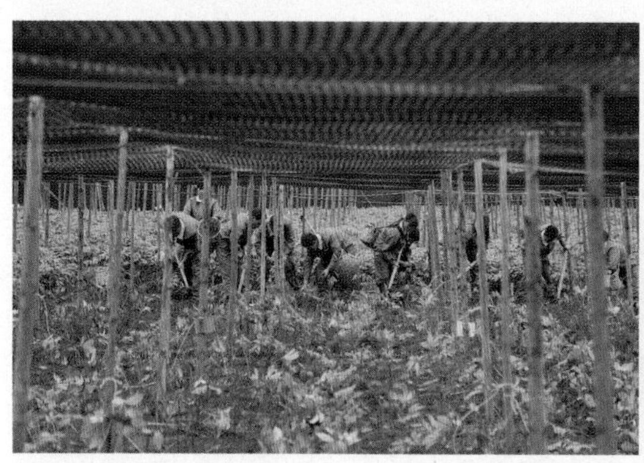

▲工人在苗乡三七种植基地采挖鲜三七（1）

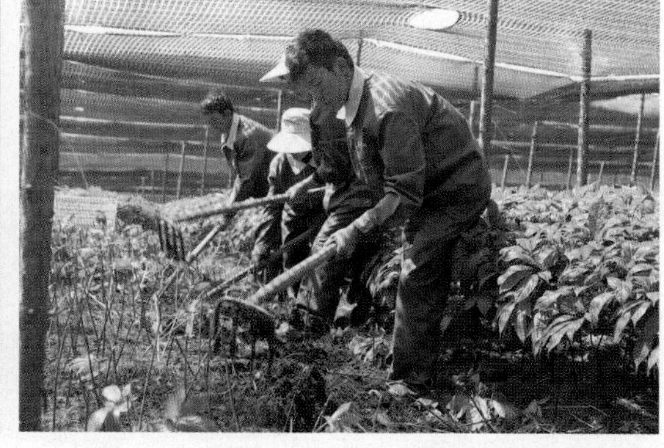

▲工人在苗乡三七种植基地采挖鲜三七（2）

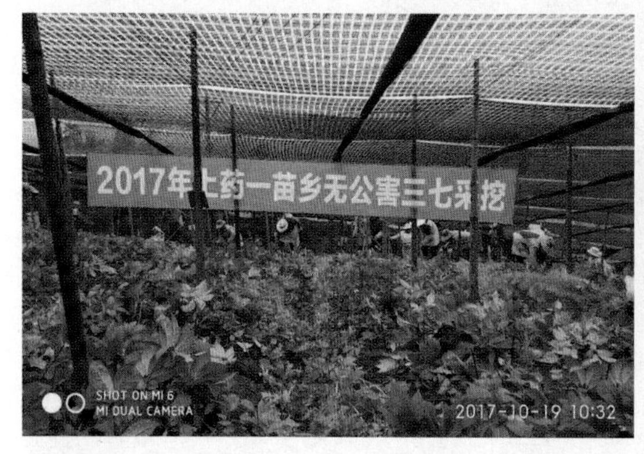

▲工人在苗乡三七种植基地采挖鲜三七（3）

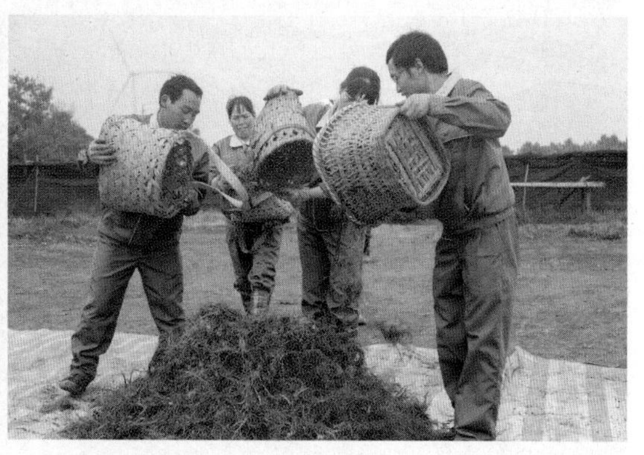

▲工人在苗乡三七种植基地采挖鲜三七（4）

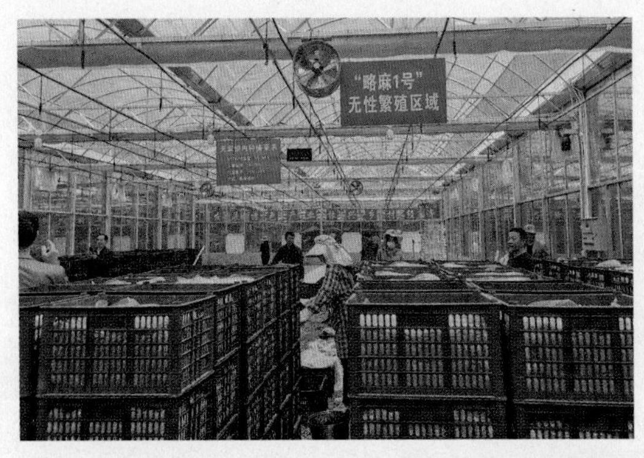

▲联盟指导、促进产业扶贫（1）

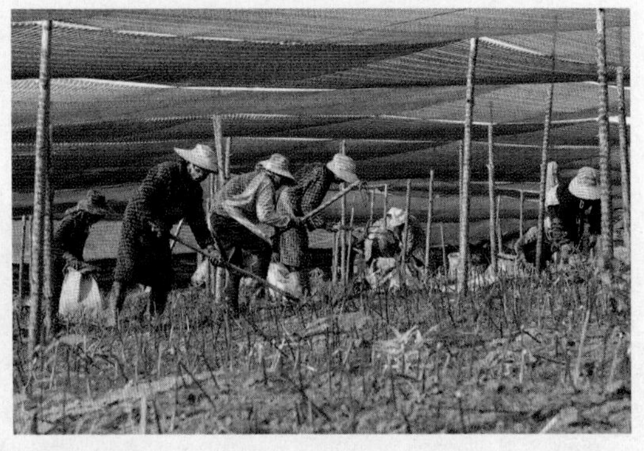

▲联盟指导、促进产业扶贫（2）

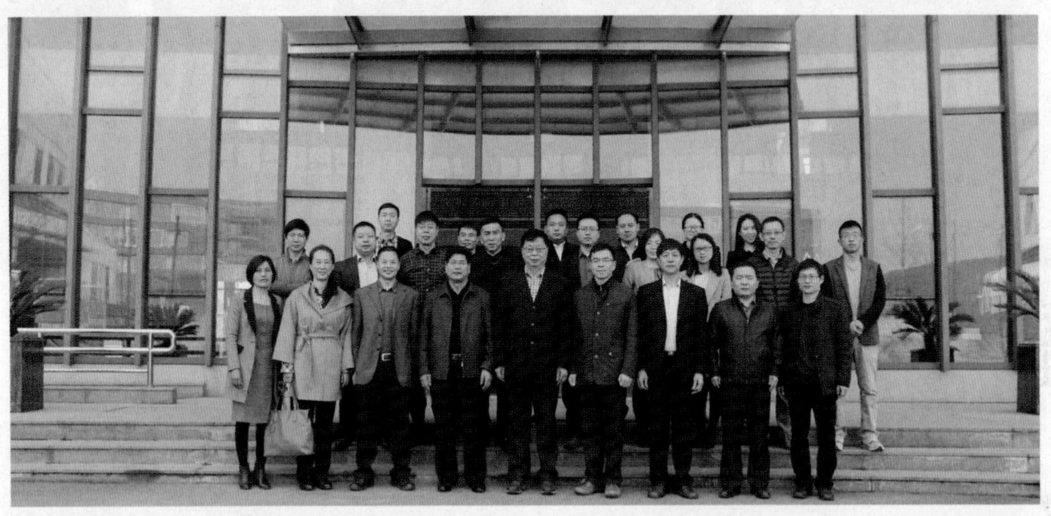

▲联盟第一个专业委员会——植保专业合作委员会于2016年3月7日在武汉成立

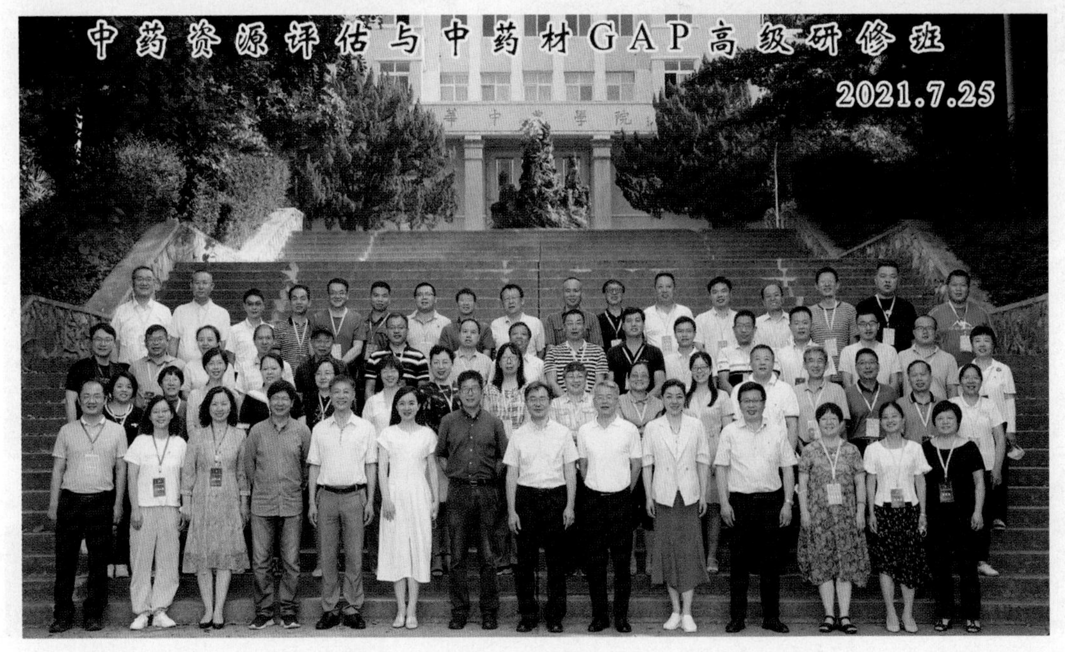

▲联盟规范化生产专业委员会举办的中药资源评估与中药材GAP高级研修班

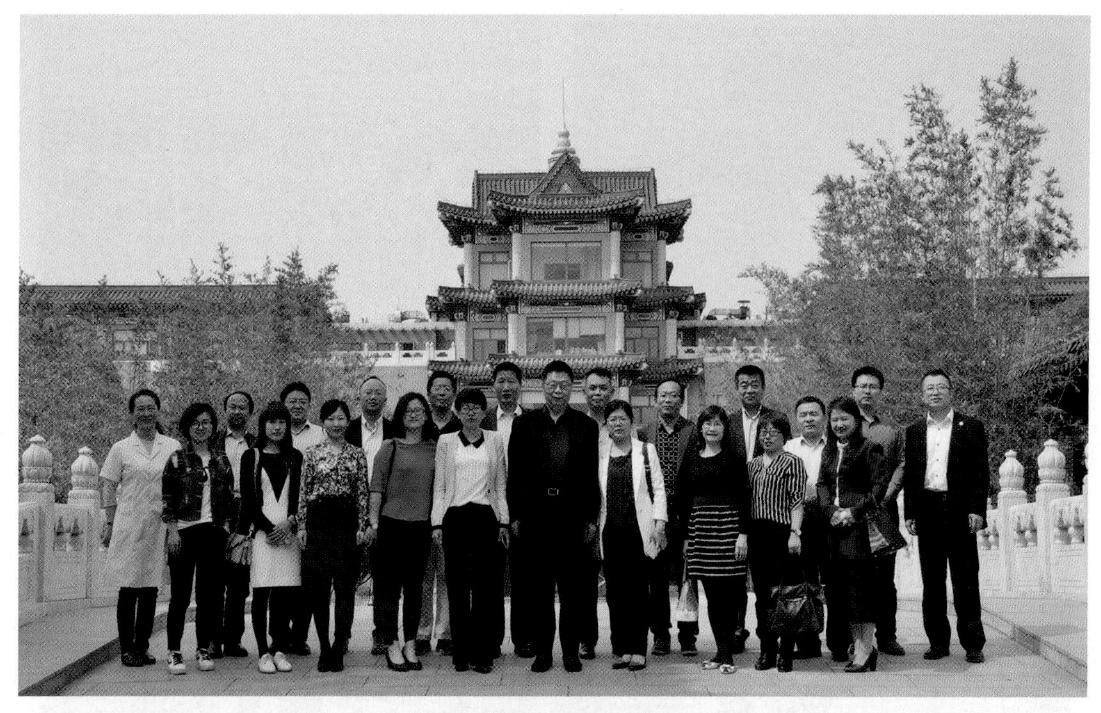

▲联盟在中国医学科学院药用植物研究所召开采购经理沙龙（1）

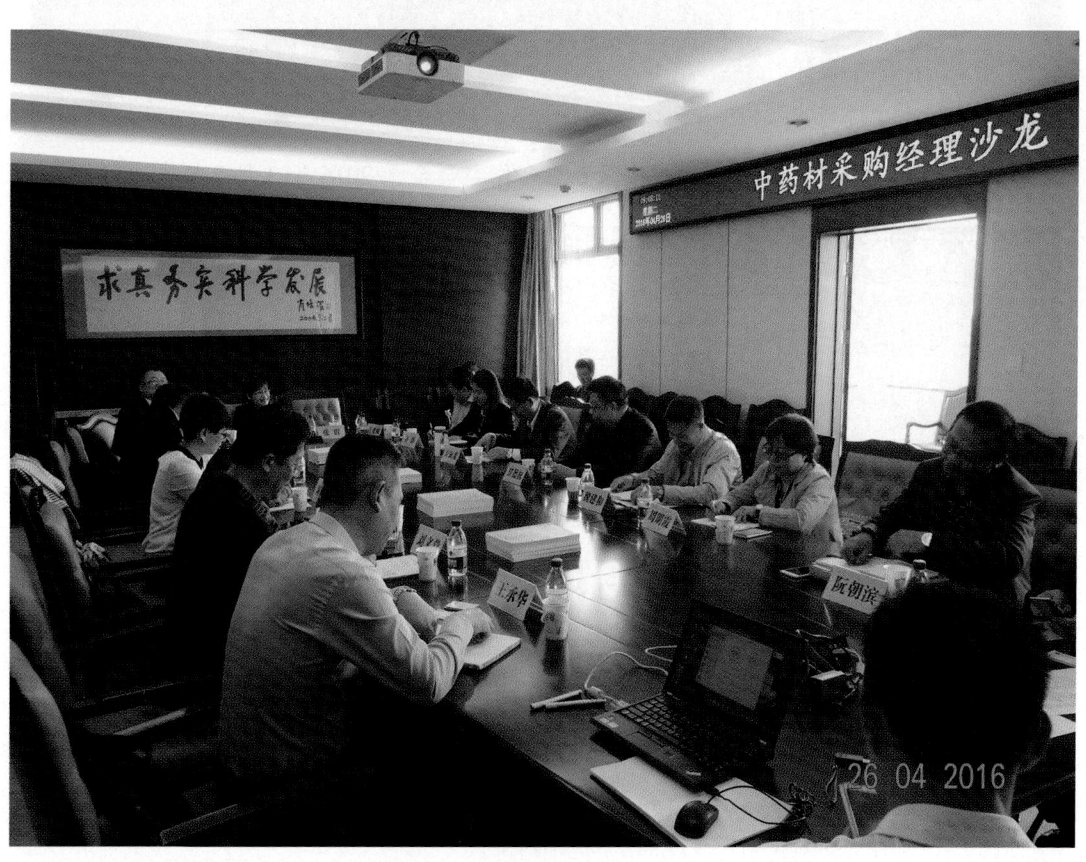

▲联盟在中国医学科学院药用植物研究所召开采购经理沙龙（2）

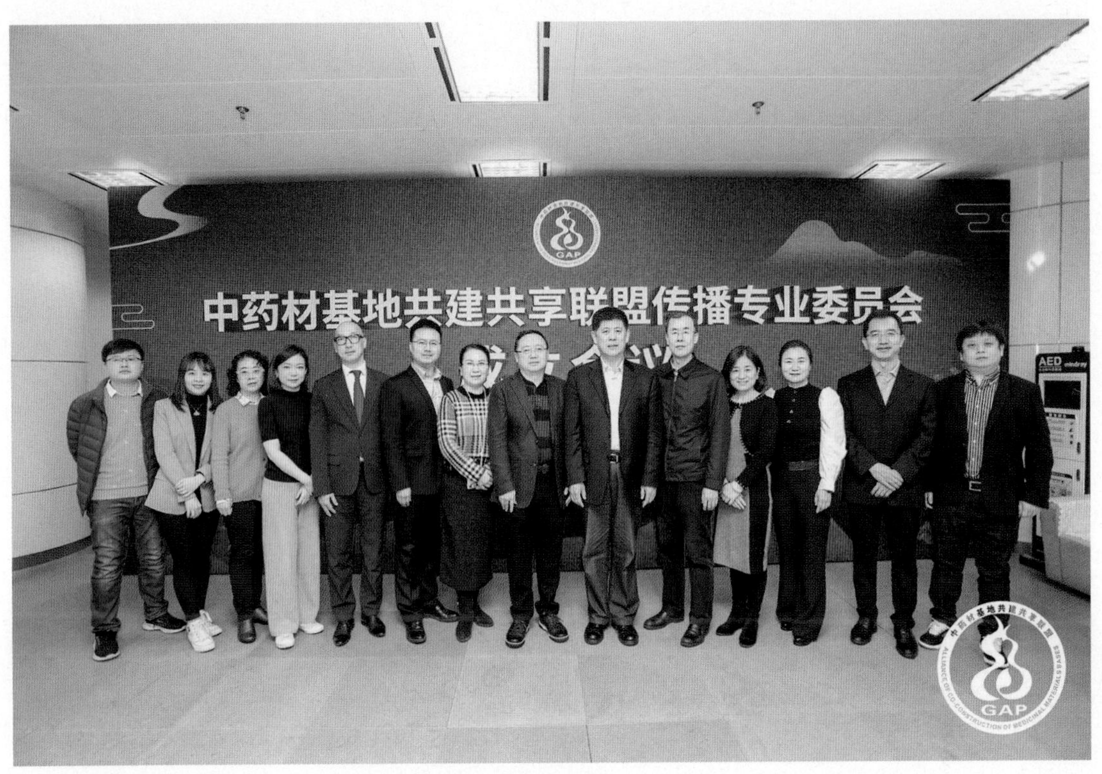

▲2021 年联盟在北京成立传播专业委员会

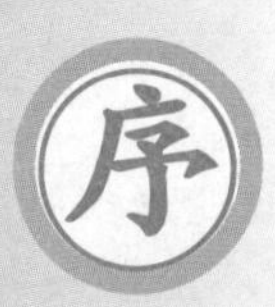
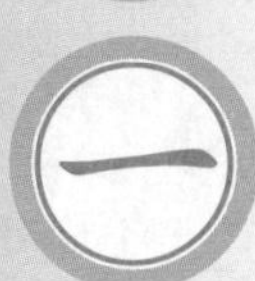

传承创新发展中医药是新时代中国特色社会主义事业的重要内容，是中华民族伟大复兴的大事。传承创新发展中医药对于坚持中西医并重，打造中医药和西医药相互补充协调发展的中国特色卫生健康发展模式；对于发挥中医药原创优势，推动我国生命科学实现创新突破；对于弘扬中华优秀传统文化，增强民族自信和文化自信；对于促进文明互鉴和民心相通，推动构建人类命运共同体都具有十分重要的意义。习近平总书记指出："当前，中医药振兴发展迎来天时、地利、人和的大好时机，希望广大中医药工作者增强民族自信，勇攀医学高峰，深入发掘中医药宝库中的精华，充分发挥中医药的独特优势，推进中医药现代化，推动中医药走向世界，切实把中医药这一祖先留给我们的宝贵财富继承好、发展好、利用好，在建设健康中国、实现中国梦的伟大征程中谱写新的篇章。"特别是在应对突如其来的新冠肺炎疫情中，中医药发挥了独特优势和重要作用，为提高轻症和普通型治愈率，降低重症危重症率和死亡率，做出了重要贡献，得到了党中央的充分肯定，全社会的普遍认同，人民群众的广泛赞誉，成为中医药传承精华、守正创新的生动实践。中医药救治新冠肺炎的安全性、有效性也得到了世界卫生组织（WHO）专家评估报告的肯定。

中药资源是中医药事业发展不可或缺的重要保障，是国家重要的战略性资源，是维护人民健康的重要医药物资。中药资源的可持续发展关系到人民健康、生态安全、产业发展和国际形象，一直受到党和国家的高度重视，得到社会和民众的广泛关注。中药资源包括植物药、动物药和矿物药等。中药材是中药的重要原料，是一种特殊的商品。它既具有药品的功能，又具有食品和农副产品的特性。中药材管理既属于药品管理的范畴，又不同于一般药品的管理规范。中药材有的可以作为生药直接调剂入药，但有的必须经过炮制加工才能配伍入药。中药材主要来源于农业、林草业等生产，受自然条件、土壤环境、气候变化等的影响，其种植、收成、质量、价格也将发生波动。中药材生产涉及第一、第二、第三产业，涉及道地药材种子种苗繁育、规模规范种植、采集加工炮制等许多环节，可以说是一项涉及多部门职能、多个环节影响的复杂的系统工程，每个环节和每个过程都直接影响中药材的质量和安全，因此，受到了广大人民群众和全社会的高度关注。全国人民代表大会常务委员会在对《中华人民共和国中医

药法》（简称《中医药法》）执法的检查报告中特别指出，中药材质量问题直接影响了中医药的发展、中医的疗效和用药的安全。因此，确保中药材质量和安全是我们必须高度重视并采取切实措施加以解决的重要问题。

《中华人民共和国中医药法》《中共中央国务院关于促进中医药传承创新发展的意见》对推动中药质量提升和产业高质量发展，以及对中药材保护与发展、加强中药材质量控制都提出了明确规定和要求。一是要强化中药材道地产区环境保护，修订中药材生产质量管理规范并严格执行，推行中药材生态种植、野生抚育和仿生栽培。二是要加强珍稀濒危野生药用动植物保护，支持珍稀濒危中药材替代品的研究和开发利用。三是要严格农药、化肥和植物生长调节剂等使用管理，分区域、分品种完善中药材农药残留、重金属限量标准。四是要制定中药材种子种苗管理办法，规范道地药材基地建设，引导资源要素向道地产区汇集，推进规模化、规范化种植。五是要探索制定实施中药材生产质量管理规范的激励政策，倡导中医药企业自建或以订单形式联建稳定的中药材生产基地，评定一批国家和省级道地药材良种繁育和生态种植基地。六是要健全中药材第三方质量检测体系，要加强中药材交易市场的监管。七是深入实施中药材产业扶贫行动。到2022年，要基本建立道地药材生产技术标准体系、等级评价制度。

为了确保中药材的质量和安全，10年前创立的中药材基地共建共享联盟（现国家中药材标准化与质量评估创新联盟，简称联盟），在国家药品监督管理局原副局长任德权主席的积极推动下，在中国工程院院士张伯礼主席的有力领导下，经过10年的不懈努力，汇集了一大批优秀的专家学者和众多的优秀企业与企业家，担负起了推动生产优质的药材、保证人们用药质量和安全的重大历史责任。今年是联盟成立的第10个年头。10年来，联盟不断发展壮大，组织专家修订了《中药材生产质量管理规范》（GAP）、推广宣传优秀基地、提供规范化生产技术培训、探索制定质量标准、建立质量追溯体系、协助完善《中华人民共和国药典》（简称《中国药典》）中的有关内容等，获得了行业的广泛认可，社会影响力也逐年扩大，形成了推动中药材行业进步的一股正能量。为此，张伯礼主席组织专家精心编撰了《中药材基地共建共享十年纪实》一书，详细梳理了这10年来中药材行业发展中的成绩与问题，也系统总结了联盟10年来开展的一系列活动和取得的成果，详细记录了历次联盟大会的主要事件。因此，这是一本具有一定史料价值的书，相信我们今后在研究总结中医药事业发展史的时候，在回顾总结中药产业发展的进程与经验的时候，可以从中得到启迪和帮助。

10年来，联盟走过了不平凡的历程，开创了良好的局面并取得了积极的成果，但由于中药材行业的特殊性和确保中药材质量安全任务的艰巨性，要真正实现联盟的宗旨目标，还有很长的路要走，还有很多难题要克服。希望创新联盟完整准确全面贯彻落实习近平总书记和党中央国务院关于中医药工作的系列重要论述精神和重大决策部署，在总结10年成果的基础上，继续坚韧不拔，奋发有为，取得更大成绩，为推动中医药事业和产业的高质量发展，为建设健康中国做出更多更大的贡献。

有感而发，乐为之序。

原国家卫生和计划生育委员会副主任
国家中医药管理局原局长
国家中药材标准化与质量评估创新联盟名誉主席
王国强

壬寅年仲夏

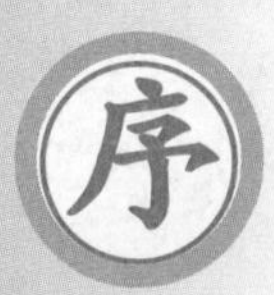

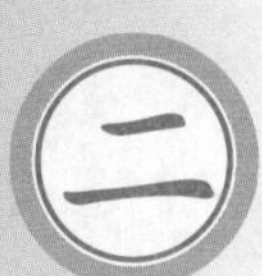

中医药学是中国古代科学的瑰宝，也是打开中华文明宝库的钥匙。数千年来，中医药学一直佑护着中华民族的生命健康，直到现在，仍然发挥着不可替代的作用。尤其是21世纪以来，中医药阻非典、治甲流、抗新冠，在防治疫情方面，做出了巨大贡献，得到了广大人民的肯定。而中药材则是中医发挥作用的物质保障，其质量好坏直接影响着疗效的优劣。

前些年，中药产业暴露了一系列问题，部分野生药材趋于萎缩枯竭，种养殖的药材产量不稳定，药材价格大起大落，盲目引种，不规范化的生产、采收、储存、流通导致的诸多质量问题，都严重伤害、制约了中药产业的发展，引起了行业的重视。

为了支持中医药发展，国家发布了一系列重要文件，包括《中华人民共和国中医药法》《中药材保护和发展规划（2015—2020年）》《“十三五”国家规划纲要》《“健康中国2030”规划纲要》以及今年刚刚发布的《“十四五”中医药发展规划》。在国家各部门的支持下，行业内涌现出了一大批优秀的工作者，他们组织专家、企业开展一系列活动，使我国中药材行业逐渐规范，种植规模逐年增大，药材质量也逐年提升。中药材基地共建共享联盟就聚集了这样一批人。

2013年，在张伯礼院士和任德权副局长的共同倡议下，众多优秀企业聚在一起，共建基地，共享资源，搭建了一个开放、公益的交流平台，培育了一大批优秀中药材基地，建立了优质药材标准，得到了行业的广泛认可。

眨眼之间，10年过去了，联盟已经成长为行业很有影响的组织。这10年来，联盟围绕着中药材GAP、优质优价、无公害种植等热点和难点问题做了大量工作，包括开展培训、专题研讨、科研攻关，同时代表行业与监管部门交流意见等，取得了丰硕的成果。

在今年武汉即将召开第十届联盟交流大会之际，联盟组织整理编写了这本《中药材基地共建共享十年纪实》一书。本书系统梳理了自联盟成立以来，中药材行业取得的进展，同时也分析了现状与问题，更详细记录了联盟历届大会的活动情况。作为联盟顾问，我很高兴通过此书全面了解联盟的发起、发展、壮大的过程。

本书既是一本全面分析中药材行业的专业书，也是一本记录

联盟发展以及行业重大事件的历史书，希望此书能够给广大读者带来帮助。

书将付梓，乐为之序。

[signature]
中国工程院院士

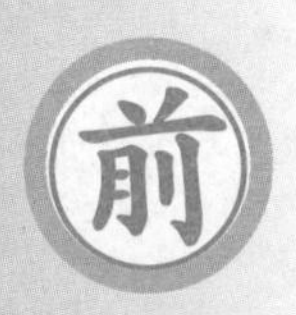

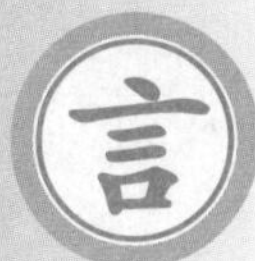

十年可以树木，百年可以树人。一项长久的事业，用10年的时间，似应有所进步。中药材基地共建共享联盟从2013年成立之初，到如今，成长为行业颇具影响力的国家中药材标准化与质量评估创新联盟，整整经历了10年的时间。今年9月即将在武汉举办的联盟年度交流大会也正好是第十届，很有纪念意义。为此，我们编纂此书，为了纪念在过去10年间为联盟、为中药材行业做出过贡献的人们，也希望借助这次编写书籍的机会，系统梳理联盟取得的成果，把联盟群体经验固化下来，为今后的工作提供参考。此外，本书也记录了一些挫折和教训，以为借鉴。同时，我们还努力分析中药材行业发展过程中存在的问题，以探索更好的解决之路，寻求行业内的专家、学者和企业家为中药材产业的发展出谋划策。

联盟是为解决中药材产业实际问题而生的。回想10年来，联盟之所以发展得越来越好，影响也越来越大，可能就是因为在各方的支持下，能够脚踏实地地解决这些问题。可以说，面向需求，就有生气，这是一个接地气的平台。

中药材行业有什么问题呢？当生产关系与生产力不相适应的时候，就需要进行调整。当事物发展到一定阶段的时候，新的矛盾就会凸显，次要矛盾就可能上升为主要矛盾。中医药概莫能外。随着生态保护观念深入人心，而中医药在海内外又被广泛使用，需求量猛增，野生变家种成为必然，而中药材野生变家种，这是一场革命。由于准备不足，科技基础薄弱，相关政策法规滞后，造成了中药材种植和流通领域的一些混乱。药材市场的乱象，不只是质量的鱼龙混杂，还有“劣币驱逐良币”，盲目引种、扩种，粗放式管理，等等。

10年来，联盟的工作，是将中药材产业从无序变有序的一个过程。联盟创始人张伯礼院士和任德权先生，一直致力于推进中药材产业的规范化、规模化，从而提升中药材产业整体质量，促进其规范健康发展。

张伯礼院士指出，中药材质量是制约中医药高质量发展的瓶颈之一，必须努力改善质量参差不齐的现状，避免“中医亡于中药”。面对企业散、小，缺乏指导，而企业间又不沟通的现状，探索建立大企业、大品种、大基地，共建共享，风险共担的产业联盟是一个抓手，也是一个从体制机制突破的大胆尝试。

在联盟成立之初，任德权先生亲自起草了联盟相关文件，并

把个人思想与理念融入其中。他提出，我们联盟要对得起“三老”，即老祖宗、老中医、老百姓。

如何把联盟做好？任德权先生指出，努力把中药工业骨干企业的中药材资源需求，聚集到目前规范化、规模化、组织化基础较好，又有发展前景的道地产区药材生产企业，共建共享现代中药农业资源基地，是联盟的核心目标。

通过聚焦优质、优势中药农业基地企业，探索建立共建共享战略合作伙伴新机制，构建新型工农业长期稳定合作共赢的关系，既可以形成中药工业企业的供应稳定、质量稳定、价格稳定、可持续发展原料资源基础，又可以促进这些中药农业企业的规模化、集约化、现代化持续发展，成为中药农业现代化的领军企业，成为道地药材现代品牌企业。

成立联盟，我们筹备了1年多。这1年多时间，联盟筹备组在联盟发起单位的支持下，汇集了发起企业已有的资源基地、工业和信息化部（简称工信部）和科学技术部（简称科技部）支持的基地项目、国家药品监督管理局（简称药监局）GAP论证基地以及专家们推荐的药材基地，共计200多个。在此基础上，筹备组又进行了现场摸底，座谈了解，结合企业自身愿望，筛选出了第一批推荐共建共享的中药材基地28个，涉及药材品种26个。这些基地企业规模都在千亩以上，其中过万亩的有16个。其组织化程度也比较高，通过土地转移集中实现农场庄园式管理的有11个，此外还有公司+专业合作社+农户、公司+大户+股份合作等模式，药材产量、质量、价格可控性高。所以，张伯礼、任德权两位倡议者特别希望大家珍爱这些基地企业，认真从经营市场化和技术现代化的角度，研究实践长期合作新模式，择优择强，共赢发展，同时也期望大家向联盟推荐更多的国内规模化、规范化、组织化基础好的中药农业道地基地企业，以便不断汇集筛选，推出一批又一批的中药材共建共享基地企业，逐步形成中药农业现代化的百强群体。

中药农业现代化是中药产业现代化的基础与保障，是国家“新四化”中农业现代化的重要组成部分，我们应当在市场经济政策发展的新形势下，齐心协力，以工促农，工农互惠，努力构建集约化、专业化、组织化、社会化相结合的新型中药农业生产经营体系。

联盟成立10年来，围绕中药材质量提升、科技成果转化开展了一系列卓有成效的工作，主要体现在：联合行业内权威专家、企业以及政府部门，凝聚了产业各方力量，搭建全产业链经济与科技公共服务平台，聚焦优质药材的可持续生产；修订、推广 GAP，并开展系列专业化培训，提出优质药材标准，建立并推广“三无一全”优质药材品牌，为 GAP 奠定坚实的基础；建立完善的工作机制，解决中药材质量疑难品种问题，与政府管理部门沟通，协助修订《中国药典》系列标准；助力乡村脱贫、产业振兴，促进科技成果产业化，积极探索优质优价、优质优先等。

联盟至今开展工作已有 10 年，我们将继续走下去，这是一条漫长的路，但也是一条充满光和热的路，是向着伟大事业前进的路。

本书共分为上、中、下三篇，共二十一章，以及附录。上篇主要介绍了我国中药材产业情况以及联盟概况；中篇介绍了联盟 10 年来的主要成果和部分典型案例，包括提出的优质药材“三无一全”品牌标准、扶贫的案例，以及规范化药材基地等；下篇按照时间顺序，依次列出联盟历届大会的盛况，以及取得的一些成绩。在介绍大会的部分，我们考虑到为了方便读者了解联盟大会的历届变化，参加大会的领导、专家，以及报告内容，因此，下篇每一章的第一节均录入了大会议程表。本书最后附录了两篇国务院和相关部委在 2022 年上半年发布的重要文件，分别是《国务院办公厅“十四五”中医药发展规划》以及国家药监局、农业农村部、国家林业和草原局（简称国家林草局）、国家中医药管理局联合发布的《中药材生产质量管理规范》，以方便读者参考。

因为实际种植情况，本书涉及的亩、公顷保留原单位。换算关系为：1 亩≈ 667 平方米，1 公顷＝ 10000 平方米。

该书编写得到了联盟多数专家、联络站、专委会以及天地网、天地云图等企业的支持。但由于时间仓促，能力有限，本书在编撰过程中难免挂一漏万，如有遗漏和不当之处，还请读者多予指正，以利修正。

国家中药材标准化与质量评估创新联盟秘书处

2022 年 8 月

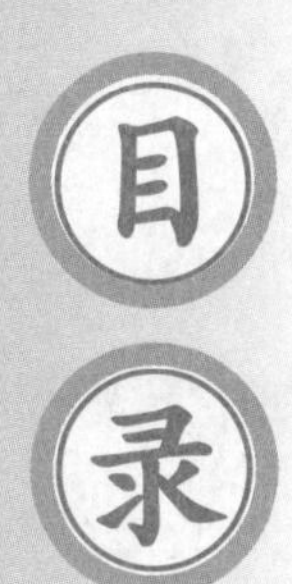
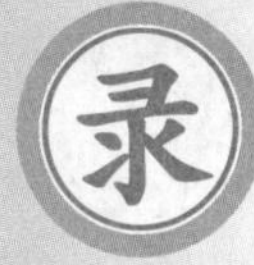

目录

上篇　产业概况

第一章　中药材产业发展历史沿革 …… 3
第一节　中药农业的发展 …… 4
第二节　我国中药材的产业特点 …… 7
第三节　中药材追溯体系建设回顾与展望 …… 11
第二章　中药材产业现状 …… 18
第一节　中药材产业总体现状 …… 18
第二节　代表地区中药材的发展概况 …… 22
第三节　中药材市场流通回顾与展望 …… 28
第四节　中药材 GAP 基地建设现状 …… 31
第五节　新版 GAP 开启中药高质量发展新阶段 …… 35
第三章　中药材产业存在的问题与建议 …… 37
第一节　中药材产业发展的主要问题 …… 37
第二节　打造优质品牌方面存在的问题 …… 40
第三节　中药材产业发展相关建议 …… 52
第四章　共建共享联盟的诞生与发展 …… 54
第一节　联盟概况 …… 54
第二节　联盟章程（节选） …… 57
第三节　联盟取得的成果 …… 61
第五章　中药材产业的未来发展 …… 68
第一节　“十四五”中药材产业发展趋势 …… 69
第二节　“十四五”中药材产业发展建议 …… 71

中篇　典型案例

第六章　“三无一全”品牌建设 …… 77
第一节　“三无一全”品牌的诞生 …… 77
第二节　“三无一全”培训 …… 81
第三节　“三无一全”品牌总体要求 …… 82
第四节　“三无一全”品牌成果 …… 86
第七章　优秀基地展示 …… 87
第一节　苗乡三七无公害栽培实践 …… 87
第二节　内蒙古黄芪生态种植模式 …… 90

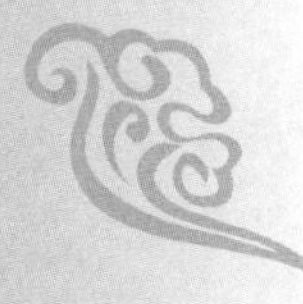

第三节　浙江三叶青仿生种植模式 …………………………… 92
第四节　寿仙谷"一链二体三全九化"模式 ………………… 94
第八章　基地建设模式…………………………………………… 98
第一节　中药材基地建设模式梳理 ………………………… 98
第二节　部分盟员单位基地建设模式实践 ………………… 103
第九章　珍稀濒危动物药材…………………………………… 110
第一节　现状及问题 ………………………………………… 110
第二节　措施和成果 ………………………………………… 113
第三节　经济与社会效益 …………………………………… 117
第十章　中药材产业扶贫……………………………………… 119
第一节　产业扶贫现状与成效 ……………………………… 119
第二节　产业扶贫的主要模式 ……………………………… 122
第三节　产业扶贫的经验与存在的问题 …………………… 124
第四节　产业扶贫可持续发展的建议 ……………………… 126
第五节　药植所扶贫案例 …………………………………… 128
第六节　五峰产业扶贫案例 ………………………………… 131
第七节　其他扶贫案例 ……………………………………… 134
第十一章　中药材可追溯体系建设………………………… 137
第一节　全国追溯系统建设情况 …………………………… 137
第二节　上海市溯源工作 …………………………………… 139
第三节　福建可追溯体系建设 ……………………………… 139
第四节　天津市溯源工作 …………………………………… 141
第十二章　中药材产业发展的措施与成果………………… 142
第一节　中药材病虫绿色防控措施与成果 ………………… 142
第二节　规范化专委会发挥指导作用 ……………………… 145
第三节　湖北联络站助力中药材产业发展 ………………… 148
第四节　福建联络站助力中药材产业发展 ………………… 150

下篇　历届联盟大会

第十三章　聚春城高燃圣火，为中药共建联盟……………… 156
第一节　会议议程 …………………………………………… 156
第二节　会议详情 …………………………………………… 158
第十四章　药材好名出宛西，为传承齐拜仲景……………… 160
第一节　会议议程 …………………………………………… 160

第二节　会议详情 …………………………………………………… 162
第十五章　群贤共议神农氏，上党传出百草香…………………… 164
第一节　会议议程 …………………………………………………… 164
第二节　会议详情 …………………………………………………… 167
第三节　答记者问（节选）………………………………………… 169
第十六章　九省通衢襄盛会，四度聚首逾千人…………………… 171
第一节　会议议程 …………………………………………………… 171
第二节　会议详情 …………………………………………………… 174
第十七章　蜀都聚焦天地网，药材共议信息流…………………… 178
第一节　会议议程 …………………………………………………… 179
第二节　会议详情 …………………………………………………… 186
第三节　年度工作总结 ……………………………………………… 188
第十八章　羊城为药飘香雪，“三无一全”始扬名 ……………… 194
第一节　会议议程 …………………………………………………… 194
第二节　会议详情 …………………………………………………… 198
第三节　年度“三无一全”品牌品种 ……………………………… 200
第四节　年度工作总结 ……………………………………………… 201
第十九章　津沽名医重名药，盛实百草邀众贤…………………… 203
第一节　会议议程 …………………………………………………… 203
第二节　会议详情 …………………………………………………… 213
第三节　年度工作总结 ……………………………………………… 215
第二十章　英雄再回芙蓉城，万人齐看新荷花…………………… 217
第一节　会议议程 …………………………………………………… 218
第二节　会议详情 …………………………………………………… 222
第三节　年度工作总结 ……………………………………………… 224
第二十一章　联盟人气超百万，南宁盛况最空前………………… 227
第一节　会议议程 …………………………………………………… 227
第二节　会议详情 …………………………………………………… 236
第三节　名誉主席王国强在闭幕式上的讲话 ……………………… 237
第四节　年度工作总结 ……………………………………………… 241
附录…………………………………………………………………… 244
附录一　国务院办公厅《“十四五”中医药发展规划》 ………… 244
附录二《中药材生产质量管理规范》 ……………………………… 259
主要参考文献………………………………………………………… 274

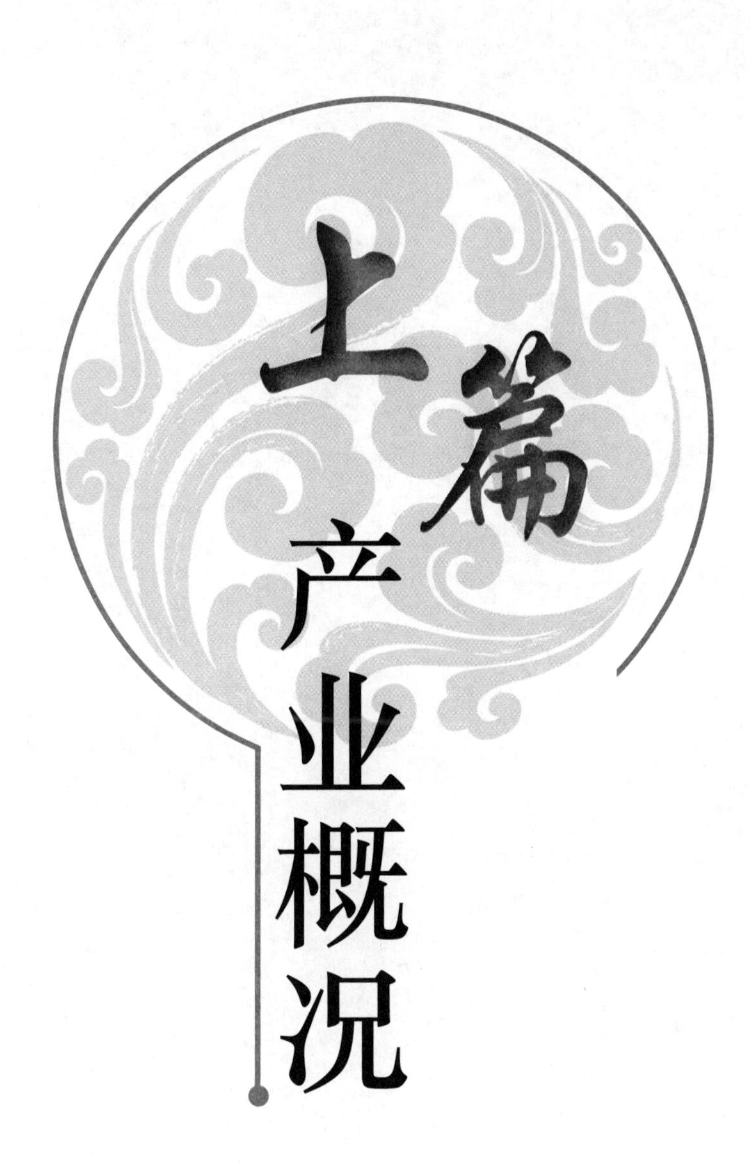

上篇　产业概况

第一章　中药材产业发展历史沿革

中药产业是以中药材为基础的资源性产业，中药材也是中医药产业的物质基础。目前，我国常用中药材600多种，其中300多种已实现人工种养，种植面积达到3300多万亩，初步形成了四大怀药、浙八味、川药、关药、秦药等一批产品质量好、美誉度高的道地药材。我国已成为世界上规模最大、品种种类最多、生产体系最完整的中药材生产大国。

然而，我国中药材产业中存在的问题不容忽视，诸如部分野生药材趋于萎缩枯竭，家种药材产量、价格大起大落，盲目引种和不规范的生产、采收、储存、流通导致的诸多质量问题等。

2013年，国际环保组织——绿色和平组织（Green Peace）抽检我国国内多家品牌药店的多种常用中药材，超过七成的中药材被检测出含有多种农药残留，甚至包括世界卫生组织（WHO）归类为高毒或剧毒的农药以及禁止在中药材上使用的品种，如甲拌磷、克百威、灭线磷等，部分样品农药残留超标数十甚至数百倍。中国食品药品检定研究院（简称中检院）抽查结果也表明有相当比例的中药材含有剧毒或限制性农药，部分药材的限制性农药超标竟高达600倍！残留的农药进入体内可导致肝肾损伤、癌症、胎儿畸形、不孕不育，甚至死亡。

市场经济和药材需求量的增长导致质量问题凸显。中药材质量直接影响着中医药的服务能力，关系着人民健康安全及中医药行业的兴衰，甚至有“中医将亡于中药”的担忧。伴随着人民生活水平的提高，以及健康理念的深入，公众对中药质量的要求日益增长，中药材品质的提升逐渐成为行业需求。中成药、中药饮片、中药保健品、药妆等产品质量，均需要高质量的中药材作为保障。

中药材无序生产导致药材农药残留及重金属超标、品质下降，制约了中药产业的可持续发展。中药材质量问题受到了政府、企业及学界的普遍关注，他们都希望通过不断完善中药产业链进而提升中药材品质。《国务院关于印发“十二五”国家战略性新兴产业发展规划的通知》（国发〔2012〕28号）中提到要促进“中药材规范种植等产业化”。2014年，工信部、国家中医药管理局等10个部委局联合制定了《中药材保护和发展规划（2014—2020年）》。该《规划》指出要实施野生资源保护工程、优质药材生产工程、中药材技术创新工程、中药材生产组织创新工程。从2002年开始，我国推行《中药材生产质量管理规范（试行）》，2018年公开征求《中药材生产质量管理规范（修订草案征求意见稿）》意见，该规范对生产基地、种子种苗、种植管理、采收加工等内容进行规定。2018年年底，农业农村部、国家药品监督管理局和国家中医药管理局联合印发了《全国道地药材生产基地建设规划（2018—2025年）》，明确提出要推进中药材规范化种植，全面提升中药产业发展水平。2022年3月，国家药监局、农业农村部、国家林草局、国家中医药管理局等四部局联合印发了《中药材生产质量管理规范》（GAP）。这些均体现了我国对中药材质量提升的需求，是中药农业开始逐步走向规范化、规模化的标志。

GAP的推行，体现了中药材规范化、规模化生产的现代理念，已为业界与社会普遍接受。2014年，全国已有53家达到GAP要求的中药农业企业，2016年达到195家，同时，众多企业也正在按照GAP的要求进行规划与建设，但其占中药农业比重还很小，规模也少有万亩以上的，因此迫切需要进一步推进中药材基地规范化建设。

当前，国内行业内对中药材规范化建设不断进行有益的探索和实践。在松散的农户种药模式以及集市流通的大背景下，各种有组织的经营管理模式逐渐显现，如大型中药工业企业自建药材基地、公司+农户模式、公司+合作社模式、定制药园模式、中药材庄园管理模式，等等。这些模式造就了一批优质中药材基地，在一定程度上，形成了组织化、规范化基地建设的基础，提高了药材质量，推进了我国中药农业现代化。但这些模式大多局限于特定环境，难以复制和推广，而且缺乏信息交流，造成供需衔接困难，重复建设现象严重。

第一节　中药农业的发展

中药农业是中药产业的第一产业和基础，具体是指利用药用动物、植物等生物生长发育规律，通过人工培育获得中药材产品的生产活动。历史上，我国的中药材主要依靠野生资源，从20世纪50年代起，我国大力发展中药材的栽培和养殖。虽然目前仍有70%左右的中药材品种来自野生资源，但30%来自栽培和养殖的药材品种的生产量却占到了中药材供应量的70%以上。分布在全国的中药材生产基地，依托基地的众多中药材种植、养殖农户，分布在全国的中药材交易农贸市场以及全国性和地方性的批发交易市场，形成了全世界规模最大、体系最完整的中药农业体系，人工种植（养殖）的品种不断增加。近20年来，近百种野生中药材人工种植取得了成功。目前，全国中药材种植总面积（含野生抚育）约140万公顷，在600多种常用中药材中，近300种已经开展了人工种植或养殖。

同时，我国已建立了以《中华人民共和国药典》为主体，以部（局）颁标准和各省（区、市）中药材标准为补充，相对完整的中药材质量标准体系。

我国中药农业的整体发展水平还比较落后，尚难以支撑中药材生产的规范化，离现代化还有很漫长的道路。面临的核心和重大问题集中体现在三个方面：①“有无中药材可供”问题，即中药材供应全面性不足及品种结构性短缺。②“有无优质中药材可供”问题，即中药材优质性和安全性问题突出。③“中药材供应是否平稳”问题，主要表现为生产大起大落、价格暴涨暴跌。存在的问题和原因错综复杂，具体分析如下。

一、供应保障能力尚待强化

大众健康、保健意识增强，中药和以中药材为原料的食品、保健品、化妆品消费快速增长，生产供应面临严峻挑战。

1. 整体而言，市场对野生资源依赖程度下降，但重采轻育、过度采挖和生态环境破坏等导致部分野生药材品种供应紧缺问题仍很突出。

2. 部分中药材产区萎缩。农村劳动力转移，劳动力、土地、农资成本大幅上升，与种植农作物比较，效益相对下降，部分道地产区城镇化，老产区土地退化。

3. 生产和价格波动大。缺乏有效透明的信息指导，产供销脱节没有形成利益共同体。

二、生产水平相对落后

中药农业发展水平与中药工业快速发展严重不对应，甚至大幅落后于我国农业整体发展水平 20 ～ 30 年。

1. 生产组织化程度低。农场化、合作社开始发展，中药工业企业开始建设原料基地，现代中药农业企业起步发展，但仍以千家万户分散生产交易为主。

2. 规范化水平不高。按 GAP 严格实施规范化生产的基地不到中药材生产面积的 10%。

3. 产地初加工水平落后，仓储物流等配套基础设施极度匮乏，产品质量难追溯。

4. 科技水平还很落后。良种推广率不足 10%，良种繁育基本还是 20 世纪五六十年代农业的“自繁自用”；施肥、灌溉、植保等环节还处于主要依赖传统经验阶段；大部分种植药材户对药材所需营养元素的种类、量、时期，对水分的需求量、时期特点不清楚；机械化刚刚起步，播种、除草、采收、清洗、干燥大部分环节依赖手工操作。

三、市场流通秩序亟须规范

中药材交易处于从传统市场向现代市场过渡的阶段。

1. 传统中药材市场产品、交易方式落后，以次充好、以假充真问题突出。

2. 流通环节囤积居奇、恶意炒作屡屡出现。

四、中药材质量不稳定

中药材产品形式落后，内在质量呈下降趋势未得到有效遏制，安全性问题日益突出。

1. 遍地开花、盲目引种现象普遍存在，中药材的道地性受到削弱；缩短生长年限，非适宜季节采挖，滥用农药、化肥、生长调节剂、硫黄熏蒸等现象较普遍。特别是生长调节剂的使用呈愈演愈烈之势，对中药材品质构成了严重威胁。

2. 缺乏质量分级，“优质优价机制”不完善，企业缺乏原动力。

五、现代服务体系亟须建立

相比现代中药工业，中药材行业现代服务体系建设严重滞后。科研与生产严重脱节，科研成果不能有效转化应用。现代化供应仓储保障体系刚刚起步。中药材生产经营的信息化网络建设滞后。

六、中药农业的发展趋势

随着世界科学技术的进步和我国社会经济的快速发展，中药农业发展表现为传统手工作业与现代化农业技术并存、传统贸易方式与现代电子商务交混，现代化进程正在加速。其未来发展趋势体现在以下几点：

1. 国家对中药农业越来越重视。

2. 中药资源作为国家战略资源日趋共识。

3. 发展优质中药材规范化种植、养殖成为解决中药资源问题的根本出路。

4. 中药农业面临重大变革和跨越式发展——中药工业反哺中药农业。

5. 第三方社会资本越来越多地进入中药农业领域。

6. 农场化中药材基地快速发展。

7. 中药农业机械化快速推进。

8. 产地初加工的集约化发展迫切需要引导、投入，加速向规模化、集约化、现代化方向发展，以快速提升中药材产地初加工水平。

9. 中药材的产地精深加工有待突破；中药材种植基地建设模式出现多样化与回归。

10. 中药材交易方式从传统中药材市场向现代物流和电子商务方向发展。

11. 中药农业走出去战略初露端倪。

12. 中药农业服务体系逐步建立完善。

13. 中药材全过程可追溯成为必然趋势。

14. 中药农业技术应注重传统技术的科学继承与创新并重。

中药农业是中药产业链的基础环节，为中医药临床、中药工业和大健康产业提供原料支撑。正确认识和关注中药农业现状、存在的关键和核心问题，把握中药农业的发展趋势，探索和推动中药农业积极健康发展，对于国家的宏观管理、行业的可持续发展均具有重要意义。

第二节　我国中药材的产业特点

当前，我国中药材产业发展进入了新的阶段，面临新的问题，挑战和机遇并存。黄璐琦院士等在分析“十三五”期间中药材产业发展特点及存在问题的基础上，整理了主要产区的发展现状，预测了“十四五”期间的产业发展趋势，并提出了促进产业可持续发展的建议。

一、种植热度多年未减，面积持续较快增长

目前，50余种濒危野生中药材已经实现了种植、养殖或替代，常用600种中药材中的200余种常用大宗中药材实现了规模化种养，第四次全国中药资源普查已汇总到730余种种植中药材的信息。中药材种植面积呈现大幅度增加的趋势。2019年，全国中药材种植面积达到7475万亩，各地面积差异较大，其中云南、广西分别达到794万亩、685万亩，贵州、湖北、河南3个省在500万～600万亩，湖南、陕西、广东、四川、山西5个省在300万～500万亩，河北、重庆、山东、内蒙古、甘肃、吉林、安徽、辽宁、黑龙江、海南、宁夏11个省份在100万～300万亩。根据国家中药材产业技术体系的初步汇总数据显示，2020年全国中药材种植面积约为8822万亩。

不同中药材的种植面积差异较大。以2019年有统计数据的59种常用大宗中药材为例，其种植总面积为2046万亩，其中12种中药材突破50万亩。连翘居首位，达到322万亩，枸杞、黄芪、金银花（含山银花）、丹参超过100万亩，黄芩、山楂、党参、当归、柴胡、山茱萸、苦参超过50万亩。

二、优势产区各具特色，标准体系形成雏形

各地立足资源禀赋，初步形成了四大怀药、浙八味、川药、关药、秦药等道地药材优势产区。其中浙江以“浙八味”为主的道地药材种植面积达22.3万亩；四川的川黄连、川天麻、川芎产值均超过10亿元；黑龙江的刺五加、人参、关防风均超过20万亩，在全国的市场份额不断提高，其中刺五加占80%以上，关防风占40%以上；云南把中药材列入打造世界一流“绿色食品牌”的重点产业，已认定65家企业为“定制药园”企业，认定三七、天麻、滇重楼等中药材种植面积16.88万亩；甘肃近年来当归、党参、黄芪的产量分别占全国的80%、90%、50%以上，年产值超过200亿元。

随着多年的持续研发，中药材的标准体系已渐成雏形，表现如下。

1. 牢牢抓住了国际标准制定话语权

中药材农药残留检测，中药材二氧化硫测定，人参、三七种子种苗等近 20 项 ISO 国际标准获发布，是全球传统药材标准化建设史上新的重大突破；同时，这些国际标准的制定为打破中药材国际贸易壁垒提供了技术支撑，如绿色和平组织曾报道 74% 的中药材农残超标，但是按照中药材农药残留检测 ISO 国际标准统计后，超标率仅为 1.72%。

2. 团体标准实现从生产到市场流通全程覆盖

中国中医科学院中药资源中心牵头组织，联合全国近百家企事业单位，立项与发布的通则及系列标准共计 800 余项，涵盖道地药材、种子种苗、生产技术、商品规格等级等，弥补了中药材系列标准缺失的问题。此外，农业农村部 2020 年立项了山茱萸等 4 项道地药材生产技术规程国家标准和 3 项（根茎类、果实和种子类、花类）道地药材生产技术规范行业标准，中药材标准体系建设进程加快。

3. 良繁体系初具规模，种业发展日渐提速

中药材优良品种选育在近 10 年有了长足进步。截至 2019 年，选育出新品种的种类从 20 世纪 90 年代的 10 种左右达到 116 种，选育出新品种共计 537 个，其中国家中药材产业技术体系“十三五”期间选育出 30 余个。中药材种子种苗繁育基地建设作为第四次全国中药资源普查的重点任务之一，已在 20 个省区建设了 28 个种子种苗繁育基地，子基地合计近 180 个，繁育种子种苗约 120 种，有效改善了区域内种子种苗的供应与质量。2019 年，安徽霍山县等 8 个中药材制种大县被认定为第二批国家区域良种繁育基地，并被纳入“十四五”现代种业提升工程建设规划，实现了中药材国家区域良种繁育基地零的突破。

2014 年以来，人参、三七、五味子、丹参的种子种苗 ISO 国际标准，以及《中药材种子种苗质量标准》等 141 项中华中医药学会团体标准均获发布，白术等 9 项中药材种子（种苗）国家标准已提交行业主管部门审批。此外，据中国种业大数据平台统计，截至 2020 年 3 月，全国登记种类有中药材种子、具有生产经营许可证的企业为 121 家，较 2018 年增长近一倍。法制建设稳步推进,《中药材种子管理办法（草案）》已于 2020 年完成农业农村和中医药行业内的意见征求与修改完善。

4. 生态种植已成共识，增产增收优势明显

中药生态农业的概念在 2015 年被提出，“推行中药材生态种植”于 2019 年被写入《中共中央、国务院关于促进中医药传承创新发展的意见》，表明中药生态农业已成为中药农业发展的国家战略。尽管现阶段中药材生产仍以传统农业种植为主，但生态种植越来越得到重视，且发展速度很快。根据国家中药材产业技术体系相关专家对 21 个省份的调研数据显示，中药材生态种植面积超过 500 万亩。

目前超过 70 种中药材开展了林下种植、拟境栽培、野生抚育、间套轮作等生态种植模式的探索与应用。其中人参林下种植已成为东北地区人参生产的重要方向，面积超过 270 万亩，为药用和食用人参未来的差异化发展，奠定了资源基础。通过对林下种植、间作、轮作等 30 种中药材的生态种植模式的分析，发现生态种植较常规种植每亩年均增收 4000 余元，其中 25 种生态种植模式下的中药材，平均增产 17.58%。如苍术和玉米间套轮作较常规种植增产 45%，年均增收 4000 ～ 5000 元 / 亩；生态种植的人参、黄芪、苍术和柴胡的年均收益是常规种植的 7.65、11.96、3.12 和 1.61 倍，投入产出比平均下降 57.90%。

5. 监督检查力度增强，整体质量逐年向好

为保障人民群众的用药安全，提升中药材及饮片的质量，近年来各级药品监管部门持续增强监督检查和抽验力度，对违法违规企业和不合格产品依法查处和曝光，有效地提高并规范了市场秩序，促使生产企业质量责任主体意识越来越强。抽验结果表明，全国中药材及饮片的总体质量持续提升。2019 年不包括港澳台地区的全国 31 个省（直辖市、自治区）累计抽验中药材及饮片 54188 批，合格 49188 批，平均抽验合格率为 91%，较 2018 年提高了约 3%，各省的合格率为 67% ～ 100%，20 余个省的合格率在 90% 以上，进一步比较 2013—2019 年全国年均 54861 批次的抽验数据，发现我国中药材与饮片总体合格率，从 2013 年的 64% 提升到 2019 年的 91%。不合格药材的主要质量问题包括掺伪掺杂、染色及增重、过度硫熏、虫蛀霉变、炮制不规范、栽培变异引起的质量下降、进口药材问题等。整体看，中药材与饮片质量稳步提升，逐年向好。

6. 追溯体系多极发力，建设驶入快车道

中药材信息化追溯体系建设，是实现中药材来源可查、去向可追的重要抓手，是治理中药材和饮片质量问题的有效举措，目前已开通运行全国中药材供应保障平台、全国中药材流通追溯系统 2 个国家级追溯平台。前者是在工业和信息化部和国家中医药管理局的统筹部署下，由中国中医科学院中药资源中心负责搭建，2019 年开通，围绕种植、加工、仓储、流通生产和指导、监测、检测、追溯服务两条主线开展服务，旨在联通全国的中药材供应保障系统，搭建集产地加工、质量检验、仓储物流、电子商务与追溯管理于一体的平台，累计服务用户 2600 余个，涉及企业 494 家，基地 857 个，涵盖 239 种中药材。后者由商务部支持建设，成都中医药大学联合企业于 2009 年研发，消费者运用系统可通过互联网、药店终端信息，了解到所购买中药材生产、流通环节的情况。

省级中药材追溯系统建设阶段性成效显著。2010 年以来，商务部、财政部分批支持 18 个省（直辖市、自治区）开展中药材流通追溯体系建设试点，覆盖约 2000 家企业、1.5 万家商户，以信息技术倒逼中药材源头治理。如山西省 2018 年年底完成了以“两个中心，四个地市”为框架，7 个企业为试点的中药材流通追溯体系，基本完成试点企业的 12 个中药材种植基地、5 个大型仓库的信息化建设，实现了数十种道地药材饮片的信息可追溯，其中安宫牛黄丸等 3 种中成药的全流程可追溯属全国首创。

7. 生产组织形式优化，品牌打造初见成效

《中药材保护和发展规划（2015—2020 年）》要求“向中药材产地延伸产业链”。这一要求促使加工企业与产地的对接日趋紧密，众多上市公司纷纷以多种形式下沉产地；同时，政府加大了中药饮片质量监管力度，促使饮片生产企业为保障质量而不断增加中药材种植和初加工环节的投入。实际生产中，单纯的农户个体生产，既不利于技术推广和中药材质量的有效控制，也不利于实现产业“有序、安全、有效”的发展目标，所以家庭农场、专业合作社、种植公司正在成为中药材种植的中坚力量。2020 年，仅湖北的中药材种植企业（合作社）就达到了 4000 余家，中药材生产的纵向组织形式得到了进一步优化。

中药材品牌打造进入快车道。2019 年，中国中药协会启动“中国中药品牌行动计划”，发布 8 家中国道地药材品牌、2 家中国生态绿色中药材品牌，并启动了中国中药品牌集群发展联盟。2011—2020 年，道地药材地理标志产品保护增加了 88 个，累计达到 227 个。各地也高度重视区域品牌建设，已发布广西“桂十味”、陕西“秦药”品种、山西“十大晋药”、江西“赣十味”“赣食十味”、湖南“湘九味”、黑龙江“龙九味”、浙江“浙八味”和“新浙八味”、福建“福九味”，以及吉林 10 种优势道地药材等。

8. 成为脱贫支柱产业，脱贫增收成效显著

《中药材产业扶贫行动计划（2017—2020 年）》的实施，为贫困地区全面开展中药材产业扶贫工作提供了行动指南。中药资源广布于我国的贫困地区，各地立足资源禀赋，推动中药材种植已成为农民脱贫增收的重要途径。全国 53% 的贫困县具有一定发展中药材产业的条件。截止 2019 年年初，约有 44% 的贫困县开展了中药材种植；2019 年贫困地区中药材种植规模达 2129.82 万亩，年产量 1939.87 万吨，年产值 694.87 亿元，总销售额 587.58 亿元，其中电子商务销售额占 11.32%；共带动贫困人口 221.84 万人，贫困户人均增收 1907.81 元；注册商标（品牌）4432 个，拥有中药材的绿色食品、有机农产品和农产品地理标志品牌 269 个。

各地区中药材产业扶贫工作取得了较好的成效。如贵州把中药材作为全省重点发展的 12 个特色农业产业之一，副省长担任产业发展领导小组组长；2018—2020 年，年均带动 12.18 万户贫困户，38.40 万贫困人口增收，形成了一道独特的产业扶贫“贵州风景”。山西 58 个贫困县均种植中药材，面积 220 多万亩，占全省中药材种植总面积的 70%，种植中药材万亩以上的贫困县有 44 个。如平顺县带动 3.5 万贫困人口，人均增收 4100 元。甘肃 58 个贫困县中有 21 个是中药材主产县。2018—2019 年，甘肃依靠中药材产业脱贫的建档立卡贫困户有 5 万余户、贫困人口 20 多万；宕昌、岷县、陇西、武都、渭源等 5 县区，中药材收益占农民人均纯收入的比例，分别达 55.6%、54.3%、35.4%、32.5% 和 28.7%，部分主产乡镇达 70% ～ 80%。

第三节　中药材追溯体系建设回顾与展望

《中华人民共和国中医药法》和新修订的《中华人民共和国药品管理法》（简称《药品管理法》）对“建设中药材追溯体系”都有明确的规定，《中共中央、国务院关于促进中医药传承创新发展的意见》《“十四五”中医药发展规划》和《中药材生产质量管理规范》也提出了相应的政策要求，这些都为建设中药材追溯体系提供了法律依据和政策支持。依法推进中药材追溯体系建设，制订并落实好追溯政策措施，切实调动中药企业实施追溯的积极性，充分发挥追溯技术平台服务功能，扎实推进中药材生产企业追溯体系建设，保障和提升中药材质量安全，树立和维护中药产品质量和企业信誉，是国家实施药品科学监管的迫切需要，也是促进中药产业高质量发展的需要，更是践行以人民为中心和保障人民医疗健康用药安全的职责和使命所在。

一、回顾中药材追溯走过的 10 年探索之路

我国中药材追溯体系建设始于 2012 年，至今已经走过了 10 年时间。在 10 年的探索中也在不断经历着新的转变。

（一）从流通市场入手，开始追溯试点（2012—2014 年）

中华人民共和国商务部和财政部以国家财政资金支持了 4 个中药材市场和 18 个省的中药材流通追溯试点，制订工作计划和追溯标准规范要求，研发追溯平台系统软件，提出“来源可知、去向可追、质量可查、责任可究”的追溯目标和标准规范。在启动中药材流通追溯初期，体现了由政府主导的流通监管的坚强决心，提出了中药材追溯的目标任务、标准规范和工作要求，为追溯试点提供了财政资金支持，正式开启了国家中药材追溯体系建设。以中药材市场为主体的流通追溯、由政府主导设计的国家流通追溯平台和第一代追溯系统促进了追溯与产业对接，通过试点探索为之后全面开展追溯体系建设总结出了宝贵的经验和教训。

（二）强调企业为主体，实施全程追溯（2015—2016 年）

中华人民共和国国务院办公厅和国家食品药品监督管理总局（现职能归属于国家药品监督管理局，下同）发布了 3 个重要文件，进一步明确了中药材追溯的工作目标和主要任务：①要建立覆盖主要中药材品种的全过程追溯体系，即建立中药材从种植养殖、加工、收购、储存、运输、销售到使用全过程追溯体系，实现“来源可查、去向可追、责任可究”的总体目标，并积极推动中药生产企业使用来源明确的中药材原料。②以推进药品全品种、全过程追溯与监管为主要内容，建设完善药品追溯体系，

重点抓好经营环节电子监管全覆盖工作，继续推进医疗信息系统与国家药品电子监管系统对接，形成全品种、全过程完整追溯与监管链条。③食品药品生产经营者应承担食品药品追溯体系建设的主体责任，对其生产经营的产品实现“来源可查、去向可追”的目标。中药材追溯由政府主导转变为以企业为责任主体，政府重点负责制定追溯标准规范，不再向追溯企业和技术服务平台提供资金支持。少数先行企业，如天士力医药集团股份有限公司、四川新荷花中药饮片股份有限公司、中国中药有限公司等，相继自主开发中药材追溯系统，建设企业内部追溯体系，陆续在行业中发挥了引领作用，在探索追溯创新道路上取得了宝贵经验。

（三）分类分步实施信息化追溯（2017—2018 年）

商务部等国家多部委发布的《关于推进重要产品信息化追溯体系建设的指导意见》，提出了重要产品信息化追溯体系建设的基本原则、建设目标、主要任务和保障措施，要求以落实主体责任为主基调，以信息化追溯和互联互通、信息共享为主要方向，突出中药追溯体系建设的操作建议。国家药品监督管理局发布《关于药品信息化追溯体系建设的指导意见》（简称《指导意见》），进一步要求按药品剂型、分类分步推进药品信息化追溯体系建设，并组织制订了《药品追溯系统基本技术要求》等 3 项信息化国家标准。按照部门分工、分类分步负责实施的要求，《指导意见》明确指出，药品追溯包括中药材追溯，由国家药品监督管理局分工负责实施，先由疫苗和药品开始，再拓展到原料和饮片药材。

在此期间，甲骨文公司、杭州唐古信息科技有限公司、北京奥科美技术服务有限公司、山西道地良品智能科技有限公司、河北绿谷时代科技发展有限公司、九信中药集团有限公司、中国中药有限公司、云南省中药材协会等先后建成第三方追溯服务平台，为全面推动中药材追溯体系建设提供了技术支撑和平台服务。国家中医药管理局在组织实施国家中药标准化专项的过程中，对 101 种中药饮片和 59 种中成药提出了“从种子种苗开始，药材种植、饮片炮制、成药制剂”全过程建立追溯体系的要求，全面推进中药材追溯体系建设，取得了较好的进展和经验。特别是中国中药有限公司等中药企业依托国家中药标准化专项的实施，联合追溯技术服务平台和科研单位，发起成立了中国中药协会中药追溯专业委员会，并由专委会牵头建设中药追溯服务平台，为会员企业提供中药材追溯的全方位服务。

（四）饮片追溯立法，生产销售全程追溯（2019 年至今）

新修订的《中华人民共和国药品管理法》于 2019 年 12 月 1 日起施行。本法第三十九条明确要求：对中药饮片生产、销售实行全过程管理，建立中药饮片追溯体系，保证中药饮片安全、有效、可追溯。近些年，已经有部分中药饮片企业与中药材种植企业建立了合作关系，正在部署如何落实中药饮片企业原料追溯，并作为当前重点研究解决的关键问题。

通过10年的追溯试点、探索和深化，中药行业对追溯体系建设的重要性和迫切性有了比较深刻的认识。部分先行中药企业积极探索建立自己的中药材原料基地和中药质量管理体系，应用信息化技术及网络化技术建立企业产品的追溯信息管理系统，为客户提供了基于互联网应用的查询与数据分析等服务，针对存在的现实问题和政策困扰，通过努力改进和完善，以适应中药产业高质量发展的现实需要。

二、中药材追溯系统开发与服务平台建设快速发展

中药材追溯体系建设的关键是建设信息化的追溯平台，实现规范化和标准化追溯，需要设计开发适用于中药材的种植、养殖、田间管理、采收加工、饮片和中成药生产质量过程管控，规范不同生产方式和产品类型的追溯信息采集、传递、识别和查询的追溯信息管理系统，制定追溯信息交换平台的数据接口标准、系统操作规范等。针对信息化程度较低的种植企业、合作社和生产基地，提供追溯技术咨询与专业支持，对中药材追溯的编码标准、电子识别技术（RFID）、电子标签技术及相关技术标准的应用开展培训和推广。

2007年12月，中国物品编码中心天津分中心与天津天士力现代中药资源有限公司共同开发出“中药材种植溯源管理系统”。这是中药企业自主建设并应用于中药材种植基地的追溯系统。2009年，成都中医药大学与四川新荷花中药饮片股份有限公司、雅安三九药业有限公司等组成产学研创新联盟研发的“中药溯源系统”（V1.0），实现了种植—加工—流通环节的全程追溯。这是商务部委托开发的第1个中药材流通追溯系统。2013年，中国中药有限公司成立药材溯源项目办公室，委托成都中医药大学数字医药研究所开发完成一套拥有自主知识产权的“中药质量追溯系统”（V2.0）。该追溯系统包括药材种植、饮片生产、商业流通、统计分析和查询服务五大功能模块，于2014年、2015年均获得计算机软件著作权登记证书。

2017年，国家中医药管理局组织实施国家中药标准化建设项目，针对59种中成药大品种和101种常用中药饮片开展从药材种植到饮片和中成药生产全过程的生产规范和产品标准化建设，把追溯体系建设作为专项的重要内容。在企业追溯体系建设的基础上，中国中药协会组织依托中国中药有限公司投资开发的“中药质量追溯系统”的技术支持，建成了中药材和中药饮片追溯行业服务平台，为中国中药协会会员企业提供免费服务。

2017年7月，中国中药协会中药追溯专业委员会在广州召开成立大会。中药追溯专业委员会成立5年来，积极宣传国家追溯体系建设的方针政策，着力推进中药企业建设追溯体系；组织中药追溯团体标准制定和推广；开展中药追溯交流活动；组织开发追溯系统升级，拓展更多实用的辅助功能，不断满足用户日益增长的新需求；组织开展行业追溯服务平台的建设和维护管理；参与组织中药材基地共建共享联盟（现为

国家中药材标准化与质量评估创新联盟）对企业全程追溯实施情况的评估核查，确保追溯信息的真实、准确和完整；促进追溯平台和企业的追溯信息交流和研讨，为行业追溯体系建设提供技术支持和咨询服务。2019 年，中国中药协会中药追溯专业委员会组织行业企业制订并发布了《中药追溯体系实施指南》《中药追溯信息要求——中药材种植》《中药追溯信息要求——中药饮片生产》《中药追溯信息要求——植物类种子种苗生产》4 项团体标准，为中药企业中药材追溯体系建设和实施提供了有力支撑和专业指导服务。2021 年，中国中药协会中药追溯专业委员会对“中药质量追溯系统”进行了全面升级改造，拥有 PC 版、APP 版及小程序版，满足了协会会员的各种追溯需求，在国家相关课题项目及行业企业中得到了应用。

中国中药协会中药材种植养殖专业委员会、中药饮片专业委员会、云南省中药材种植养殖行业协会、上海市中药行业协会等全国和省级中药行业协会都为推进中药材追溯体系建设发挥了积极作用，做出了重要贡献。

信息新技术在中药追溯系统建设上逐渐获得应用广泛，特别是云计算、大数据、物联网、可视化、区块链等已有不同程度的应用。经过实践使用与验证，已淘汰了一批技术落后的追溯服务商，但也保留了一批技术先进且有实力的追溯服务商及应用服务平台。

三、中药材追溯体系建设中的问题分析

中药材追溯体系建设的核心是市场追溯需求、追溯体系建设和推广实施。目前中药材种植企业的可追溯产品缺乏强劲的市场拉动；中药材种植企业经济实力弱、专业技术人才少、管理投入较大、市场需求不充分、经济效益有限。

由于传统习惯的影响，中药饮片生产企业一直以保障医疗需要为目标的全品种生产供应的模式生存。每个企业生产的品种规格、采购的原料药材至少有三四百种，因而普遍存在“四多二高一低”的问题。“四多”即品种多、产地多、批次多、检测多；“二高”即成本高、风险高；“一低”即除少数销售量大和高价值的大品种外，绝大部分中小品种的销量少、利润低。中成药企业不能享受中药材的优质优价，直接影响到符合《中药材生产质量管理规范》要求的中药材基地产品市场需求不高。

当前，有部分企业对外宣称建立了企业中药材追溯系统，具备了产品包装赋予二维码的追溯标识，但真正实施追溯的企业和药材品种数量仍然较少。有的企业只是做了一些试验或示范性追溯。而大部分企业和绝大部分药材还没有实施追溯，在追溯数据的真实性、完整性和准确性等方面经不起查验。企业和追溯平台间的数据信息非互通、非共享，孤岛化、碎片化现象普遍存在。需要重点关注的问题药材仍然存在较大质量风险。

四、推进中药材追溯体系建设的措施和建议

（一）中药企业必须依法依规开展规范化追溯

中药企业如何组织有计划的追溯工作，并确保追溯过程的规范化和追溯信息的标准化，这是企业追溯实施中普遍遇到的实际问题。针对这些迫切需要解决的热点问题，中国中药协会组织制订并发布的中药追溯系列标准《中药追溯体系实施指南》《中药追溯信息要求——中药材种植》《中药追溯信息要求——植物类种子种苗生产》《中药追溯信息要求——中药饮片生产》在众多追溯企业和追溯平台上得到了广泛采用，也得到了政府有关部门的认可和支持。这些标准可以为中药企业实施追溯提供工作指导和技术支持，让中药追溯有规可循，为中药追溯过程规范化、追溯信息标准化、追溯信息服务数字化发挥积极推动作用。

（二）中药企业必须确保追溯体系的有效运行

企业是追溯的基本单元。做好内部追溯是全程追溯的基础，也是与上下游外部追溯对接和互联互通、共享追溯信息必不可少的关键环节。建设好企业的内部追溯体系并保持有效运行，是中药企业质量管理体系的提升，也是对产品市场竞争力和企业品牌诚信提升的战略需要，因此必须配置必要的追溯软件和硬件，逐步实现信息化追溯，制订追溯工作计划、开展人员培训、明确岗位职责、抓好各环节的协同配合、进行年度考核和内部评审，确保企业追溯体系与质量管理和生产管理的密切结合和协调统一。

追溯的目的是加强全程质量管控。要用制度和操作规程落实全过程质量管理措施，并对客户和社会提供完整、准确可靠的质量信息记录，把质量管理目标化、流程制度化、操作责任化、记录信息化落到实处，确保企业质量管理过程的严格监控和真实记录，绝不允许出现脱离生产经营实际的为追溯而追溯和弄虚作假。

追溯的对象是产品，追溯的主体是责任人。从企业负责人、生产负责人、质量负责人，到中层执行者和一线操作者，都是质量责任人，必须各司其职、各负其责，按照岗位职责、工作计划和生产流程，规范操作，确保质量主体责任落到实处。一旦出现问题产品，迅速查找出质量风险点，制定防范措施，及时召回问题产品，把损失降到最小。

追溯的重点是影响质量的关键环节。中药材种植追踪的关键是5个字：人、种、地、管、收。人（种植者），包括企业负责人和组织实施（操作）者，要明确岗位职责，追溯责任到人。种（种子种苗），必须是符合《中华人民共和国药典》规定的药用物种和鉴定的新品种，是药材优质高产和抗逆抗病虫害的根本保证。地（种植药材的自然环境），包括土壤、气候、水源等，必须保证适宜性、安全性、道地性和经济性，是生产安全无污染的道地优质药材的基础。管（田间管理），包括播种、除草、浇水、

施肥、防治病虫草害，必须从耕作制度、投入品和肥水使用上进行严格管控，防止生产过程中的人为污染，是确保药材安全无污染的关键。收（采收和干燥加工），生长年限、采收时间、采收方式、干燥方式和加工场地环境等是影响药材生产质量的最后一个环节。作为五大生产环节的管控措施，各类检测检验报告和现场操作记录、图片和视频等是对记录追溯过程真实性的基本信息和证据。

中药饮片和中成药原料追溯要向前端延伸。原料药材属于在大自然环境中生产的“第一车间”，也是影响中药质量的瓶颈。因此，中药生产企业的质量管理必须向前延伸，并通过努力逐步实现原料基地化、基地规范化、质量标准化、过程信息化。

（三）充分发挥行业协会建设诚信和自律职能

按照《中药追溯体系实施指南》中相关要求，在企业开展追溯体系建设之后，应当定期组织开展企业追溯体系实施效果的检查和评估，总结先进经验交流推广，找出存在问题和原因，促进持续改进完善和提升。检查评估应该由国家和省级药监主管部门组织，也可以委托国家和省级中药行业协会组织进行定期或不定期的检查和评估。对评估结果在适当范围内予以公告，形成行业自查自律的良好氛围，推动区域和全国追溯工作的健康持续发展。

（四）借助国家政策联合推动中药材追溯

按照《中华人民共和国药品管理法》，中药饮片生产企业的追溯体系建设必须向上游供应商和中药材产区拓展，以适应社会经济和医疗发展的新形势。国家已批准安徽和甘肃两省开展中药材产地趁鲜切制试点的新政策，让中药饮片生产企业向产地前移，与种植加工对接，以降低运输、储藏和检测成本。新修订的《中药材生产质量管理规范》也明确了建立中药材追溯体系的要求。这些法律法规和新政策的实施将为促进中药材追溯体系建设提供有力支撑，是中药材种植企业和中药饮片生产企业共同迎来的新发展机遇，更是地方政府如何营造良好政策环境和促进地方经济发展的新机遇和新挑战，需要认真研究，周密计划，先行试点，稳步推进。

（五）应用新技术助力追溯平台增值服务

中药材追溯服务平台的价值就是在对企业追溯信息进行管理的基础上，为企业提供安全、经济、实用的多功能增值服务，促进中药材产业链追溯信息互通共享，保证信息是真实而不可篡改的。追溯信息的采集可以是实时的（如使用物联网技术），也可以是定时与企业资源管理（ERP）系统、电子商务平台等进行有规则性的对接。为确保信息真实、完整、可靠、不可篡改，应用区块链并与追溯系统融合，既是第三代追溯系统研发与应用的方向，也是让追溯平台真正发挥效能的关键方面。追溯服务平台与电子商务、农业技术推广、农资供应、检测检验等进行深度融合，拓展追溯服务领域和新的服务功能，包括追溯移动版的广泛应用，可让追溯系统的应用更加友好、快捷、方便，也变得更加实用。在国家促进中药产业高质量发展和满足人民医疗健康对高品质道地药材需求的新时代，利用先进的信息化追溯技术，促进当前中药材追溯体系建设中的信息化和服务功能提升，对确保中药材质量和促进中药产业高质量发展具有重要的现实意义。

第二章 中药材产业现状

近年来，在国家政策鼓励、市场需求、经济带动等多方面因素的影响下，中医药行业迎来了高速发展期。在国家战略对中医药行业发展的高度关切下，中药材市场逐渐规范化、国际化，种植规模不断增加，质量评价体系逐步完善，人才队伍逐渐壮大，呈现出良好的发展态势。

第一节 中药材产业总体现状

当前，我国中药资源品种达 12807 种，随着中药材产业区域布局更加合理，品种结构更加丰富，规模化、标准化、品牌化水平进一步提高，种植机械的改良，加工工艺技术创新，中药材种植面积持续扩大、市场规模稳定增长趋势将继续保持。

近 10 年，国内中药材生产无论基地建设还是种植面积，都保持着高速增长，云、贵、渝、桂、甘是热点省份。天地云图中药产业大数据平台数据库（简称天地云图数据库）显示：截至 2020 年年底，注册合作社达 267270 家，种植基地 12300 多个；超过 70% 的合作社、种植基地注册于 2015 年之后，与中药材产业扶贫时间点吻合。因为政策扶持带来了中药材种植面积的高速增长，但却导致产能相对过剩。

家种药材是我国中药材生产供给的主体，虽然近 2 年出现小幅回调，但近 10 年国内中药材家种产能整体上行态势明显，从 2010 年的 303.13 万吨增长至 2020 年的 491.31 万吨（含常用中药材），增幅达到了 62.08%，年平均增速达到了 5.64%。在保障了中药原料供应的同时，家种药材生产已成为国内多个贫困地区“精准扶贫”的有效途径，成为特色农业经济的重要组成部分，也促使了中药材生产基地建设和中药材生产种植合作社的快速发展。

通过对纳入监测的 23 种动物类药材（不含美洲大蠊、大鲵）来源渠道的对比，纯野生来源动物产能从 2010 年的 5498.13 吨下降到 2020 年的 3624.76 吨，而养殖动物来源则从 2010 年的 4529.51 吨上升到 2020 年的 8210.68 吨，年均增长率达到 7.64%，说明在有效保护野生动物资源的同时，也有力地支撑了中药产业和临床用药需求。

从林业药材产能看，国内中药材综合 200 品种，林业类中药材有 80 种，占比 40.00%；近 10 年，国内林业类中药材保持高速增长。综合 200 品种加上大枣和花椒，我国林业类中药材产能从 2010 年的 162.00 万吨增长至 2020 年的 289.65 万吨，涨幅达到了 78.80%，年平均增幅达到了 7.16%，占常用中药材产能的 58.07%，地位极为重要。林业类药材基地建设成为近 5 年产业发展热点。

截至 2020 年，全国常用林业类中药材当年产出面积约 544.43 万亩（不含野生药材面积），蕴藏面积超过 4870 万亩。

通过对 385 种常用中药材（含大枣）历史产能统计，近 10 年国内中药材生产稳步增长，年均增长率 4.59%。2020 年受疫情影响，国内中药材生产虽然增速放缓，为 492.77 万吨，较 2019 年下降 6.98%，但仍高于市场需求，产大于销的基本面没有改变。

总体来看，我国中药材产业现状体现在以下五个方面。

一、政策支持体系不断强化

中华人民共和国成立以来，我国中医药事业取得了显著成就，为增进人民健康做出了重要贡献。党的十八大以来，中医药事业的发展迎来了新的历史机遇。早在 2019 年 10 月，中共中央总书记、国家主席习近平就曾针对中医药工作做出重要指示：“中医药学包含着中华民族几千年的健康养生理念及其实践经验，是中华文明的一个瑰宝，凝聚着中国人民和中华民族的博大智慧。”习近平主席强调：“要遵循中医药发展规律，传承精华，守正创新，加快推进中医药现代化、产业化，坚持中西医并重，推动中医药和西医药相互补充、协调发展，推动中医药事业和产业高质量发展，推动中医药走向世界，充分发挥中医药防病治病的独特优势和作用，为建设健康中国、实现中华民族伟大复兴的中国梦贡献力量。”2021 年 5 月，习近平总书记在南阳考察时要求进一步发展中医药：“我们要发展中医药，注重用现代科学解读中医药学原理，走中西医结合的道路。”习近平总书记深刻阐述了中国特色卫生健康发展模式，为做好新时代中医药工作指明了方向。

近年来，为继承和弘扬中医药，保障和促进中医药事业发展，促进中医药发展的政策密集出台。2017 年 7 月 1 日，我国中医药领域第一部综合性、全局性、基础性的法律《中华人民共和国中医药法》正式施行；2019 年 10 月，全国中医药大会上《中共中央、国务院关于促进中医药传承创新发展的意见》出台，提出要大力推动中药质量提升和产业高质量发展；2020 年年底，国家药监局发布了《关于促进中药传承创新发展的实施意见》；2021 年 2 月，国务院印发实施《关于加快中医药特色发展的若干政策措施》，强调要提高中药产业发展活力；尤其在 2022 年 3 月，国务院办公厅印发了《“十四五”中医药发展规划》，提出了包括推动中药产业高质量发展的主要任务，明确要求“加强中药安全监管，提升药品检验机构的中药质量评价能力，建立健全中药质量全链条安全监管机制”。在国家政策持续鼓励和支持中医药发展的背景下，中医药传承创新能力逐步提升，支撑保障作用不断加强，在抗击新型冠状病毒肺炎（简称新冠肺炎）疫情中发挥了重要作用。

二、中药材市场逐渐规范化、国际化

据国家统计局数据显示，随着我国经济持续快速发展，大众对中医药服务的需求不断增加，中药市场也呈现稳步增长的趋势。2011 年中国中药材市场需求量为 289.5 万吨，2018 年增长至 420.3 万吨，增长率 42.5%。2014—2017 年，药食同源品种消费需求总量年增长率由 5.4% 提高至 9.5%，其中以人参、三七、枸杞子、黄芪、当归、花茶等药食同源品种增幅相对较高。我国中药市场规模从 2016 年的 637 亿元增至 2021 年的 753 亿元，中药材市场成交额从 2016 年的 1229 亿元增至 2021 年的 1945 亿元，呈上升趋势。

中国农学会农业监测预警分会调研并分析发现：我国中药资源品种达 12807 种，常用的 600 多种中药材中有 300 多种已实现人工种养，栽培、养殖中药材品种的产量占中药材供应量的 70% 以上。2021 年，我国中药材进出口贸易总额达 60.62 亿美元，其中出口总额达 40.93 亿美元。中药材进出口总量达 20.52 万吨，出口数量 13.75 万吨，贸易额排名前 10 的品种主要为药食同源类药材，其中肉桂需求最大，其次是薄荷、枸杞子。出口贸易的品种集中于用于防疫（八角茴香、肉桂、半夏、菊花、川芎等）和免疫调节（红枣、枸杞子、冬虫夏草、鹿茸、山药等）的中药材。综上所述，我国中药材市场的发展正向着规模化、标准化、规范化、科学化方向进行，市场规模稳定增长趋势将继续保持。

三、中药材种植规模不断增加

我国的中药材种植面积和产量均居世界第一位。1978—2003 年，我国中药材种植面积增加了 3 倍，近年来种植（养殖）面积、产量都较为稳定。2010 年以来，我国中药材消费量呈现逐年增加的趋势，中药材种植面积呈现大幅增加的趋势。2011—2018 年，全国中药材种植面积增长了 25606 万亩，增长率为 90.35%，中药材行业产量增加 141.1 万吨，增长率为 46.19%。2014 年以来，中药物种植面积稳定在 3990 万亩以上，2019 年更是达到了 7475 万亩，总产量达 450.5 万吨。结合文献资料、国家中药材产业技术体系数据以及中国中药协会中药区划与生产统计专业委员会调查数据显示：截至 2020 年年底，我国中药材种植总面积已达到 8795.98 万亩。

目前，各地推动落实《中药材保护和发展实施方案》和《中药材产业扶贫行动计划（2017—2020 年）》，中药材的种植面积进一步扩张，全国 329 种中药材的种植面积约 8339.46 万亩，广西、甘肃、云南、四川等的种植面积较大，77 种药食同源类中药材种植面积约 5486.31 万亩，约占总面积的 65.79%。既是药食同源又是临床常用的中药材有 56 种，种植面积为 3374.91 万亩，占全国种植总面积的 40.47%；仅是临床常用的中药材种植面积为2399.07万亩，占全国种植总面积的28.77%；仅是药食同源的中药材种植面积为2111.4万亩，占全国种植总面积的25.32%；既不是药食同源又不是临床常用中药材的种植面积约占5.44%。

综上所述，受国内外中药材市场需求导向及国内扶持政策的影响，我国中药材种植面积不断增长，且以药食同源类中药材为主。

四、中药材质量评价体系逐步完善

中药材是保障中医临床价值体现的关键，也是中医药事业传承和发展的重要物质基础。中药质量决定了中药的安全性与有效性，中药质量控制与评价是中药研究与发展的核心内容，也是中医药现代化及国际化的关键环节。

近年来，中药材质量评价体系不断完善，从传统经验逐渐过渡到对中药中主要有效成分/指标成分含量测定、“一测多评”、指纹图谱、生物标志物等的评价，同时也开展了许多新的质量控制与评价技术手段探索，为中药的现代化开发提供了技术支撑。

中药材质量评价传统方法主要包括性状评价、化学评价以及生物评价等。性状评价是中药材质量评价的传统方法，包括外观形状、颜色、大小、长短、质地、气味等，通过眼看、手摸、口尝、鼻闻等方式评价中药材质量。化学评价是依据指标性成分定性及定量检测评价中药材质量，为目前中药材质量控制的主要评价方法。生物评价是在特定的试验条件下，利用离体组织、器官、微生物和细胞以及相关生物因子等生物体系评价供试药物的生物效应。化学评价体系中的谱效关系研究便于发现有效成分，多波长融合指纹图谱为控制有效成分提供了借鉴。中药材质量生物评价模式，从药理活性角度入手建立评价方法，以生物评价为核心，将多指标化学成分与生物效应评测相结合，采用多元统计分析评价中药材质量。有学者提出中药材质量综合评价研究应包括：中药材“道地指数”评价、中药材效应成分指数评价、基于组分敲除敲入的中药材药效物质筛选评价、基于生物效价检测评价等。这些综合评价方法解决了中药材质量评价难以反映其临床药效和安全性的关键问题，弥补了化学评价和性状评价的不足。

此外，以中药材质量标志物研究为核心的中药材质量评价模式研究和应用广泛，其主要从质量要素的传递与溯源、化学成分与“药性”及“药效”两方面传统功效的关联关系、基于植物亲缘学及生源途径的成分特有性分析等方面展开分析及研究。

上述评价方法着眼于中药材生产，体内全过程的物质基础的特有差异，动态变化和质量传递性、溯源性，为建立中药材全程质量控制及质量溯源体系打下了良好基础，不断推进了中药的跨越式发展和中药产业的国际化。

五、中药材人才队伍逐渐壮大

我国十四五规划对中医药事业的高质量发展提出了新挑战，中医药事业的发展要传承精华，守正创新，关键之处在于人才的培养。

2022年6月25日，国家中医药管理局、教育部、人力资源和社会保障部、国家卫生健康委员会（简称卫健委）联合印发了《关于加强新时代中医药人才工作的意见》，提出了6个方面的重点任务：①加快培养集聚中医药高层次人才。②夯实基层中医药人才队伍。③大力推进西医学习中医。④统筹推进中医药重点领域人才队伍建设。⑤医教协同深化中医药教育改革。⑥深化人才发展体制机制改革。2022年，国家中医药管理局在举行的介绍《意见》及中医药人才工作有关情况的新闻发布会上强调：国家中医药管理局一直重视高层次人才培养。

同时，中药人才队伍的培养要自上而下同步完成。首先，要培养造就中医药领军的战略科学家，继续实施领军人才计划，培育壮大领军人才队伍，实施多学科交叉创新团队建设专项，建立健全面向青年人才普惠性支持措施，支持京津冀、长三角、粤港澳大湾区、黄河流域等中医药优势资源较为集中的区域建设中医药高层次人才中心和创新高地。此外，要逐步扩大本科层次中医药专业学生招生规模，强化基层医疗机构人才的配备，完善基层中医药人才薪酬分配和待遇保障机制，增加基层医疗卫生机构中医药中高级专业技术岗位比例。

我国已构建了独具特色的现代中医药教育体系，形成了从高职、本科到硕士、博士多层次、多类型的办学格局，初步建立了以“5+3”为主体的中医药人才培养模式。

数据显示，2014年全国中医药卫生人员54.5万人，2019年全国中医药卫生人员总数达76.7万人。在2022年国家中医药管理局办公室印发的《2020年中医药事业发展统计提要报告》中指出：2020年中医药人员总数为83.06万人，比2019年增加了63388人，增幅8.3%；全国高等中医药院校毕业生人数211303人，2020年全国中医药科研机构共96个，全国中医药科研机构从业人员共计23132人，全国中医药科研机构重点发展学科数共计188个，中药学占77个，占比高达40.96%；自岐黄工程实施以来，已培养149名岐黄学者，100名青年岐黄学者，797名中医临床优秀人才和一万多名中医骨干人才。

另外，还建设了31个中医药高层次人才培养基地，15个国家中医药多学科交叉创新团队和20个传承创新团队，成立了2000多个名老中医专家工作室。

综上所述，在国家政策支持下，中医药人才发展环境不断优化，我国中药人才队伍的规模和素质也得以迅速发展，进一步为中药行业的稳步发展奠定了基础。

第二节 代表地区中药材的发展概况

我国各地区资源分布不均，各有特色。基于行政区域划分与地理、气候特性划分存在不一致性，因此，部分地区资源相差不大，而部分地区则资源禀赋迥异。

现根据已公布资料，介绍我国十个典型地区的中药材资源情况。

一、黑龙江

黑龙江省地处祖国北端，幅员辽阔，气候冷凉，药用植物资源丰富，蕴藏量大，是北方道地药材主产区之一，在黑龙江省发展中药材种植和加工产业具备资源、自然生态、种植、产业、科研、政策扶持和改革机遇七大优势。

黑龙江省的道地药材主要有：人参、板蓝根、赤芍、党参、甘草、黄芪、黄芩、桔梗、柴胡、紫菀、紫草、关防风、旱半夏、北龙胆、苍术、知母、升麻、薤白、穿山龙、关白附、天南星、锦灯笼、菟丝子、韭菜子、苏子、红花、金莲花、关黄柏、白鲜皮等。关防风、关黄柏、刺五加、满山红等品种的产量居全国首位，人参、苍术、龙胆等位居第二,五味子、玉竹等位居第三，其他还有黄芪、柴胡、知母、车前子、牛蒡子等大宗药材可供应全国。

黑龙江中药材产业呈现出前所未有的良好态势。据黑龙江农业农村厅的数据显示，2020 年黑龙江中药材种植面积达到 260 万亩，产量 52 万吨，产值 104 亿元，效益 35 亿元，均比 2018 年翻一番。①“龙九味”种植面积 134.7 万亩，创建万亩以上示范区 18 个，10 万亩以上大县 5 个。②板蓝根、刺五加种植面积均达到 30 万亩以上，紫苏、人参、关防风种植面积均达到 20 万亩以上。③优质中药材在全国的市场份额不断提高，刺五加占 80% 以上，板蓝根占 50% 以上，关防风占 40% 以上，平贝母占 30% 以上。④ 2020 年，黑龙江新建国家级产业园 1 个，省级产业园 6 个、中药材特色小镇 5 个、种子种苗繁育基地 208 个，认定“定制药园”11 个。

二、河北

河北省是中药材生产经营大省，历史悠久，中药材资源丰富，有中药材资源 1716 种，其中药用植物 1442 种，栽培 200 多种，列入国家各种保护目录的药材有 60 多种，列入河北省植物保护名录的有 130 多种，闻名全国的道地药材有 20 多种。

河北省中药材形成了太行山产业带、燕山产业带和坝上产区、冀中南平原产区、冀南产区“两带三区”产业布局；建成了很多中药材生产大县，巨鹿县、隆化县、滦平县、安国市、青龙县、邢台县、围场县和内丘县中药材种植面积均在 10 万亩以上，总面积达 106 万亩，占全省的 40.7%，万亩以上生产县有 44 个，总面积 241.04 万亩，占全省的 92.0%。

河北 2020 年中药材种植总面积稳步发展，据承德综合试验站提供的数据为 273 万亩。河北省政府新闻办公室报道：①着力打造燕山、太行山中药材产业带和冀中平原、冀南平原、坝上高原中药材产区“两带三区”，优势产区种植规模发展到 116 万亩，常年种植品种 120 多个。②已创建千亩以上中药材示范园 396 个，万亩以上现代园区 15 个。③创建国家级特优区 3 个，省级特优区 11 个，涉县柴胡等 14 个产品登记了地理

标志。④在全国率先成立省级中药材产业技术体系创新团队，省级中药材地方标准数量居全国首位。⑤基本形成了覆盖全省大宗中药材野生抚育、仿野生栽培、绿色防控、配方施肥和林药间作等全链条的标准体系。

三、山西

山西省素有“北药”之称，有着丰富的中药材资源。据第四次全国中药材资源普查试点初步统计，全省共有中药材 1788 种，其中植物药 1625 种，动物药 133 种，矿物药 30 种。黄芪、连翘、党参、远志、柴胡、山药、地黄等 7 个品种质量和产量居全国前列；连翘、黄芩、远志、党参等优势品种市场占有率高，分别占到全国的 50%、40%、70%、10%。特别是连翘资源量占全国 60% 以上，而且许多品种因药用成分含量高，深受市场欢迎。

山西省重点建设了以黄芪、黄芩、党参、柴胡、地黄、远志、苦参、山药等为主要品种的中药材种植基地；全省逐步形成了以潞党参、黄芩、连翘、柴胡、苦参、山药、山茱萸等为主的太行山中药材基地；以连翘、柴胡、板蓝根等为主的太岳山中药材基地；以黄芪等为主的恒山中药材基地；以远志、柴胡、地黄、丹参等为主的晋南边山丘陵中药材基地。

山西 2020 年新发展中药材种植面积 64.7 万亩，总面积约 330 万亩，估算产量为 45 万吨，产值 70 亿元。长治综合试验站、浑源综合试验站提供的信息显示：① 2020 年新增柴胡种植面积 1.86 万亩，山药种植面积 4.54 万亩，金银花种植面积 5.97 万亩，连翘种植面积 5.54 万亩，建成黄芪、党参、苦参、柴胡等标准化基地 35 个。②发布山西药茶省级区域公用品牌，把药茶作为农产品精深加工十大产业集群发展的着力点、突破口。2020 年山西药茶产值达 5.1 亿元，同比增长 150%；全省药茶加工企业由原来的 110 多家增加到 250 多家，产品共计 50 多种 500 多款，带动约 1 万名农户实现增收。③山西省 58 个贫困县均种植中药材，面积约 220 多万亩。“十三五”期间，在贫困地区共建设中药材规范化生产基地约 71 万亩。

四、山东

山东是中药材生产大省，大概有 1470 种药材资源，包括 1299 种植物类药材，相当于全国中药资源的 10%。全省种植中药材 70 多种，有近 20 种实现了大规模栽培，是金银花、灵芝、山楂、丹参、桔梗、西洋参的重要栽培区。由于地理区位良好、气候四季分明、种植经验丰富，山东生产的中药材质量佳、药性足、色泽正，市场口碑较好、需求量较大。

2020 年，全省中药材种植面积 385 万亩。根据山东省政府新闻办公室报道：①山东省形成了鲁西南、鲁中、黄河三角洲、鲁东半岛四大药材生产种植区，以及东平湖、南四湖水生药材养殖区。②多年生中药材在地面积达到 180 万亩，种植品种超过 110

个，其中万亩以上种植规模中药材为23个，农业总产值约200亿元。③金银花、丹参、西洋参、牡丹皮、山楂等产量均在全国前列。其中金银花种植面积近90万亩，西洋参种植面积5万余亩，均是全国最大产区。金银花的种植面积占全国的60%以上，年产干花1.8万吨，是全国最大的金银花生产、加工和集散基地。

五、湖北

湖北省是中药资源大省，中药资源的特点是种类多、分布广泛，南北兼具，中药资源种类居全国第五位。据第三次中药资源普查结果表明，全国中药资源达12807种，湖北省拥有中药资源3974种，其中药用植物3389种（包括变种和亚种），药用动物524种，药用矿物61种，中药资源居全国第五位，中药材产量居全国第七位。

湖北2020年中药材种植面积380万亩，栽培品种82个，产量达到70万吨，总产值约135亿元。黄冈综合试验站提供的信息显示：①全省形成鄂东南大别山区、鄂西南武陵山区、鄂西北秦巴山区、江汉平原、鄂南幕阜山区、鄂北高岗地区等六大中药材产区，建成县区级中药材种养殖基地41个、种植企业（合作社）4110家。②形成神农架综合品种、蕲春蕲艾、英山苍术、罗田茯苓、麻城菊花、潜江半夏、利川黄连、巴东玄参、京山乌龟、南漳山茱萸、通城金刚藤等11个"一县一品"建设试点。③成立湖北省中药材产业技术体系，设置"六岗四站六基地"，重点围绕蕲艾、菊花等10种中药材开展技术研发和示范。

六、云南

云南省中药材种植规模居全国第一，特色品种众多，药材质量较优，有一定的品牌效应。全国药用生物资源12807种，云南6559种，占比51.2%；全国常规种植中药材品种约300种，云南145种，占比48%，其中规模以上种植品种约30种，占10%；全国大宗药材品种40种，云南10种，占25%。

云南把中药材产业确立为打造世界一流"绿色食品牌"重点产业之一，2020年种植面达900万亩，产量114万吨，连续4年均稳居全国第一。①三七、天麻、重楼、云木香、砂仁等17个中药材种植面积均突破10万亩，三七、重楼、砂仁、石斛、天麻等10个中药材的农业产值均超过10亿元，三七、灯盏花产量均占全国总量的90%以上。认证中药材有机产品累计达到240个，约占云南省有机产品获证产品总数的8.81%。②三七、灯盏花、滇重楼、云木香、草果、云茯苓、砂仁、石斛、白及、美洲大蠊10个中药材品种占全国市场供给量的半壁江山。文山三七在"2019农产品区域公用品牌榜"中影响力指数位列第一。

七、贵州

贵州省得天独厚的自然条件孕育了丰富的中药材资源，是全国最重要的中药材产区之一，素有“黔地无闲草、夜郎多灵药”的美誉。全省已查明中药资源品种共4802种，居全国第二位。

贵州2020年中药材种植面积711万亩，产量207万吨，产值224亿元，同比分别增长5.87%、7.33%、34.24%。综合贵州日报和贵阳综合试验站的信息显示：①贵州省种植规模跃居全国第二，产量产值进入全国前十位，与2018年相比，种植面积增长近1/3，产值增长105亿元。②培育了黄平等25个10万亩以上种植大县，200亩以上规模化标准化生产基地1296个，47个单品种种植规模超万亩，37个单品种产值超亿元。近野生石斛种植面积、产量、产值均位居全国第一，施秉太子参、兴仁薏苡仁等获得了全国市场定价权。③2020年，全省新增“定制药园”建设示范单位37家，覆盖9个市州，种植面积20余万亩，涵盖黄精、铁皮石斛、头花蓼、天麻、太子参、薏苡仁等24种中药材，所有品种实现订单种植。

八、四川

四川省中药资源优势显著，拥有四个全国第一。①中药资源蕴藏量全国第一。第四次全国中药资源普查数据显示，四川省现有中药资源7290种，是全国重要的中药材主产区之一。②常用中药材品种数全国第一。全国常用中药材有363种，四川有312种，占全国的86%。③道地药材品种数量全国第一。四川有川芎、川贝母、附子等道地药材共86种，其中国家地理标志保护的中药材产品31个。④国家GAP认证数量全国第一。四川省已有16个品种、24个中药材基地通过国家中药材生产质量管理规范（GAP）认证。四川省审定的中药材新品种数量居全国前列，主要包括灵芝、附子、天麻、川芎、红花等45个新品种。

四川省中药材产业发展态势良好。药材种植质量和规模发展平稳，2017年全省人工种植中药材面积约637万亩，其中三木药材及林下种植药材331万亩。单品种种植面积上万亩的有53种，川芎、川贝母、川麦冬、川白芷等道地药材的人工种植面积居全国第一。中药材年产量102万吨，年总产值达173亿元，其中产值超过千万元的品种31种。中药材出口日本、韩国、香港等21个国家和地区，出口金额达2.57亿元。

四川2020年中药材种植面积700余万亩。①四川省形成了广元—凉山州、巴中—宜宾2条南北走向，甘孜—宜宾1条东西走向的中药材产业带，产量和产值占据全省的80%以上。②四川省中药材总产值约173亿元，白及、黄连、麦冬、金银花、重楼、柴胡、附子、桔梗、栀子、川牛膝、当归、泽泻、丹参、白芷等18种中药材产值合计达到106.05亿元，为四川省大品种中药材，其中白及、黄连、川明参、天麻、川芎产值均超过10亿元。③四川省建成了4500亩种子种苗繁育基地，设有11个生产基地、1个双流保种基地和1个种子种苗检测中心，能对100多个品种进行繁育，覆盖18种大品种中药材。④四川省已建立4个中药资源动态监测平台，建成川药信息网、川药数据库等中药材信息监测服务平台。

九、甘肃

甘肃拥有丰富的中药材资源，是我国重要的中药材道地产区和中药材资源大省，已连续数年在中药材种植面积和产量上位居全国前列，中药材产业也是甘肃省重点发展的十大绿色生态产业之一。甘肃省已在主要中药材道地产区建立了中药材原材料生产基地，并以此为依托发展了一批企业，走上了中药材产业集聚化和规模化发展的道路。

复杂的地貌特征和多样的气候类型为甘肃省孕育出丰富的中药材资源提供了客观条件。据普查，甘肃省中药材资源达1527种（其中药用植物1270种、大宗道地药材300余种），是我国重要的植物药源基地和中药材道地产区。目前已形成了特色鲜明的四大中药材优势区域，分别为陇南山地亚热带暖温带秦药区（主要药材有纹党参、黄芪、红芪、天麻、大黄、半夏、杜仲）、陇中陇东黄土高原温带半干旱西药区（主要药材有党参、枸杞子、黄芩、柴胡、黄芪、红芪、防风、独活、款冬花）、青藏高原东部高寒阴湿中药藏药区（主要药材有黄芪、红芪、党参、当归、羌活、秦艽）和河西走廊温带荒漠干旱西药区（主要药材有板蓝根、枸杞子、甘草、红花）。

甘肃2020年中药材种植面积约480万亩，较2016年新增44万亩。①甘肃已形成陇南山地亚热带暖温带区、陇中陇东黄土高原温带半干旱区、青藏高原东部高寒阴湿区和河西走廊温带荒漠干旱区四大优势药区。②优势中药材当归、党参、黄芪、大黄、板蓝根、半夏等年产量占该品种全国总产量的50%以上；近5年来当归、党参、黄芪的平均种植面积分别达到57.6万、75.7万、67.4万亩，产量分别占全国的80%、90%、50%以上，产值超过200亿元。③种植面积在30万亩以上的县有4个，20万～30万亩的县有2个，10万～20万亩的县有8个。岷县当归、渭源白条党参、陇西黄芪、武都红芪、瓜州枸杞子等18种中药材获得国家原产地标志认证。

十、福建

福建省蕴藏着丰富的野生动植物资源，是全国生物多样性最为丰富的地区之一。全省植物种类繁多，总数多达5000多种，约占全国的14.3%；常见药用植物2024种，野生动物资源仅陆栖脊椎动物就有835种，占全国的34.6%；内陆淡水鱼类有169种，占全国淡水鱼类总数的21.1%；此外还有已定名昆虫5000多种，约占全国已定名昆虫的1/5。1985—1988年，有关部门开展了福建有史以来规模最大的一次中药资源普查，调查全省9个地市的68个县（市、区）（缺金门、马祖），共发现药材品种2678种，收入《福建省中药资源名录》的有2468种，按基原分有藻类13科19种，菌类19科44种，地衣6科6种，苔藓6科6种，蕨类32科121种，裸子植物9科28种，被子植物160科1800种；动物201科425种；矿物19种。通过这次药源普查，为全省药材资源分布和蕴藏提供了丰富翔实的资料。

中药材是福建省特色和优势的经济作物，也是潜在的优势产业。2021 年，全省中药材种植面积约 89.6 万亩，农业产值约 73.8 亿元，中药材全产业链超过 500 亿元；以闽产药材“福九味”为代表享誉中药材行业，建莲子、太子参、金线莲、铁皮石斛、薏苡仁、巴戟天、黄精、灵芝、绞股蓝种植面积占全省的 43% 左右，农业产值占 65%。“福九味”中药材生产已形成了区域特色。发展闽产药材“福九味”已列入中共福建省委、福建省人民政府《“健康福建 2030”行动规划》，以及 2020 年中共福建省委、福建省人民政府印发的《福建省促进中医药传承创新发展若干措施》。其他闽产特色药材如七叶一枝花、玫瑰茄、青黛（马蓝）、黄栀子、春砂仁、厚朴等稳定发展，其中太子参、建莲子、黄栀子、金线莲等特色品种在种植规模、产量上居全国前列，已形成了柘荣太子参、建宁莲子、浦城薏苡仁、南靖金线莲、福鼎黄栀子等特色产业区域发展集聚。福建中药材种植业处于稳步发展的态势。

为了提高中药材质量，全国已有 21 个省市区约 60 余种中药材开展了生态种植的探索和实践。如东北地区人参生态种植（林下参）模式，华北地区连翘“二保护、三不管、二混栽”野生抚育与生态种植技术模式，浙江省重楼、三叶青、金线莲、前胡、黄精等林下生态种植与仿野生栽培模式，宁夏蒙古黄芪农田栽培中形成的“春发草库、伏耕培肥、秋季播种、双膜覆盖、水肥一体、农机农艺结合”的农田生态种植综合配套技术体系等，均采用模仿野生环境的生态种植方式，从源头上有效提升了中药材的质量和安全性。

第三节　中药材市场流通回顾与展望

据天地网数据分析，从大范围来看，2012—2022 年监控内的 1204 个品规，2022 年 7 月同比 2012 年年初，涨价品规 826 个，占比 68.6%，平均涨幅 106%；降价品规 341 个，占比 28.3%，平均降幅 29%；价格持平品规 37 个，占比 3.1%。从占比上而言，在这 10 年间，有超过一半的中药材品规涨价，而且平均涨幅也超过 1 倍，跌价品规数量不足三成，发生变价的中药材品规数量超过 95%。

从常用的 200 个大宗品种来看，2012—2022 年中药材天地网综合 200 价格指数的 200 个构成品种，2022 年 7 月同比 2012 年年初，涨价品种 144 个，占比 72%，平均涨幅 129.5%；降价品规 52 个，占比 26%，平均降幅 28.4%；价格持平品种 4 个，占比 2%。就 200 个常用的大宗品种而言，在这 10 年间，绝大部分大宗常用品种价格出现了上涨，而且涨幅也在 1 倍以上。

2012—2022 年监控内的 1204 个品规，涨幅最大的品规为壁虎。壁虎（天龙）目前属于野生货源产出供给市场，近几年受野生动物保护，货源产出量不大，加上库存薄弱，近些年的行情涨幅非常明显（表 2-1）。

表 2–1　2012—2022 年监控内的 1204 个品规中涨价前十品种情况表

序号	品名	规格	2012 年价格 / 元	2022 年价格 / 元	情况	额度 / 元	幅度
1	壁虎	统，较广	225	3400	涨↑	3175	1411%
2	蔓荆子	统，江西	7	75	涨↑	68	971%
3	墨旱莲	全草统，河北	2.4	24	涨↑	21.6	900%
4	九香虫	统，贵州	140	1300	涨↑	1160	829%
5	淫羊藿	不带头统，东北	14.3	130	涨↑	115.7	809%
6	紫草	软统，新疆	40	350	涨↑	310	775%
7	苍术	光统个，内蒙古	29	175	涨↑	146	503%
8	酸枣仁	机选统货，山东	92.8	560	涨↑	467.2	503%
9	蛤蚧	中对，进口	10	60	涨↑	50	500%
10	旋覆花	统，较广	9.5	55	涨↑	45.5	479%

数据来源：中药材天地网。

一、中药材整体产需面分析

供给方面，2021 年，白芷、桔梗、北沙参等品种因为之前多年价格较低，可采收面积下降造成减产；而地黄、山药、牛膝等品种因为产区受灾，也有减产情况。综合各个常用中药材 2021 年的产量结果来看，2021 年常用中药材的总产量少于 2020 年，低于 400 万吨。2022 年，因为 2021 年中药材普遍涨价行情背景对农户下种积极性的刺激，地黄、枳实、佛手、茯苓、荆芥等品种出现了明显扩种的情况，综合各个常用中药材 2022 年的产量结果，预计 2022 年常用中药材的总产量多于 2021 年，预计会增长至 430 万吨左右。

需求方面，因 2022 年上半年我国多地疫情发生反复，中药材流通与市场需求一定程度上受到限制，预估常用中药材总需求量有所减少，总需求量将从近 480 万吨下滑至 470 万吨左右。

二、中药材需求及环境分析

常用中药材近 10 年来的需求整体上处于持续的上升中，仅 2020 年和 2022 年（预计）有所滑落，需求总量的 2 次滑落均因疫情。其中 2020 年在新冠疫情暴发期，部分区域封锁、部分成药企业停工，加上外出人群减少的综合影响，当年常用中药材的需求总量出现了较大滑落；而 2022 年中药材需求总量的减少，则是因为疫情在部分区域的反弹造成的。

因为国家对中医药的认可及政策面的持续扶持，中药材需求的整体环境，近 10 年来是持续向好的。

三、中药材未来整体价格走势初判及原因简析

就2022年中药材整体价格后期的走势而言，这一轮升起来的中药材价格有很强的支撑存在，一方面是抗击新冠疫情在后期的常态化，另一方面是社会物价水平上涨带来的中药材生产成本提高。但不容忽视的是，高价带来的新种扩种已经形成，新的货源会持续冲击市场高价，而且高价货源持有者也需要向市场放货进行变现，所以预计未来中药材市场价格会存在企稳中震荡的走势，异常的天气等短时刺激因素，将是震荡的发生点。

四、未来政策发力点展望

（一）中药材源头建设，中药材产地溯源体系的政策发力

中药材产地作为重要的源头前端，虽然溯源建设提出多年，但目前各地溯源体系建设仍然处于试验阶段，覆盖范围小，覆盖品种少。预计政策面后期会加强建设力度，进一步实现各地中药材从种子种苗培育→种植全过程→田间地头作业→气候气象土壤→采收→产地加工→进入成药企业的全过程监控可追溯。

（二）中药材道地性种植管理，限制盲目引种的政策发力

中药材的优质药效来自道地的条件和积累，预计政策面后期会进一步加强、优化全国的中药材生产区位布局，进行标准化种植与采收，把控好道地产区优先发展道地品种，严格限制非道地区域盲目引种造成种源退化。

（三）中药材分类质量标准建设，提高中药材资源使用效率的政策发力

《中华人民共和国药典》作为国家级中药材质量标准法典，在产业发展中起着巨大作用，但中药材的使用领域较多，如药食两用品种，部分品种的食用量远超药用量。在质量标准上，政策面后期预计会单独探索建立食用方面的质量标准，以提高中药材资源的使用效率。

（四）野生中药材的驯化，做好按需发展的政策发力

野生中药材价格之所以高企不下，原因就是野生资源的有限性。对于野生中药材资源，预计政策面后期会加强驯化培育的扶持，但把握政策也一定要做好按需发展。近年如白及、重楼等品种过度家种化发展，导致价格下滑极为厉害，进而挫伤了种植户的生产积极性。

五、未来中药材市场整体行情的风险分析

2021年，中药材整体行情的上升持续时间并不长，流通市场在2022年一季度就进

行了降温，使得中药材这一波高行情的泡沫和风险都得到了及时的释放。这对中药材流通市场健康性而言是有利的。

中药材流通市场后期仍然充满着发展的机遇，但机遇之中，未来中药材市场整体行情仍然存在风险。首先，2021 年中药材价格的整体上涨行情，对种植生产的刺激效应已触发，虽有耕地保护政策进行抵消对冲，但对冲的效果存在区域性和滞后性；其次，若按周期性规律，2022 年后中药材市场整体行情将大概率处于下滑调整周期中，结合国家相关部门在后疫情时代对中药材资源的监控及投机炒作的高压态势，中药材价格短时间内再次整体向上的难度较大；最后，后疫情时代下，在经济大环境背负国内外多重压力的情况下，“资产荒”背景会使进入中药材流通领域的行业内外资本规模有抬头趋势，这类资本往往在推高价格后迅速套现离场，带来品种价格的剧烈震荡，进而影响中药材流通市场的整体稳定。

总之，2012—2022 年这 10 年，是中药材产业激荡发展的 10 年，天地网中药材价格综合 200 指数从 2200 点上涨至 2700 多点，且在 2200 ～ 2800 点多次振荡，中药材天地网监控的 1204 个品规中有超过一半的品规具有 1 倍以上的涨幅。这 10 年中，在国家不断扶持、发展中医药事业的时代背景下，中药材供需两方面都有长足的进步，常用中药材的产、需总量皆迈过了 400 万吨的大关。这 10 年中，产地不断强势，其从中药材流通市场的幕后走到了台前，传统中药材集散市场商家则纷纷转型迎接挑战，中药材种植群体不断扩大，而链条末端的饮片厂和中成药企业则持续整合。就未来而言，新冠疫情的影响在一定时间内仍会存在，异常天气因素仍然是中药材品种突发变价的主要诱因，在周期性内的中药材市场有各项政策保驾护航，但业内外的炒作资本仍然值得从业者们留意。

第四节　中药材 GAP 基地建设现状

中药材生产管理规范是中药质量控制的第一步，国际上正在积极探索“良好农业生产规范”（Good Agricultural Practice，GAP）的实施。

GAP 最早由欧共体于 1998 年 3 月提出，称为《药用植物和芳香植物种植管理规范》；随后，欧盟、WHO 相继制定了《药用植物种植和采收质量管理规范》（GACP），美国、日本等国家纷纷成立了中药天然药物研究所，制定了相应的 GACP，建立了中药质量标准。

我国从 1998 年 12 月开始由当时的国家药品监督管理局组织 GAP 的起草，2002 年 6 月 1 日发布实施《中药材生产质量管理规范（试行）》[简称《规范（试行）》]，2003 年 9 月，印发《中药材生产质量管理规范认证管理办法（试行）》及《中药材 GAP 认证检查评定标准（试行）》。《规范（试行）》的实施，推动了我国中药材生产的规范化、

规模化及现代化进程。

2016 年 3 月 18 日，为适应国家政府职能的转变，落实国务院要求，国家食品药品监督管理总局发布公告，明确不再开展中药材 GAP 认证。总体上看，中药材的 GAP 推行影响深远，GAP 的理念已深入人心，中药材栽培理论和方法不断完善，中药材规模化种植面积不断扩大。但《规范（试行）》实施 10 多年来，GAP 基地种植面积仍不足中药材种植总面积的 1%，不能完全适应当前中药材生产实际，而且中药材的产量和质量有待进一步提高。国内学者总结了我国中药材 GAP 基地建设情况及存在的问题。

一、GAP 基地建设概况

以原国家食品药品监督管理总局颁布的中药材 GAP 检查公告为统计源，统计国家执行 GAP 认证期间（2004—2016 年）通过审查认证的 66 批中药材 GAP 检查公告包含的所有 GAP 基地 196 个，经筛查，去除重复认证基地，剩余 56 批公告共包含 GAP 基地 167 个，分布于 25 个省、市、自治区。按每个生产基地的种植面积 1500 ～ 3000 亩估算，我国中药材 GAP 基地总面积 25 万～ 50 万亩，约占我国 2019 年中药材栽培总面积 7500 万亩（含林下及林木类中药材）的 0.33% ～ 0.67%。

二、GAP 基地的地理位置分布

道地药材具有历史悠久、产地适宜、品种优良、带有地域性等特点，其中常用的川药、云药、怀药主要产于四川省、云南省、河南省。根据 GAP 基地地理位置分布可知，全国 167 个 GAP 基地中，四川省的 GAP 基地共 24 个，位列全国第一，云南省、吉林省分别有 16 个和 13 个基地位列二、三位，河南省、山东省 GAP 基地数量均为 11 个，并列第四。围绕这五个省份集中建设的 GAP 基地，形成了以四川省、云南省、吉林省、河南省、山东省等为核心的中药材 GAP 基地规模化建设示范区（图 2–1）。

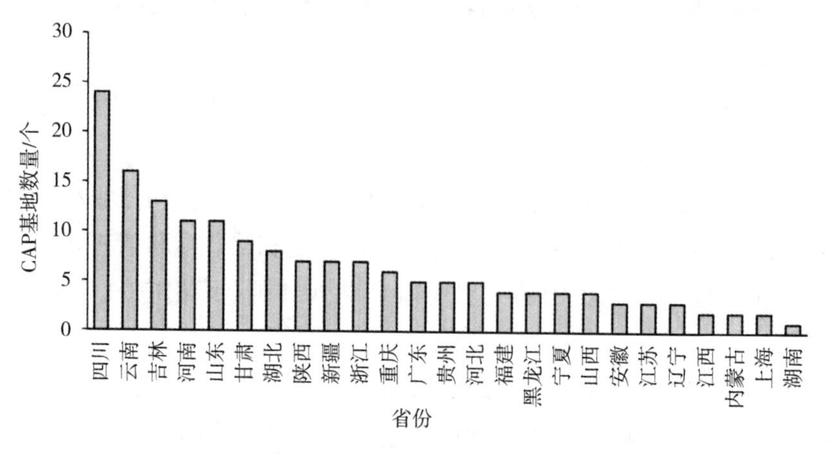

图 2–1　GAP 基地的省份分布

三、GAP 基地种植品种

GAP 实施期间全国共认证了 81 个中药种植（养殖）品种，其中动物药 1 个，其余 80 个品种为植物药，其中获得 GAP 认证的品种数量最多的为四川省，共 16 个品种，河南省、云南省各有 8 个品种，并列第二（表 2–2）。全国具有 3 个以上 GAP 基地的中药品种共 11 种，均为临床常用中药（表 2–3）。其中，人参 GAP 基地最多，全国共有 12 个，总面积 1.8 万～ 3.6 万亩，主要分布在吉林省；丹参 GAP 基地数量次之，全国共有 10 个，总面积 1.5 万～ 3.0 万亩；金银花 GAP 基地共有 9 个，总面积 1.35 万～ 2.7 万亩。

表 2–2　全国 GAP 种植品种及种植区域分布

省份	品种数 / 个	种植区域数 / 个
四川	16	52
河南	8	42
云南	8	40
湖北	7	38
陕西	7	38
重庆	6	36
山东	5	65
贵州	5	27
河北	5	23
甘肃	5	19
宁夏	4	36
山西	4	32
浙江	4	28
广东	4	19
福建	4	15
吉林	3	49
新疆	3	17
江苏	3	7
黑龙江	2	16
辽宁	2	8
安徽	2	7
上海	2	4
江西	2	2
湖南	1	3
内蒙古	1	3

表 2-3 种植基地数 4 个以上的中药品种及面积

种植品种	基地数 / 个	种植区域数 / 个	所在省、市、自治区	总面积 / 万亩
人参	12	49	吉林、江苏	1.8 ～ 3.6
丹参	10	58	陕西、四川、山东、河南、山西	1.5 ～ 3.0
金银花	9	38	河南、山东、江苏	1.35 ～ 2.7
麦冬	8	5	四川	1.2 ～ 2.4
山茱萸	8	10	河南、浙江、陕西	1.2 ～ 2.4
黄芪	6	21	内蒙古、山西、甘肃、宁夏	0.9 ～ 1.8
板蓝根	6	31	安徽、河北、黑龙江、宁夏	0.9 ～ 1.8
红花	6	14	新疆	0.9 ～ 1.8
三七	6	18	云南	0.9 ～ 1.8
附子	5	8	四川	0.75 ～ 1.5
玄参	4	18	湖北、陕西、重庆	0.6 ～ 1.2
合计	80	270		12 ～ 24

四、GAP 基地认证的企业分布

全国建设 GAP 基地的企业共 129 家，其中获得 GAP 认证基地数较多（3 个及以上）的企业为北京同仁堂（集团）有限责任公司、四川新荷花中药饮片股份有限公司、雅安三九中药材科技产业化有限公司、宁夏隆德县六盘山中药资源开发有限公司、南阳张仲景中药材发展有限责任公司等 7 家，共有基地 33 个，涉及中药材品种 29 种，占全国认证基地总数（167 个）的 19.76%，占 GAP 种植品种总数（81 种）的 35.80%，7 家企业认证基地数与所种植的品种数之比约为 1:1（表 2-4）。

表 2-4 GAP 基地 3 个以上的中药材企业

企业名称	基地数 / 个	品种数 / 个	占全国 GAP 基地比例 /%	占全国 GAP 品种比例 /%
北京同仁堂（集团）有限公司	11	8	6.59	9.88
四川新荷花中药饮片股份有限公司	5	5	2.99	6.17
雅安三九中药材科技产业化有限公司	4	4	2.4	4.94
南阳张仲景中药材发展有限责任公司	4	4	2.4	4.94
宁夏隆德县六盘山中药资源开发有限公司	3	3	1.8	3.7
步长制药有限公司	3	3	1.8	3.7
广州白云山医药集团股份有限公司	3	2	1.8	2.47
合计	33	29	19.76	35.8

中药材 GAP 推行 10 多年来影响深远，GAP 的理念已深入人心，中药材栽培理论和方法不断完善，中药材规模化种植面积不断扩大。但目前 GAP 基地种植面积尚不足中药材种植总面积的 1%。郭兰萍等系统总结了中药材规范化生产（GAP）10 年来存在的问题：①成本过高造成 GAP 基地建设流于形式。②栽培技术不成熟导致 GAP 规模生产过程风险较大。③连作障碍制约了中药材 GAP 基地的发展。④比较效益偏低、市场机制不健全限制了 GAP 的发展。⑤农业生产的复杂性使得 GAP 监管难度大。

第五节　新版 GAP 开启中药高质量发展新阶段

2022 年 3 月 17 日，新版《中药材生产质量管理规范》(GAP）正式发布，引起了业内广泛关注，也必将在中药行业产生重要影响。

国家中药材标准化与质量评估创新联盟全力支持新版 GAP 的出台，并倡导盟员企业及所有其他中药材生产企业贯彻实施，联盟先后采用网络直播、线上培训、线下实践等多种形式推广宣传，得到了国家药监局、农业农村部等多部门的支持。

新版 GAP 的发布具有重要意义，这意味着我国中药行业在高质量发展的进程中开启了新的阶段。

长期以来，由于中药材本身的特殊性、复杂性以及历史原因，中药材质量参差不齐现象严重。如何规范药材生产、提高药材质量是一个挑战，药监部门、各行业组织以及联盟一直在探索当中。

我国加入世贸组织以后，更加意识到中药标准化的问题，这是中药现代化和走向国际的基础和先决条件。中药材标准化是基础中的基础，而中药材的标准化有赖于中药材生产的规范化，药材的生产是中医药高质量发展的源头。可以说，中药材 GAP 是促进规范生产、保障药材质量的重要举措。

联盟创始人之一、时任国家药监局副局长的任德权先生，于 1998 年年底在海南召开的全国第三届天然药物资源学术研究会上郑重提出了 GAP，并请法国 EPSON 公司的专家介绍国外的银杏叶规范种植情况，在这次会上成立了专家组，起草中国的 GAP。2002 年 4 月颁布 GAP，我国成为世界上第一个以政府形式颁布 GAP 的国家；同年 5 月，欧共体颁布了 GAP；2003 年 WHO 颁布；此后，日本、韩国也相继制定了 GAP。

我国当时采取的是 GAP 认证制，从 2003 年 11 月 1 日起，截至 2016 年 1 月，约有 194 个中药材种植基地获得 GAP 认证。然而，在 10 多年的实践当中，药监部门和行业均发现，GAP 认证制成效并不明显，在实施过程中存在诸多问题，主要体现在：重认证，轻监管；企业申请 GAP 认证耗时长，费用以及维护成本高；获得 GAP 认证后，其产品相对于整个市场需求而言只占很小份额且价格较高，导致 GAP 认证企业甚至没有办法和全国数以百万计的中药材种植农户竞争。

为此，GAP 于 2016 年取消认证，并于 2017 年开始广泛征求意见，探讨推进中药材生产规范化的更好方式。经过长达 5 年的酝酿，新版 GAP 最终于 2022 年正式发布。这次发文规格更高，药监局、农业农村部、林草局、国家中医药管理局四部委联合发文，盛况空前！

作为中药材行业的重要平台，国家中药材标准化与质量评估创新联盟始终关注着中药材规范化和中药材的质量。联盟的诸多专家也是起草、修订新旧两版 GAP 的骨干成员。新版 GAP，其核心思想还是规范生产，保障质量，但方式更加具有可操作性。此次 GAP，不采取认证制、不采取备案制，而是采取延伸审计的方式，强调动态监管，重在过程管理。

新版 GAP，其具体技术要求，与联盟 2018 年首次提出的优质药材“三无一全”品牌标准理念一致，明确要求禁用硫黄熏蒸，要求企业制定农残、重金属、真菌毒素的控制标准，禁用壮根灵、膨大素等生长调节剂的使用，并强调可追溯性。

可以说，新版 GAP 在药材质量标准方面，有了更严、更细的要求；在操作层面，给基地企业更多灵活性的同时，也赋予了企业更多的责任和义务。

新版 GAP 的发布，给众多基地企业生产中药材提供了更加明确的指导，也为市场流通更多优质药材，企业应用更多优质药材创造了条件。但如何具体实施、落地，达到理想效果，还需多方配合。

为了深入贯彻执行 GAP 要求，国家中药材标准化与质量评估创新联盟重点开展以下几项工作：

1. 充分发挥联盟以及行业专家作用，为有需求的企业提供专业、具体的指导，帮助企业提高规范化生产的能力。做好培训、宣讲工作，使新版 GAP 的理念、技术要求深入人心，能够快速转化到实际生产中去。

2. 尊重市场规律，鼓励优质优价、优质优先，避免“劣币驱逐良币”现象，增强企业生产优质药材的动力和信心。

3. 加大宣传力度，宣传优质药材，为企业树立品牌意识，为公众树立质量意识，创造良好的社会环境，厚植优质药材高质量发展的土壤。

4. 积极推进中药材标准化与质量分级评估工作，为优质优价、优质优先创造条件。

第三章　中药材产业存在的问题与建议

在国家政策体系的支持下，我国中药材市场规模和药材品质均逐年提升，也逐步形成了优质中药材的评价体系。但总体来看，我国中药材产业发展水平仍然存在一些问题，如优良品种匮乏，中药材种植水平相对落后，采收、加工、储藏环节缺乏技术规范体系，外源有害污染物残留问题突出，源头快速检测体系的建立及全过程质量追溯体系尚不完善等情况。以上问题影响了中药材的质量及公众用药安全，阻碍了中药材的良性发展，也制约了中药产业的发展和中医药事业可持续健康发展战略的有效实施。

第一节　中药材产业发展的主要问题

与现代农业相比，中药农业至少要落后 30 年。有部分专家提出，落后的差距可能更大。系统分析后，发现主要问题大致可分为以下几方面。

一、道地产区意识和抗市场风险能力有待提高

全国中药材的种植面积，由于各地统计口径、渠道、方法和尺度等方面的原因，统计出的结果存在较大差异，难以准确服务宏观决策和生产规划。中药材讲究道地性，在实际生产中，各地道地药材意识还较为薄弱，滥用道地药材称呼、盲目引种和扩充产区的现象比较严重。对于价值高的道地药材，各地纷纷引入：一方面造成产区被动变迁，道地产区存在被所谓的新兴产区取代的风险；另一方面导致部分中药材供求失衡，市场价格呈现大幅波动趋势，陷入“一涨就种，一种就多，一多就跌”的怪圈，对抗风险能力较弱的农户造成了极大的经济风险。

对于中药材综合 200 指数涉及的中药材，年涨幅前 10 位中涨幅超过 100% 的品种，2016—2019 年年均 5 个，其中 2016 年和 2019 年均达 9 个。2020 年涨幅排名前 20 的中药材，其涨幅范围为 41.08% ～ 116.67%，跌幅排名前 20 的中药材跌幅范围为 22.22% ～ 71.43%。整体来看，中药材市场供需信息缺乏，价格涨跌幅波动较大，亟待引起政策层面的高度关注。同时，中药材是一二三产业紧密相连的特殊产业，存

在“低、小、散”的种植现状，与生产成本和技术要求较高的矛盾突出；产品订单率较低，市场信息不对称，定价权由深加工企业掌握；农民小额贷款难，难以形成规模经营，并受自然灾害和市场波动双重影响，缺少产销合作组织和龙头加工企业带动，“产—加—销”一体的产业链尚未形成，抗市场风险能力较弱。

二、种业专业化水平有待提升

中药材种业正处于“四化一供”初期，商业化育种正处于萌芽阶段，新品种的选育、生产、繁育、加工、销售等环节的专业化水平不高，主要表现在：

1. 绝大多数中药材没有主栽品种，品种布局区域化尚处于空白

由于很多中药材遗传背景狭窄，良种选育和野生品种驯化时间长、难度大，导致适宜推广的产量高、药性强、稳定性好的新品种不多，良种推广率尚不足10%，仅石斛、枸杞子、金银花、瓜蒌、罗汉果、杜仲等少数品种实现了区域化布局。

2. 种子生产专业化水平低

我国主要作物商品化率接近100%，仅有粳稻、小麦、蔬菜、中药材等种子商品化率还有提升空间，其中中药材种子种苗商品化率不足10%，导致数量充足、质量可靠的种子种苗不足，已有的繁育基地，规模和涵盖的中药材种类较少，远不能满足区域和行业发展需要。

3. 种子种苗市场不规范

中药材种业主体缺乏，经营企业数量不足，基本处于“企业自繁自用、农户自产自销及乱引种苗”的状况；经销商以市集农户为主，绝大多数种子无包装，缺乏质量保证。

4. 中药材植物新品种保护相对薄弱

农业农村部、国家林业和草原局共授予中药材植物新品种权仅49件，虽然新《种子法》实施后，对非主要农作物实行登记管理，但是中药材尚未被纳入登记目录，仅有浙江、安徽、河南、广东等地开展了中药材新品种登记或评定工作。

三、生态种植模式和配套技术体系有待完善

快速发展的中药生态农业也存在一些问题。

1. 种植模式和技术规范缺乏

中药材种植除了拟境栽培、林下种植、野生抚育、间套轮作等主要模式，还涌现了草药伴生、地膜控草、春发草库、瘦土控苔等多样的农田生态种植技术措施，但对于模式和技术缺乏系统性研究，形成的技术标准少。如检索全国标准信息服务平台发现，林下种植模式仅有6项林业行业标准，50项地方标准，涉及三七、重楼、天麻、人参等32个中药材。同时，推广力度不够，在全国范围内尚缺乏知名度高的中药生态农业示范区。

2. 部分模式下生态优先原则需要加强落实

如开展林下种植时，需要达到林地生态系统功能稳定和产出优质中药材的双重要求，但实际生产中这些要求往往被忽视，种植时大面积翻耕土壤，清林过重现象较为普遍，忽视林木的经营管理，造成水土流失加重，生物多样性降低。

整体来看，中药生态农业多为不同农业生产操作间的横向耦合，对于各种模式的描述通常局限在模式的结构搭配与组装，而对适用区域、结构组分之间的比例参数及阈值，以及病虫草害绿色防控、废弃物综合利用关键配套技术关注度不够，导致复制过程中可操作性不强，推广效果较差。

四、专用农药研发和规范制定有待加强

中药材种类多、种植面积相对较小，农药市场规模小，药害风险高等因素，导致企业开发和登记中药材用农药产品的积极性不高。中药材病虫草害防治需要的高效低毒低残留农药产品严重不足，甚至无药可用。中药材农药使用标准及规范的制定缺乏依据，中药材农药使用无法管理。在生产中超范围使用、乱用滥施农药等现象较为普遍，甚至有的地方仍违规使用禁限用农药。

在中国农药信息网初步查询，截至 2021 年 6 月，仅人参、三七、枸杞子、白术、元胡、铁皮石斛、菊花、山药、麦冬、芍药、玫瑰、牡丹皮、金银花、党参、百合、板蓝根、贝母、大黄、当归、黄精、黄连、玄参、苍术 23 种中药材有农药登记，其中有些已过期，有些仅适用于观赏用途。而规模化种养的中药材在 200 种以上，农药登记数量远不能满足生产需要，已登记农药产品也是偏少。例如，三七常见病虫害多达 13 种，而只针对黑斑病和根腐病，登记了 2 种农药 5 种产品；杭白菊害虫达 18 种，仅登记了用于防治根腐病、叶枯病、蚜虫、斜纹夜蛾的 3 种农药 4 个产品。

五、中药材生产机械化水平亟待提高

对国家中药材产业技术体系 135 个示范基地的调研数据显示，基地整体机械化水平为 16.87%，种植、田间管理、收获及初加工环节的机械化水平分别为 18.48%、22.24%、14.52% 和 13.78%，这与全国农作物耕种收综合机械化率超过 67%，主要粮食作物耕种收综合机械化率超过 80% 相比，差距巨大。其中，劳动量最大的环节——移栽和收获，其机械化需求最为迫切，“无机可用”和“有机难用”的现象明显，这一定程度代表了全国中药材生产机械化的情况。

相对于主要农作物，中药材有其特殊性：①种类多，面积小，标准化程度低，难以实现规模化种植，这是推广机械化的最大难点。②种植区域多为山区丘陵，农作物尚且难以实现机械化，中药材难度更大。③部分传统初加工方式流程复杂，机械无法替代。以干燥环节为例，不同产地的中药材有自然晾晒、烘房烘干、带式干燥、蒸制干燥、微波干燥、红外干燥等多种方法，对于较高品质和高附加值的中药材，也可采

用真空冷冻干燥、真空脉动干燥等，装备和标准化程度各不相同。

由于我国各地经济发展以及资源分布不均衡，各地也存在着特殊性问题，以福建省为例，福建省中药材产业协会提出，本区域内的中药材产业存在的问题主要为：

1. 中药材全程可追溯基地建设急需加强

福建省中药材栽培历史悠久，受资金限制，目前中药材全程可追溯基地建设数量偏少，设施设备不够完善，制约了中药材产业高质量发展。因此，全省亟须加大力度进行中药材全程可追溯基地建设工作，加强中药材生产“三无一全”基地、GAP 基地建设的实施力度，促进产业持续健康发展。

2. 缺乏“优质优价”的政策环境

政府有关部门主导采购的公立医院以最低价中标的导向，影响了优质中药材、中药饮片的发展空间，不利于优质中药材发展的政策环境。

第二节　打造优质品牌方面存在的问题

“三无一全”是国家中药材标准化与质量评估创新联盟提出的优质药材标准，主要针对外源性污染物和追溯方面考虑药物安全性。在联盟培育“三无一全”品牌品种过程中，目前已有超过 50 个品种达到了该要求，但仍有大部分品种尚未符合，主要问题集中在以下几点。

一、优良品种匮乏

优良品种是指能够比较充分利用自然、栽培环境中的有利条件，避免或减少不利因素的影响，在生产上有较高的推广利用价值，能获得较好的经济效益，深受群众欢迎的品种，表现为高产、稳产、优质、低消耗、抗逆性强、适应性广。而目前中药材的品种质量问题比较严重，主要表现在种质资源（种子、种苗）参差不齐、多基原药材品种混乱、抗性品种缺乏几个方面。

（一）种质资源（种子、种苗）参差不齐

中药材种子、种苗的质量决定了该品种的品质，对药材的安全性、稳定性及有效性都会有所影响。种子质量的优劣一般可从种子的纯度、净度、千粒重、发芽率、生活力、健康度和水分含量等方面来体现。目前市场上的中药材种子、种苗品质和质量不一，主要存在以下问题：

1. 种子成熟度不足

在采收中药材种子的过程中，由于采收者难以有效把握采收时间，在种子未成熟的情况下采收，甚至将带有病虫害的种子也一并采收，使得市场中出现了未成熟或不

适宜留种的种子。不成熟的种子将会对种苗出芽率产生重要影响，如当年生的小茴香、紫苏发芽率为 60% ～ 70%，多年生的黄芪、甘草发芽率为 60% ～ 70%，野生的防风、黄芩发芽率仅 40% ～ 50% 等。通过对北柴胡和三岛柴胡种子萌芽的影响研究可知，种子成熟度是影响柴胡发芽率的重要因素之一。

2. 中药材种质资源退化

中药材生产方面存在只种不选、自繁、自留、自用的问题，造成了中药材的种源退化，主要表现为药用和营养成分含量出现较大差异、抗逆性降低、产量降低、肉色发黄、食用器官畸形化，这种情况下中药的商品价值很难提升。

3. 杂质多，种子净度低

种子从采收到市场出售过程中存在杂质混入、掺伪加重的现象。在产地采收过程中，由于加工配套设施不完善、管理操作粗放，种子未经人工清选、精选、烘干等加工处理，大量的砂石、树叶残枝或其他杂质混入种子。

（二）多基原药材品种混乱

药材质量、经济效益与药材种苗、种子等种源存在密切关系。当前市场上一些中药材种子、种苗的产地来源、品种信息、采收时间等都不明确，甚至一批种子来自几个地区，存在以非道地充道地品种、以次充好、以假乱真的现象。从生产源头的种植环节来看，各地中药材栽培均有种源混乱、种质混杂现象。例如，川贝母正品来源于川贝母、甘肃贝母、梭砂贝母，而实际中经常使用丽江慈姑充伪。又如柴胡目前市场上流通的主要品种已有北柴胡（野生）、家种柴胡、狭叶柴胡、竹叶柴胡、雾灵柴胡、三岛柴胡（出口日本）、锥叶柴胡。其中，家种柴胡基原复杂，各地认为其是正品北柴胡，但随着野生柴胡家种之后，根茎性状发生很大改变，加之种源不明，很多柴胡产地都曾遇到过无法清晰辨别品种归属的问题。

中药材具有道地性，对环境条件和地域具有严格的要求和限制，而目前许多栽培品种种源混杂。如山栀子品种存在 6 种类型；大黄（掌叶大黄、唐古特大黄和药用大黄）和土大黄（藏边大黄、河套大黄、华北大黄、天山大黄等）分别来自蓼科同属植物多个种；姜黄、蓬莪术、温郁金和广西莪术是郁金的 4 个来源，但是在有的产区还出现有黄白丝郁金、白丝郁金等类型；川牛膝种子在产地不仅存在严重的品种退化，而且已出现多个混杂的类型，如麻牛膝、红牛膝等。药材的不同种、群体和类型之间的有效成分甚至毒性成分存在很大的差异。

（三）抗性品种缺乏

植物的抗逆性是指植物对不良环境的适应性和抵抗力，包括逆境逃避与逆境忍耐。中药材对生长环境有着独特的要求，同时为了保障主要粮食作物对农田的需求，大量中药材生长在荒地、沙地、深山等条件恶劣的环境中，易遭受旱涝、高低温、盐碱、病虫害等多种逆境的干扰。目前，由于在中药材生产中对栽培资源大多只种植而不进行选择纯化，造成中药材田间资源类型混杂，植物抗逆性和适应性不能满足生产的要求，药材品质严重退化，产量极不稳定，因此提高中药材对各种逆境的抗性至关重要。

二、中药材种植技术水平相对落后

通过对国家各个地区中药材种植情况的分析发现，当前中药种植方面技术较先进的地区多集中在沿海一带，其他地区的中药种植技术都较为落后，在中药材的田间管理、栽培、连作等方面存在问题。中药材种植过程中应当实行科学化管理，以进一步提高中药材种植的产量、效益，保护种植土地。

（一）田间管理以传统技术为主

我国中草药种植的规模正在不断扩大，但是管理技术的投入跟不上中草药种植的速度，因此导致了中药材种植产业发展的不稳定，经济效益也不太理想，仅占世界天然药物市场的 3% ～ 5%。

在当前的中草药种植过程中，田间管理的滞后阻碍了药用植物种植数量与品质的提升。一方面，种植人员自身对中草药的了解不足，缺乏相应的管理方法，无法结合药材本身的植物特征进行田间管理，对各种药材适宜生长的环境、日照、温度、湿度、海拔等，以及科学的栽培技术知识掌握不足；另一方面中草药种植机械化水平较低，施肥打药、灌溉排水、收获时期等田间操作尚处在传统经验阶段，播种、除草、采收、初加工等环节主要依赖人工完成，价格昂贵且容易造成药材农药、重金属残留超标等问题，严重影响中草药品质。

国家中药材产业技术体系曾发布《关于开展全国中药农业机械化技术与装备需求及发展调查的通知》，结果显示，中药材收获机械化水平仅为 14.6%，有 55.2% 的调查主体对收获机械存在需求。在中药材种植业中，技术是关键的支持手段与基础，因此在进一步优化与改革过程中，需要拓展人才培养的发展力度，改变农户的传统栽培习惯与认知水平，宣传科学种植与管理的优势与价值，逐步形成新型的田间管理模式，保证中药材的质量。

（二）栽培模式粗放

粗放型栽培模式主要依靠数量较多的土地和自然肥力较高的土壤来获得产品与增加产量，其药材总产量的增长，主要通过扩大耕地面积的途径来实现。因粗放栽培在单位土地面积上投入的生产资料和劳动很少，故产出很低。

我国目前采取的中草药栽培模式基本为机械全垦种植的粗放型模式，尤其大量的黄栀子、枳壳等，都是通过采伐杉木、松木的基地进行统一种植。这样做虽然面积宽广，种植比较方便，但却容易造成水土流失，长期种植会导致生态环境的破坏，进而影响中草药的品质和种植基地的可持续发展。

当前，应积极探索中药材复合种植、生态种植等新型栽培技术。这些技术既可以充分利用土地资源，保护环境，也可以极大地增进药农收入和种植积极性，提高综合经济效益。如苍术和玉米间套作较常规种植增产45%，年均增收4000～5000元/亩；生态种植的人参、黄芪、苍术和柴胡的年均收益是常规种植的7.65、11.96、3.12、1.61倍，投入产出比平均下降57.90%。各地可根据当地中药材资源和生态环境进行研究分析，因地制宜开发种植技术，实现栽培模式由量到质的转变。

（三）部分中药材连作障碍严重

近年来，随着国内外对中药材需求的日益增长，人工栽培药用植物的种类和面积大幅增加，但受耕地、种植水平及道地性等因素的限制，在药用植物集约化种植过程中，普遍存在严重的连作障碍问题。药用植物连作会出现植株生长发育不良、病虫害加重、产量和品质下降等问题，尤其以块根、块茎入药的药用植物最为严重，约70%的块根类中药材（如丹参、地黄、人参、半夏、三七等）均存在严重的连作障碍问题。连作三七发病率达90%以上，其种子发芽率明显降低，成苗率以及株高显著下降，产量大幅减少。一般认为种植过三七的土壤需连续种植玉米、旱稻等其他作物10年以上才能再次种植三七。人参和西洋参种植后要30年以上才能再次种植。若连作种植人参，则70%以上的人参须根会出现脱落、烧须现象。连作白术的株高、茎粗、分枝数，包括其根系的根长、直径、体积均显著降低，导致其生长受到抑制，产量严重下降。药用植物的生长特性与其所在的生长区域特征有关，可能导致的连作障碍原因也不尽相同（如土壤养分亏缺失衡、化感自毒作用、根际微生态破坏），需要有针对性地对不同因素主导的药用植物连作障碍采取相应措施。此外，连作障碍的缓解应综合多种措施，包括种植模式的选择，如土壤消毒、施用微生物肥料等，同时需要配套田间水肥管理等农艺措施，未来应针对不同药用植物连作障碍现象逐步形成标准化、规范化的种植技术方案。

三、中药材采收、加工、储藏环节缺乏技术规范

中药材的采收、加工和贮藏过程，是中药材规范化种植后或野生中药材采集后中药材生产的重要环节，直接影响中药材产品的质量和产量。采收、加工、储藏是中药质量传递的重要环节，是影响中药的质量和临床疗效的重要因素。当前，中药材采收、加工、储藏环节缺乏技术规范，影响药材的质量和安全性。

（一）采收期不当（抢青、低龄、过期采收）

中药材抢青采收、低龄采收、过期采收现象普遍存在，影响药材的品质。采收期不当既是古老的话题更是现实的问题，原因主要有：市场混乱，价格不稳，经营过于分散，被动提前或延后采收，药材商抢购，恶意炒作，相关部门的统筹调控力度及监

管力度不够。《千金翼方》中关于采收期不当的描述为："夫药采取，不知时节，不以阴干曝干，虽有药名，终无药实，故不依时采取，与朽木不殊，虚费人工，卒无裨益。"这也强调了药效物质与采收时节、采收方法密切相关。民间也有"三月茵陈四月蒿，五月茵陈当柴烧"等谚语，同样说明采收应遵循时节，不合时宜的采收会使药物的药用价值和临床疗效大打折扣。如抢青采收的酸枣仁药材不仅干瘪、种皮占比例较高，且其中的黄酮类成分和皂苷类成分含量较低。抢青采收的中药材更容易产生黄曲霉毒素。早期采摘的果实、果肉含水量大，比较黏，大多用堆沤方法，让果肉腐烂后清洗去果肉，这一过程很容易导致黄曲霉菌的感染。对于多年生草本植物，如玉竹需要生长 3 年时间，其活性成分含量才会达到最高值；若只种植 1 ～ 2 年时间便采收，则活性成分含量不足，影响中药材的品质。采收期为 4 年生，5 月采收的大黄，功效为清热泻火；而采收期为 6 年生，7 月采收的大黄，功效为泻下攻积。由此可见，过期采收会导致中药材的药用价值及临床疗效的变化。

（二）加工（含产地初加工）粗放，缺少技术规范

药材产地初加工是指药用部位收获至形成药材商品而进行的初步处理和干燥等加工过程，是药材生产与品质控制的重要环节。

中药材加工处理程序一般如下：洗涤→清理和择良→去皮→修整→蒸、煮、烫→浸漂→熏硫→发汗→干燥。因药材品种要求和产地习惯不同，以上程序并不是每种药材都需要。

目前，产地初加工方法多样，不同地区各有特色，这也导致了中药材产地初加工企业小而散、加工设备简陋、管理方法不当，药农缺乏相关专业知识，极易造成中药材批次间品质参差不齐的问题。此外，屡禁不止的药材染色增质量、硫黄熏蒸等不良加工方法和掺杂制假等手段，扰乱了中药材市场、降低了药材质量，更是严重影响了我国中药材质量和人民群众的用药安全。有些药材为了长期保存，需进行硫黄熏蒸，可促进其干燥，防止药材腐败，同时可起到漂白、增强药材外观色泽的作用。但硫黄熏蒸加工后，药材失去了原有的气味，并残留对人体有害的二氧化硫成分，常常造成有效成分的降低。

（三）中药材储藏技术规范有待完善

中药材采收加工后，必须及时进行科学包装、贮藏，才能保持其药效、质量和价值，否则，会出现虫蛀、霉烂、变质、挥发、变味等现象，不仅失去药效，而且服用后还会产生毒副作用。

目前，很多地区储藏中药材的方法以编织袋分装为主，这样会使含挥发油类的药材长期暴露在空气中，使得有效成分含量降低；储藏地点大多是陈旧落后的仓库或没有配套设施的民宅，难以保证长期的干燥环境。这样的环境如果储藏糖类药材易吸潮

而糖化发黏，且不易干燥，致使药材霉烂变质。

此外，中药材在运输途中的储藏也是不可忽视的一个环节。夏天的货车在经过烈日暴晒后会形成一个密闭的高温环境，果实、种子类药材在高温的情况下，药材表面容易出现油斑污点，引起变质、酸败和变味。

近年来，产地加工炮制一体化的概念随之而出。这样一方面可使产地加工处于监管状态，减少批次间的差异，保证中药品质；另一方面可减少加工重复环节和运输成本，有利于提高社会效益和经济效益。药材经过产地清洗、切片、干燥等环节变成饮片，减少了中间软化干燥处理和运输过程，避免由于水处理和干燥环节造成的药效成分损失等品质下降现象。

为此，机械化、集约化的初加工与干燥技术，合理化、规范化的仓储与养护技术，信息化、智能化的储运管理技术，是保障生产质量均一、可追溯的高品质中药材的重要途径，也是保障中药品质完整传递的首要开端。

四、中药材外源有害污染物残留问题突出

中药材是中药工业的生产原料，中药材的质量是中医临床用药安全有效的基础和保障，而质量源于生产，源头控制及全链条生产过程的规范是质量的保证。但中药材在复杂的生产环节中易受外源污染物污染，如种植环境中重金属及有害元素的超标，田间管理过程中农药、化肥、植物生长调节剂等的滥用，加工过程中大量使用硫黄熏蒸，以及不合理的初加工和储藏过程，都可能会造成中药材不同程度的污染。因此，中药材中重金属和农药残留、过度硫熏、真菌毒素等外源性污染物直接影响中药材的质量与用药安全。

（一）盲目使用投入品

野生变家种必然带来中药材大面积、高密度的生长，以及反复种植的重茬问题，随之而来的是病虫害的频繁发生。药农为了获得短期效益，一味追求药材产量，大量滥用投入品，包括农药和植物生长调节剂，导致了中药材农药及重金属有害元素残留超标、药材指标成分含量下降，影响了药材品质、有效性及安全性。

2017 年 7 月开始正式实施的《中医药法》，将禁止使用农药列入法规之中。然而，2018 年，CFDA 发布的中药饮片抽检信息显示，多家企业生产的 9 个批次的人参农药残留量不合格。2019 年，甘肃中医药大学调查了甘肃岷县、渭源、陇西等地，发现当归、党参、黄芪的种植产区仍在使用六六六、滴滴涕、敌敌畏及敌杀死等剧毒性禁用农药。2019 年，甘肃省中医院、甘肃省中医药研究院、甘肃省药品检验研究院和甘肃省中藏药检验检测工程技术实验室联合发表的研究表明，岷县不同区域采集的 20 批当归样品中，均检出 2 种及以上农药残留，所有样品均检出甲拌磷等禁限用农药，检出多达 10 种。种植户在防病、防虫害时选择农药多追求速效、高效、廉价的化学农药，

且对农药的使用时期、使用次数、药剂配施等没有明确的概念，导致药材中剧毒、高毒农药高频检出。

（二）重金属与有害元素超标（种植环境）

重金属及有害元素主要是指铅（Pb）、镉（Cd）、砷（As）、汞（Hg）、铜（Cu）等，其中前4种是世界各国公认的毒性元素，铜本身为人体必须元素之一，但过量亦有害。

中药材源自自然环境下生长，其中植物药占绝大部分。中药材是中药工业的生产原料，中药材的质量是中医临床用药安全有效的基础和保障，而质量源于生产，源头控制及全链条生产过程的规范是质量的保证。

近年来，中药材重金属及有害元素超标事件时有报道。如2013年5月初，在同仁堂国药香港上市当天，同仁堂集团旗下产品“健体五补丸”被检测出汞含量超标。也有研究以《中医药－中药材重金属限量》ISO国际标准提供的参考值为依据，统计了约300种2000批次中药材中铅、镉、砷、汞元素的污染情况，结果表明：中药材中铅（Pb）平均含量为3.94mg/kg，超标率为3.46%；镉（Cd）含量平均为0.33mg/kg，超标率为2.91%；砷（As）平均含量为1.23mg/kg，超标率为4.03%；汞（Hg）含量平均为0.19mg/kg，超标率为1.14%。

造成中药材重金属超标的原因包括种植环境、植物自身特性元素的富集和采收、运输、加工、贮藏过程等，其中种植环境为污染源头。

随着我国工业化进程的推进，环境中有害重金属污染普遍存在，而土壤、水、空气等是中药材生长所必需的环境条件，土壤污染、工业废气及废水的不合理排放，在中药材种植过程中重产量轻质量，不专业的农民种植，缺乏专业的指导，滥用化肥、农药，或在受污染的土地、矿区种植等均造成中药材在种植环节就出现不同程度的重金属及有害元素的污染，污染程度与环境中重金属及有害元素的含量呈正相关。

因此，工业废气、污水的排放，化肥、农药的滥用，将会导致土壤中重金属及有害元素的积累，进而造成中药材在种植过程中被重金属及有害元素污染。我们要针对以上问题确定中药材重金属污染的根本原因，根据实际情况采取相应措施，以减轻中药材中重金属污染问题。

（三）病虫害和农残问题严重（田间管理）

中药材种植作为中药生产的上游阶段，对中药材的安全有效起着决定性作用。近年来，我国中药材栽培面积、数量和种类不断增多，中药材在长周期、大面积种植过程中易导致多种病虫害的发生及传染，药用部位为地下者受农残污染概率较大，如桔梗生长周期为3～5年，三七为3～7年，黄柏生长周期可达10年，其病害防控主要依赖于速效的化学农药。但目前常用中药材种植过程中，农药使用的田间指导几乎为空白，实际种植主要依靠农业种植经验，常常发生农药滥用以及过量使用等情况。农药的过度使用和滥用，不仅严重违背了中药材种植的理念和宗旨，还对人体健康和产区环境产生了极大的安全隐患。

由于中药材本身的栽培技术、生物学特性和要求的生态环境的特殊性，中药材农残问题应从源头抓起，严格遵循“预防为主，综合防治”的原则。截至2022年4月，我国在有效登记状态的农药有效成分达1357个，中药材种类多样、病虫害各不相同，现有登记的农药种类虽每年持续上升，但仍难以满足中药实际种植中的病虫害防治需求。

我国中药材病虫害的防治，必须严格按照国家对绿色食品生产以及GAP的相关规定，需在现有工作基础上，实施专门的中药原植物登记管理，完善中药材农药登记的品种，健全中药材农药登记制度。这样更有利于中药材种植过程中农药的合理使用，并根据不同品种中药材常见的病虫害选择农药。另外，还要大力研究关键防治技术，重视植物检疫，综合运用物理防治、生物防治以及农业防治等无污染的生态防治策略，并辅以化学防治，打造中药材的无公害综合防治体系，更好地促使中药材生产健康、良性运转。

（四）植物生长调节剂滥用（田间管理）

植物生长调节剂是一类具有与植物激素类似生理和生物学效应的物质，可通过影响中药材体内的化学物质，对中药材的生长发育、代谢及衰老等多种生理过程进行调控，现已成为作物高产、稳产、优质、高效生产的重要技术保障。

植物生长调节剂在中药材种植中已广泛应用，在促进中药材生长、提高产量和改善品质等方面发挥了巨大的作用。目前，许多根茎类药材，如麦冬、泽泻、牛膝、党参、地黄、当归等普遍使用壮根灵类植物生长延缓剂（主要成分为矮壮素），可快速促进根茎生长，提高药材产量达20%～200%。但是植物生长调节剂使用不当可能给中药材的安全性和有效性造成严重损害，也会对栽培环境和人类健康产生一定的安全隐患。

植物生长调节剂对中药材有效成分含量的影响较大，盲目、超范围、过量使用植物生长调节剂易造成中药材有效成分的不达标，从而影响中药材的药效和临床疗效。植物生长调节剂的使用，必须通过系统的科学试验，明确植物生长调节剂对中药材有效成分含量的变化影响，才能针对性使用，对于会降低中药材质量的植物生长调节剂则应严禁使用。

当前，植物生长调节剂乱用滥用现象十分严重。2019年，中国医学科学院药用植物研究所（简称药植所）魏建和教授发现，三台县麦冬种植过程中生长调节剂使用非常普遍，生长调节剂在药材及其种植土壤中残留严重，种植过程共有5种生长调节剂产品被使用，被调查农户中约97%使用多效唑，其中26%使用多效唑的同时使用其他产品提高产量，17%使用烯效唑，9%使用膨大素、壮根灵和多生果。川麦冬种植使用多效唑后，其皂苷类成分含量明显降低。植物生长调节剂的滥用导致药材质量下降、指标性成分含量降低，影响了药材的品质。

我国已登记的约 60 种植物生长调节剂中，仅有少量品种制定了限量标准，但大多集中于谷物、油料油脂、蔬菜和水果等几大类产品。中药材种植应参照农作物相关标准，加强植物生长调节剂在中药材种植中的登记管理、使用规范和限量标准制定；同时，完善合理使用植物生长调节剂的技术规程，或在某些特定情况下限制使用植物生长调节剂；应鼓励中药材种植过程中有针对性地减施或不施植物生长调节剂，特别是多有效成分中药材；为保障中药材的安全有效，生产中应积极倡导中药材有机种植或生态种植。

（五）过度硫熏（加工）

中药材的加工贮藏一直是中药质量保证的重要环节。近 100 年来，硫黄熏蒸技术很大程度上有利于中药贮藏，具有廉价、方便、防霉、防潮、防腐、防虫诸多优点。这使得硫黄熏蒸技术迅速得到广泛应用，在鼎盛时期有 200 多种药材应用该技术。随着中药质量评价体系逐渐完善，硫熏技术暴露出很大问题。近年来，部分媒体报道了部分地区滥用硫黄熏蒸中药材，影响中药材药效品质，也引起了大众对药材安全的担忧。

长期以来，中药材硫熏技术没有相关限量以及标准，并且《中国药典》自 1963—2000 年一直将硫黄熏蒸中药材作为传统中药材生产工艺收载。这使得在加工中药材时，一些不法分子利用硫熏技术能提升药材品相、保持药材质量、增加药材重量的特点，大量使用硫黄熏蒸中药材，以达到获取暴利的目的。2011 年，杭州抽检中药材二氧化硫残留，最高接近 3000mg/kg。2014 年，全国近 900 批中药材中，整体硫黄超标率达到 54.9%。硫熏技术的滥用造成中药药效质量得不到有效保障。

《中国药典》2020 版对部分药材中二氧化硫含量做了限量规定，但二氧化硫含量超标在药材中仍然频发。中国食品药品检定研究院马双成研究员 2019 年发表的研究表明，党参、天花粉、天冬、粉葛、牛膝等 5 个品种硫熏超标现象较严重，合格率均不到 80%，金银花、瓜蒌皮等 35 个品种存在严重的过度硫熏情况。

目前，已有的贮藏加工技术在使用成本、加工效果方面不能完全碾压硫熏技术，导致硫熏技术在民间不能完全被禁止，也让过度硫熏的问题一直存在。检测鉴别超标中药材的方法虽然颇多，但是因其操作复杂繁琐、成本高等原因，在实际应用中还很少。高成本检测使得过度硫熏问题不能得到充分的监督管控。

（六）真菌毒素残留风险（加工、储藏）

真菌毒素是由霉菌产生的次级代谢产物，其中黄曲霉毒素（AFs）、赭曲霉毒素 A（OTA）、玉米赤霉烯酮（ZEN）、呕吐毒素（DON）、伏马霉素（FBs）等在中药材中污染率和污染水平较高。这些毒素具有致癌、致畸、致突变、肾毒性、肝毒性、免疫毒性、生殖毒性等，可对人和动物的健康构成严重威胁。

中药材中真菌毒素污染问题不容忽视。中药材在种植、采收、初加工和储藏过程中易被霉菌污染产生真菌毒素，严重影响中药材的质量和安全。中药材基质复杂，霉菌易污染含淀粉、蛋白质和糖类化合物较多的中药材，这类中药材可为霉菌生长提供营养物质，在不规范的初加工和不合理的储藏过程中更易被霉菌污染。2018 年，中国医学科学院药植所杨美华团队经过整理后发现我国 300 种中药材中有 149 种均报道出有黄曲霉毒素的污染。2018 年，全国中药饮片抽验中，14 个批次的槟榔（炒槟榔）被检测出黄曲霉毒素超标。研究表明，国内中药材黄曲霉毒素 B1（AFB1）污染普遍，污染率在 82% ～ 100%，污染水平在 0.12 ～ 202.00μg/kg，其中陈皮、麦冬、当归、薏苡仁、胖大海、神曲等药材污染报道较多。有报道称，检测了当归、党参、黄芪等 30 余种中药，发现杏仁、秦艽、生建曲、生麦芽和柴胡中含有黄曲霉毒素。

采取安全、有效的物理养护、生物防控等防霉手段，并结合传统的通风、晾晒等措施做好中药材的科学养护，可有效降低中药材霉变风险，以保证中药材的质量及安全性和有效性。许多国家和地区如中国、欧盟、英国、韩国等针对中药材真菌毒素污染问题制定了限量标准，以便加强对中药材的管控，提高中药材质量与安全。在今后的发展中，各个国家和地区也应对更多种真菌毒素建立精确的限量标准，并积极开展防霉方法的研究，使中药质量管控更加科学和合理，保障人们的用药安全。

五、中药材源头快速检测体系有待建立

中药材基质复杂，结构繁多，产业链长，而中药材外源性污染物以及有效性或特征性成分检测方面的标准还不够完善。目前已有的外源性污染物检测方法研究有很多，主要分为仪器检测以及快速检测，而有效性或特征性成分检测方面主要是以指纹图谱为主。

仪器分析主要有气相色谱法（GC）、高效液相色谱法（HPLC）、超高效液相色谱法（UPLC）、液相色谱 - 质谱串联质谱法（LC–MS、LC–MS/MS）、气相色谱 - 串联质谱法（GC–MS/MS）、超临界流体色谱法（SFC）、毛细管区带电泳法（CZE）等。随着仪器检测技术的不断发展，色谱的高分离性能与质谱的高选择性能使其能够快速、准确地对化合物进行定性和定量分析。这些仪器分析的优点十分明显。气相色谱法（GC）具有灵敏度高、分离效果好、稳定性高等优势。高效液相色谱法（HPLC）具有检测速度快、效率高、选择性和重复性好、操作自动化、回收率较高等特点。超高效液相色谱（UPLC）采用超高灵敏度的检测器和超高压输液泵，使得 UPLC 的检测灵敏度比 HPLC 更高，分析结果更准确。超高效液相色谱质谱联用（UPLC–MS）技术离子化效率高、分离度高、重现性高，适用于分离中药材这种基质复杂的物质，因此常被用作中药外源性污染物及有效或特征性成分的检测及确证法。

这些仪器检测都有共同的缺点：前处理复杂，仪器成本昂贵，需要专业人员操作，操作繁琐，依赖设备；不能现场检测，快速获得结果报告；针对中药大批量，基质复杂的实际情况，不能有效适应；应用时具有一定局限性。

快速检测优势能够有效弥补仪器检测的缺陷。快速检测主要有酶联免疫吸附法（ELISA）、测向免疫层析法（LFIA）、化学发光免疫分析法，荧光免疫分析法。ELISA是专门针对大批量样品中外源污染物的快速检测法，具备检测速度快、检测方法简便、市场化等特点。侧向免疫层析法（LFIA）是一种结合纳米颗粒显色特性和层析技术的固相膜免疫分析方法。该方法的纳米颗粒可分为有色纳米颗粒、荧光纳米颗粒、磁性纳米颗粒等，通过与抗原抗体细胞特异性结合，从而完成对目标物的可视化检测。该方法操作简单，不需要对操作人员进行特殊培训，灵敏性高，可快速获得检测结果，生产和检测成本较低，无须任何仪器设备，适用于基层大批样品中目标物的快速检测。化学发光免疫分析法是指将在反应剂激发下生成激发态中间体的发光物质直接标记在抗原或抗体上，将高灵敏度的化学发光测定技术与高特异性的免疫反应相结合的方法。其特点也是灵敏、稳定、操作简便、光信号持续时间长。

目前大批量、低成本检测外源性污染物是中药材检测的大趋势，快速检测很好地适应了当前中药材检测的需求，而有效或特征性成分快速检测研究比较少，对于保证中药材质量，目前还缺乏中药材快速检测相关体系的建立。

六、中药材质量标准需要突破

标准是引领一个行业发展的重要标志，标准缺乏或者不完善会导致药材质量监管缺乏依据，质量参差不齐。我国中药材质量标准研究仍显不足。

我国约5000种较常用的地方习用药材和民族药材品种，只有部分进行了一定的真伪鉴定或质量分析研究，仍有相当数量的药材还没有载入任何药品标准中，如湖北多个县级医疗机构使用多年的30余种土家族用药品种仍没有载入标准，这些药材的鉴别与质量控制缺乏法定技术依据。

由于天然药材的活性成分极其复杂，目前多数中药材品种的有效成分（群）尚未明确或未完全明确。在未明确药材质量特征的情况下，无法有效开展其质量控制或质量标准研究。如标准中虽有含量测定项目，但测定控制的目标物质却无显著意义的品种还较多；个别或极少数成分的含量测定结果并不能真实反映药材质量，不符合临床实际情况。长此以往，中药材质量脱离临床评价标准，必将导致中药疗效大打折扣，进而对中医药整体造成严重的负面影响。

目前，已制定的许多药材标准尤其是地方标准，对于外观形态及化学成分非常相近的近缘种类的鉴别，有时缺乏足够的专属性；载入标准的许多性状或薄层色谱鉴别方法无法有效区分某些近缘种类的混淆品，尤其是药材饮片。

由于研究时间、经费或研究力量的相对不足，现有的某些地方药材标准及民族药材标准还存在一些明显的有待完善之处：一是某些药材标准的性状、鉴别（如显微鉴别）项内容描述过于简短，不能充分反映药材的特征，无法有效用于鉴别基原相近的易混淆种类；二是有定量分析的品种标准还不多，需要注重完善实质性的质量控制方法与指标，提高标准的质量与质量可控性；三是非检测性项目及内容的拟定存在一些不足，如药材的名称、药用部位、采收期、功能主治、用法用量、使用注意等项的内容拟定不够慎重，有照搬文献描述、与实际应用状况或质量要求不完全相符的情况。

此外，部分中药材及饮片难以达到现行《中国药典》标准，经研究发现，不同的检测方法、不同的检测试剂可得出不同结果，而行业中认为质量较好的中药品种仍难以达到标准。如炒紫苏水分不得超过2%，而实际一般是8%；地骨皮、茯苓皮、蜂房、地龙、拳参等灰分标准过高，实际检测难以达到要求，不符合实际情况。

七、全过程质量追溯体系尚不完善

中药质量是影响产业发展和民生需求的重大问题，但影响中药质量的因素多样，如中药品种、种植、加工、运输储存、工业生产等多方面因素。因此建立“中药材—饮片—中成药”3个环节的关联性和溯源性，能够从多维的角度对中药质量进行控制，进一步提升产品质量。

（一）追溯体系的定义

国际标准化组织（ISO）将可追溯性的概念定义为：“通过登记的识别码对商品或者行为的历史和使用位置予以跟踪的能力。”中药材质量可追溯体系的概念最早是于2010年在第3届中医药现代化国际科技大会上提出的。该体系的目标是实现对中药材生产、使用全过程的监控。截至目前，中药材质量可追溯体系在技术集成和流程管理方面均取得了一定进展，但调查发现仍存在不少问题。

（二）追溯体系存在的问题

1. 系统的建设与管理

中药材质量可追溯体系的建立依赖中药材质量数据库和数据库管理平台实现。数据库涉及产品、生产者、经营者等多方面信息，信息量庞大。中药质量溯源系统基本分为中央和地方追溯平台，数据平台的建立和管理存在不同的标准。目前国内可追溯体系框架不统一，数据库及功能模块设计参差不齐，缺乏一个开放的、统一的标准编码系统、溯源平台和网络连接模式。这些关键追溯技术的不成熟，制约了我国中药材可追溯体系的全面推行。

2. 相关法律法规和管理制度

中药材质量可追溯体系的实现依赖相关法律法规的保障。2019年施行的《药品管理法》总则第十二条明确要求：国务院药品监督管理部门应当制定统一的药品追溯标准和规范。虽然国家药监局组织编制了《药品信息化追溯体系建设导则》等10个药品追溯标准规范，初步增加了药品相关追溯标准，规范了药品追溯制度，但目前我国药品安全法律体系和标准体系仍不够健全，有关管理规范标准部分不够完善，与国际标准相比仍有相当的距离。这一现状严重制约了中药材质量可追溯体系的建立和完善。

3. 企业责任

由于建立可追溯系统势必会增加成本，短期内收效不大，且中药从生产到上市的时间较长且流程复杂。因此，企业发展中药材质量可追溯体系的内在需求不足，且企业提供的追溯数据与信息的真实性也需要相关监管体系的监督，对生产者提供的追溯信息进行严格监察。

4. 中药管理

中药品类繁多，从生产到最终上市过程长且复杂。在构建质量追溯体系时，需要根据中药毒性、原料、品类实行分类管理，重点加强大宗药材、毒麻药材及市场抽检问题较多药材的追溯管理。此外，构建中药质量追溯体系时，既要兼顾中药材的质量特征，又要遵循中药生产、加工、储存和管理标准。

（三）全过程质量追溯体系展望

建立完善的中药材质量可追溯体系是确保中药材质量安全，是我国中药材质量管理未来发展的必然趋势。但目前我国的中药材质量可追溯体系的建立仍处于研究和起步阶段，相关领域的专家、学者在认真分析和总结农产品和食品可追溯体系建设中的经验和教训时，也要结合中药的特殊性质，将相关学科知识和信息化技术等融入系统开发，进一步规范和促进我国中药信息化追溯体系的建设和发展。

近年来，在国家政策的支持下，中医药蓬勃发展，我国的中药产业不断取得新的成就，从种植、生产到销售以及质量评价，都变得更加规范化、国际化。但在中药材产业发展的过程中，仍存在一定的问题。

本部分内容总结了中药材生产全过程取得的成绩和存在的问题，从中药的品种、种植栽培、运输储存、加工、外源性污染物、产品后期的快速检测以及全过程的追溯体系多个角度出发，分别阐述了目前中药材生产过程中待解决的问题。

第三节　中药材产业发展相关建议

针对中药材质量监管体系中存在的问题，我们提出以下建议：

1. 加快良种繁育

建立中药材良种繁育技术规程和有专业化的良种繁育基地：加大科研投入力度，开展中药材种质资源调查与鉴别、培育、扩繁研究，加快药材的良种选育，退化品种的提纯复壮工作，建立中药材种子种苗质量标准研究。

2. 完善质量标准

通过实际调查研究，结合实际情况，在《中国药典》基础上，补充、完善中药材质量标准，强化中药材质量研究，完善中药材质量标准及质量评价体系。

3. 搭建合作平台

组织优秀道地药材企业，形成产学研用一体的合作平台，通过多渠道、少环节的方式促进产需对接，形成适应不同情况的经营管理模式。我国已经形成的国家中药材标准化与质量评估创新联盟聚集优势资源，已经形成了良好的示范作用。截至2022年，符合联盟要求并向行业推荐的组织化、规范化、规模化较好的基地总面积超过260万亩，涉及96种药材，218个规模化基地，其中万亩以上规模的基地54个，有的基地已经建立了药材生产全过程可追溯体系，部分基地建设实现了药材产地GMP饮片加工。

4. 加强质量监管

从药材生产、加工、储存、销售等全链条进行质量监管；细化完善相关法律法规，严厉打击中药材市场“掺假”“售假”等违法违规现象，对市场销售的药材要采取可追溯机制。因中药材属于特殊农产品，对药食同源、有毒、大毒等不同中药材采取分类管理，避免一刀切。

5. 强化科研攻关

积极跨界融合，推动中医药临床科研成果转化，科技助力，为提高中药材质量、加强管理注入活力，如土壤改良、病虫害生物防控、基因检测、肥料添加剂创新、采收机械化、药材储存气调养护、可追溯信息平台建设、药材购销云平台搭建、网络培训等。

6. 加强GAP培训

中药材质量提高需要规范化生产，但中药材生产从业人员专业素养普遍不高，需加强规范化培训，提高质量意识，严格按照国家GAP的要求进行培训，积极引导、推广行业内高质量标准的实施，如“无公害栽培”技术、“三无一全（无硫黄加工、无黄曲霉毒素超标、无公害及全过程可追溯）”要求等。针对行业内不同层面的问题，组建专家队伍，加强GAP技术培训，促进经验交流与推广。

第四章　共建共享联盟的诞生与发展

中药材是中医药产业的物质基础。中药产业是以中药材为基础的资源性产业。当前，一些野生药材趋于萎缩枯竭，家种药材产量、价格大起大落，以及盲目引种和不规范化的生产、采收、储存、流通导致的诸多质量问题，都严重伤害、制约了中药产业的发展。

规范化、规模化的现代中药工业需要规范化、规模化的中药农业为基础。国家有关部门倡导的GAP基地企业建设与认证，体现了中药材规范化、规模化生产的现代理念，已为业界与社会普遍接受。目前，规范化生产的中药农业比重还很小，规模也少有万亩以上者。

中药材产业整体质量有待提升，亟须规范。探索形成有效的组织机制及行业模式成为行业的迫切需求。在此背景下，中药材基地共建共享联盟应运而生。

第一节　联盟概况

> 联盟宗旨是以成员单位的中药材资源发展需求及共同利益为基础，引导推进优质、道地药材生产规范化、规模化，促进现代中药农业企业建设，推行中药材生产质量管理规范和药材质量标准化，努力拓展中药农业与中药工业协调发展新格局，探索建立中药材质量、产量、价格可控的现代中药农业生产新型组织体系，促进国家中药产业可持续稳定健康发展。

国家中药材标准化与质量评估创新联盟，前身为中药材基地共建共享联盟，是由原国家食品药品监督管理总局副局长任德权先生，中国中医科学院名誉院长、天津中医药大学校长张伯礼院士，以及云南白药、宛西制药、振东制药、步长制药、天士力制药、康缘药业等知名中药企业共同发起的经济与科技合作平台。

联盟成立的目的是在已有基础上加速推进基础较好、有前景的中药农业企业的现代化发展；加强新型中药农业企业建设实践的交流探讨和经验总结；避免不必要的重复建设，提高现代道地药材基地企业的集中化、集约化程度和建设效率、效益。

联盟秘书处设在天津中医药大学，下设办公室（司库）与业务部，其中，业务部设在中国医学科学院药用植物研究所。

联盟成立之初，筹备组在发起单位的支持下，汇集了发起企业已有的资源基地、工信部和科技部项目支持的基地、药监局GAP论证基地以及专家推荐的药材基地，共计200余个。在此基础上，筹备组经过现场摸底、座谈了解，同时结合企业自身愿望，筛选出符合要求的28家单位。随着联盟影响力不断扩大，申请加入联盟的企业不断增多，经过严格筛选，至2018年，联盟已有70家盟员单位，通过GAP认证的基地有56家，符合联盟要求并向行业推荐的组织化、规范化、规模化较好的基地总面积共143.7万亩，涉及63种药材，99个基地，规模均在千亩以上，其中万亩以上的有29个，部分基地已经建立了药材生产全过程可追溯体系，其中通过土地转移集中实现庄园式管理的有21个，部分基地建设实现了药材产地GMP饮片加工。

联盟围绕着中药材规范化生产、植物保护、饮片炮制、供需对接、药材标准、扶贫、良种繁育等关键环节开展工作，为企业提供技术支持，旨在把中药工业骨干企业的中药材资源需求，聚集到目前规范化、规模化、组织化基础较好，又有发展前景的道地产区药材生产企业，共建共享现代中药农业资源基地。联盟首次提出了“三无一全”的概念，要求盟员单位要率先达到“无硫加工、无黄曲霉毒素污染、无公害，全过程可追溯”的标准，为行业树立标杆。

联盟的历次会议，受到了国家工信部、国家中医药管理局、国家食品药品监督管理总局、科技部、商务部等部委的大力支持，同时与中国医药保健品进出口商会，中华中医药学会中药资源学分会、中国野生植物保护协会药用植物保育委员会等社会组织建立了合作关系。

联盟主席任德权先生组织相关单位和专家以及管理部门开展了一系列活动。比如就人参、黄芪、半夏、红花、甘草、茯苓等药材品种召开小联盟会议，向中药工业企业推荐优质药材，并向中药材种植企业展示在规范化、规模化、机械化方面开展较好的示范企业；组织举办山西省道地药材发展论坛；立项研究中药优质优价政策，等等。这一系列活动就当时急需解决的问题开展工作，并提出解决策略，受到了中药行业的高度关注，获得了社会的广泛认可，促进了中药行业良性发展。

联盟自成立以来，受到了业内广泛关注，申请加入联盟的企业不断增多，联盟队伍不断壮大。基于联盟的宗旨，专家委员会通过严格筛选，只吸纳有一定基础，规范化、规模化种植比较好的中药企业加入联盟，以保证盟员单位提供的药材质量。

为了实现中药材供应稳定、质量稳定、价格稳定，保证中药材产业可持续良性发展，联盟正与政府管理部门、专家学者共同努力，积极探索建立共建共享战略合作伙伴新机制，构建新型工农业长期稳定合作共赢关系。

2021年，为了更加凝练目标，明确方向，规范工作，联盟正式进入国家农业农村

部主导的农业科技创新联盟框架，并更名为国家中药材标准化与质量评估创新联盟。

更名后，联盟仍然坚持“共建共享”理念，即农业企业共同建设基地，工业企业以不同形式共同分享基地资源。联盟以大企业为主体，大品种为抓手，大基地为依托，形成中药材品质提升共识和标准规范并向全国推广，进而推动我国中药材产业升级。

目前，创新联盟已有常务理事、理事、盟员单位共90余家，盟员优质药材基地面积超过260万亩，于19个省、市、自治区建立联络站，下设5个联盟工作组，10个专业委员会（图4–1）。

创新联盟始终秉持着服务国家战略的初心，提高中药材质量，推进行业良性发展。

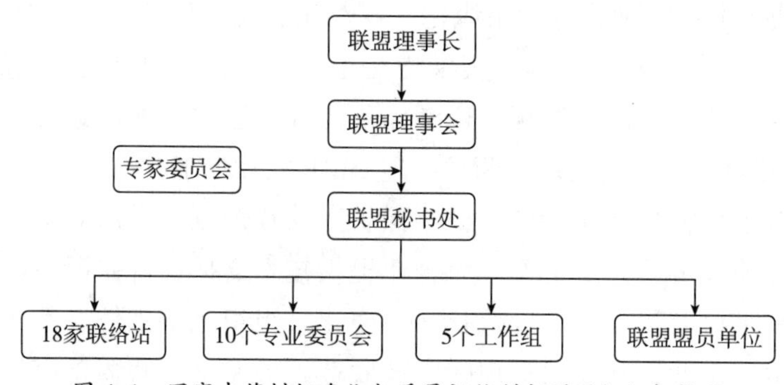

图4–1 国家中药材标准化与质量评估创新联盟组织架构图

联盟专业委员会名单：

植保专业合作委员会

采购经理专业委员会

医院药房主任专业委员会

国医堂馆专业委员会

规范化生产专业委员会

中药农业企业专业委员会

珍稀濒危药材研究专业委员会

医院中医药促进与发展专业委员会

饮片专业委员会

传播专业委员会

联盟联络站名单：

黑龙江省联络站

山西省联络站

湖北省联络站

湖南省联络站

浙江省联络站

福建省联络站

云南省联络站
吉林省联络站
山东省联络站
内蒙古自治区联络站
广东省联络站
河北省联络站
甘肃省联络站
宁夏回族自治区联络站
广西壮族自治区联络站
海南省联络站
川渝联络站
天津联络站

联盟工作组名单：

无公害工作组
植物生长调节剂与药材质量关系工作组
可追溯工作组
黄曲霉毒素工作组
疑难品种工作组

第二节　联盟章程（节选）

第一条　为贯彻落实健康中国战略，加快中医药特色发展，推进中药农业企业现代化进程，实现中药材产业高质量发展，在国家农业科技创新联盟指导下，成立“国家中药材标准化与质量评估创新联盟”，英文名为“National Innovation Alliance for Standardization and Quality Evaluation of Medicinal Materials”。

第二条　联盟是由天津中医药大学和中国医学科学院药用植物研究所共同牵头，联合国内优秀的中药农业企业、工业企业、科研院所及相关单位，共同成立的经济与科技合作平台。

第三条　联盟基本原则：共建、共享、互通、互联、自愿、公平。

第四条　联盟组建宗旨：以成员单位的中药材资源发展需求及共同利益为基础，引导推进优质、道地药材生产规范化、规模化，促进现代中药农业企业建设，推行中药材生产质量管理规范和药材质量标准化，努力拓展中药农业与中药工业协调发展新格局，探索建立中药材质量、产量、价格可控的现代中药农业生产新型组织体系，促进国家中药产业可持续稳定健康发展。

第五条　联盟主要任务：

（一）倡导中药工业企业、中药材科研机构及专家与规范化、规模化生产的中药农业企业合作，共同推进优质、道地药材基地建设。

（二）引导中药工业企业联合优质、道地药材生产企业，共建共享中药材生产基地，提高中药材生产基地的规模化、组织化和集约化水平。

（三）宣传推广经国家相关部门支持或认定的优质、品牌药材，促进中药材产业高质量发展。

（四）根据中药注射剂和品牌中成药生产企业对原料药材的特殊质量要求，组织专家指导中药材生产企业，协助建设符合中药材 GAP 要求的中药材生产基地。

（五）组织专家针对行业发展关键问题开展深入研究，建立包括育种、栽培、植保、采收、储存及质量管控各环节在内的中药材全产业链系列标准，为企业执行国家中药材 GAP 相关政策和标准提供技术支撑，促进科技成果转化。

（六）组织或推荐技术服务专家及团队为企业提供道地药材基地规划论证、优质药材生产技术咨询、中药资源评估等服务。

（七）开展有利于优质道地药材与品牌中成药协调发展、有利于中药农业现代化的政策研究。积极与发改委、工信部、科技部、农业农村部、药监局、国家药典委员会（简称药典委）、国家中医药管理局、林草局以及乡村振兴局等相关部门沟通，建立与政府机构的沟通渠道。

（八）开展中药农业经济与中药农业企业运营管理模式的研究，探索不同形式的基地建设与组织运行模式，促进中药农业组织化、规范化、现代化。

（九）举办中药材基地共建共享交流活动，包括主办全国性中药材基地共建共享交流大会、区域性中药材产销对接、专业性技术培训与交流、单品种专题研讨、中药材规范化生产（含生态种植、野生抚育和仿野生栽培）及基地建设、优质药材品牌与地方特色药材品牌培育等。

（十）建立联盟成员对国家有关政策信息、相关技术性资源和行业发展动态的共享机制以及合理的个性化诉求发布与分享机制。

第六条　联盟接受中华人民共和国农业农村部指导下的国家农业科技创新联盟管理，接受其对联盟的工作审核评估。

第七条　联盟实行理事会负责制。理事会为联盟最高决策机构，讨论和决定联盟重大事项，每年至少召开一次全体会议。

理事会设立秘书处，为联盟常设办事机构。以省（市、自治区）所辖行政区域设立地方联络站，按业务领域设立专业委员会或工作组等二级机构。

第八条　理事会的组成及主要职责：

理事会实行单位理事制，由联盟成员单位推举产生。理事单位应为中药行业内具较大影响力的企事业单位、教学科研单位和社会服务机构。理事单位选派负责人参与理事会工作。

理事会主要职责：

（一）制定和修改联盟章程。

（二）选举和任免理事长、常务副理事长、副理事长、秘书长等。

（三）审定联盟发展规划、年度工作计划、年度工作报告和批准年度财务预算、年终财务决算。

（四）协调成员单位关系，组织策划、承担和实施重大科技任务，督促和检查成员单位承担任务的完成进度。

（五）向政府部门反映行业问题和提出发展建议。

（六）组织联盟成员参加行业重要交流活动。

（七）审定联盟成员单位利益分配和知识产权共享方案。

（八）审议并决策联盟其他重大事项。

第九条　联盟理事会设理事长 1 名，副理事长若干名。理事长单位和副理事长单位选派相关负责人以理事会大会讨论决定出任理事长和副理事长。选派负责人如因工作变更离开原单位，联盟须召开全体理事会议，讨论是否继续出任事宜，并将讨论结果报国家农业科技创新联盟办公室备案。

第十条　秘书处是联盟的常设办事机构。天津中医药大学和中国医学科学院药用植物研究所为联盟秘书处挂靠单位。秘书处办公室设在天津中医药大学科技园发展有限公司。秘书处设秘书长 1 名、副秘书长若干名。

第十一条　专家委员会作为联盟的技术指导机构，由高校、科研院所、中药企业及相关管理部门中药生产与质量管理各环节的知名专家组成。其主要职责：

（一）为（负责提出）联盟战略发展计划提供咨询决策建议。

（二）参与联盟重大科技任务的设计、论证、监督、评审。

（三）参与其他业务性工作的指导。

第十二条　专业委员会是联盟工作实施机构，根据中药材产业技术创新的内容及工作需要，下设若干专业委员会，旨在通过合作攻关，解决中药企业存在的共性问题、关键技术难题、新产品开发和新技术研究等工作。

第十三条　地方联络站是联盟在地方开展工作的联络协调和实施主体机构，由省级行政区域范围内有影响力的高校、科研院所、政府部门、社会组织或大型企业，自愿以牵头单位名义，建立可持续工作机制，经联盟批准而设立。一个省（直辖市、自治区）只设立一个联络站。地方联络站的主要职责：

（一）向联盟汇报域内行业动态，沟通并收集域内企业信息及需求，梳理域内中药材资源及产业情况。

（二）积极主动配合联盟主办的活动，组织该区域人员参与。

（三）在联盟指导下，组织开展域内业务活动。

（四）为域内联盟成员企业发展提供技术指导。

（五）遵守联盟规定，接受联盟监督。

（六）负责联盟交付的其他事项。

第十四条　凡承认本章程，认同并履行联盟相应定位、职责及义务分工的中药农业企业、工业企业、饮片企业、科研院所和其他从事中药材产业的相关经济主体，均可申请成为联盟成员。须具备下列条件：

（一）经国家及省级、地市级政府相关部门批准且证照齐全的法人单位，从事中药材规范化种植或中成药、中药饮片、中药保健品的生产企业与相关科研机构、高校或事业单位。

（二）具有承担科技创新工作任务或持续稳定供应销售优质中药材的基本条件。

（三）遵守国家法律法规，具有强烈社会责任感和团队协作精神，自愿共享相关科技资源和平台、基地等设施设备。

第十五条　加入联盟应首先由本单位提交入盟申请和单位相关资料，经联盟秘书处审核通过后，入盟申请单位与联盟签订入盟协议书方可加入联盟。

第十六条　联盟理事单位连续 2 次无故不参加理事会会议或不派授权代表参加理事会会议，视为自动退出联盟理事会。

第十七条　联盟成员的权利：

（一）有选举权和被选举权。

（二）对联盟事宜有知情权、监督权和表决权。

（三）参加联盟（相关）举办的相关活动，承担联盟相关研究任务的权利。

（四）共享合作项目所取得的知识产权及收益，共享比例按贡献大小决定。

（五）共享联盟优惠政策及信息服务。

（六）加入或退出联盟自由。

第十八条　联盟成员的义务：

（一）遵守国家法律、法规，遵守职业道德规范。

（二）遵守联盟章程，履行联盟规定，执行联盟决议，保守联盟秘密，维护联盟权益。

（三）积极参加联盟活动，努力为联盟发展做贡献。

（四）共享联盟科技资源和科技平台、试验基地等。

（五）主动合作，磋商交流，开放发展。

第十九条　按照国家有关规定建立严格的财务管理制度，接受上级有关部门的监督检查，并接受第三方的独立审计。

第二十条　按国家财务管理规定使用国拨经费；重大科研任务经费按照有关专项管理办法执行；联盟运行费使用由秘书处按年度预算执行。

第二十一条　联盟经费用于本章程规定的业务范围和事业发展，不得在成员中分配，联盟专职工作人员的工资和保险、福利待遇参照国家有关规定执行。

第二十二条　联盟经费来源：

（一）联盟成员单位缴纳的入盟费。

（二）在核定的业务范围内开展活动或服务所形成的资产。

（三）接受的各类捐赠。

（四）其他合法收入及其形成的资产。

第二十三条　联盟资产管理权属于原有成员单位，联盟的资产任何单位、个人不得侵占、私分和挪用，资产的管理执行国家规定的财务管理，接受理事会的监督。

第二十四条　联盟内知识产权原则上属于原创新主体所在的单位，形成的重大科研成果，在联盟内申报国家奖励等过程中，需要通过联盟进行组织，按照知识产权所实现的价值大小进行排名和分配。本章程所称知识产权，指所有联盟成员共同拥有（或部分联盟成员共同拥有）的专利权、著作权、计算机软件著作权和技术秘密等。

第三节　联盟取得的成果

自 2013 年成立以来，联盟在相关部委、行业组织、企业以及专家学者的支持下，开展了一系列活动，取得了一系列成果，推动了行业规范化发展，促进了科技成果转化，提高了中药材质量。主要体现在推动 GAP 修订与实施、提升药材品质、搭建共建共享平台、完善相关法规、促进乡村振兴。

一、推动我国 GAP 的修订与实施

2012 年，相关部门开始推动中药材 GAP 的修订，联盟于 2013 年成立以后，在任德权副局长和张伯礼院士的带领下，主动征求企业意见，积极组织专家着手修订 GAP。联盟秘书处——中国医学科学院药用植物研究所承接了药监局修改 GAP 的任务，陈士林研究员、陈君教授、魏建和研究员等联盟专家一起参与了 GAP 的修订工作。

GAP 认证制取消后，联盟又积极探索备案制，多次组织会议进行研讨，并开展了关于备案制的培训。

2022 年 3 月，新版 GAP 发布以后，联盟快速反应，主动宣传，并邀请联盟副秘书长魏建和研究员连续 3 天以直播的形式开展线上培训，解读 GAP 主要条款和规范化种植理念。

2022 年 4 月 2 日，由国家中药材标准化与质量评估创新联盟组织的“新版 GAP 培训方案研讨会”以腾讯会议的形式在线上召开。国家中医药管理局科技司陈榕虎副

司长、国家药监局药品监管司刘春处长受邀出席了会议，联盟常务副理事长孙晓波，联盟副理事长吴海东、杨弘、陈士林，联盟副秘书长魏建和、郭巧生、元四辉、于志斌、李文艳，可追溯工作组赵润怀、焦炜、魏胜利，中国中医科学院中药资源中心郭兰萍，中国医学科学院药植所王文全，联盟云南省联络站、湖南省联络站、湖北省联络站、山东省联络站、内蒙古自治区联络站、宁夏回族自治区联络站、川渝联络站等部分联络站负责人，以及同仁堂、康缘药业、宛西制药、上海药材、中新药业、九芝堂、寿仙谷等中药工业企业、基地企业代表共 70 余人参加了会议。

会上，大家就 GAP 培训的内容、形式、目标等进行了深入探讨。工业企业、基地企业代表也纷纷从企业角度提出了针对 GAP 培训的意见建议。大家一致认为，新版 GAP 的发布对于整个行业的规范化发展和中药材质量的提升将起到推动作用，联盟的作用是将 GAP 的高标准、严要求，通过宣讲、培训等途径实现可推广、可落地。联盟应当充分利用专家资源，配合药监部门，根据工业企业、农业企业等不同的对象类型，找准行业关键点，制定相应的培训内容，鼓励并帮助“三无一全”等基础扎实的农业企业，率先执行 GAP 要求，积极树立第一批标杆企业。

2022 年 4 月 17 日至 5 月 22 日，联盟组织了为期超过 1 个月的大规模 GAP 免费培训班。这是自新版 GAP 发布以来，联盟组织举办的首次 GAP 高级培训班，是行业内第一次大规模、规范化、系统性组织的高级培训班。

国家药监局、国家中医药管理局、农业农村部以及林草局领导下的中国野生动植物保护协会的相关领导专家出席了此次培训班，并详细介绍了 GAP 所涉及相关领域的政策，充分彰显了各方对此次培训班的高度重视。

联盟规范化生产专业委员会、植保专业合作委员会、传播专业委员会相互配合协调，共同策划，联盟还邀请了来自中国医学科学院药用植物研究所、中国中医科学院中药研究所、中国食品药品检定研究院、天津中医药大学、河南中医药大学、长春中医药大学、南京农业大学、甘肃农业大学、云南农业大学、山东农业大学、新疆农业大学、江西省林业科学院 12 家科研院所的专家参加了授课。

在学员方面，培训班定位为高级培训班，主要包括各科研院所、中药材生产企业、各地方药监部门的高级别专家、学者、企业高管及监管部门负责人员。

本次培训班组织形式严格，虽然受到疫情的影响，不能线下开课，但联盟通过技术手段，实现了封闭式线上培训，严格控制人数，从近千名报名人员中，从地域代表性、单位代表性、人员职称等方面权衡考虑，最终遴选出 300 名学员，依靠考勤和答题情况进行综合评定，对表现优异的学员颁发结业证书。

通过此次培训，联盟也从学员反馈的问题中整理了行业对 GAP 关心的话题，如 GAP 药材能否优质优价的问题，是否会集采，新旧 GAP 基地如何有效衔接，农田、耕地与药材用地关系问题，延伸检查如何实施的问题，采收加工设备与科技成果转化的问题，GAP 标识的问题以及 GAP 执行的系列细节问题。联盟针对这些问题开展相应工作。此次培训班达到了预期效果，产生了良好的社会反响。

为了响应 GAP 的落地，2022 年 4 月 22 日，联盟以培育 4 年的“三无一全”优秀药材基地为基础，认真遴选，经过与企业沟通后，初步选定了 7 家基地企业，涉及 10 个品种（包括 1 个重复品种），作为联盟第一批新版 GAP 的重点培育单位，并向社会公布。

具体名单如下：（按照“三无一全”申报年限排序）

上海市药材有限公司——西红花

云南白药集团中药资源有限公司——砂仁、重楼

陇西奇正药材有限公司——甘草、黄芪

格尔木亿林枸杞科技开发有限公司——枸杞

浙江寿仙谷医药股份有限公司——铁皮石斛、灵芝

云南信南山农业发展有限公司——重楼

甘肃九州天润中药产业有限公司——当归

在联盟开展的一年一度关于“三无一全”基地核查过程中，联盟组织专家对以上 GAP 重点培育单位进行现场指导，严格按照 GAP 要求审查，对企业提供帮扶服务，并提出改进措施和建议，协助企业提升管理水平和规范化程度。

二、推动我国中药材品质提升

联盟工作的 10 年，见证了中药饮片质量的提升。据统计，我国中药饮片合格率从 2013 年的 64%，到 2014 年的 68%，2015 年的 75%，2016 年的 77%，2017 年的 84%，2018 年的 88%，2019 年的 91%，2021 年的 98.4%，呈现逐年提升的态势。这也正好是行业共同努力的 10 年。

提升中药材质量是联盟工作的核心。为此，联盟经过多年探索，召开了红花、甘草、黄芪、玄参、防风等一系列单品种专题研讨会，聚焦行业专家逐一解决生产过程中的问题，包括病虫害防治、生物防控、植保产品研发、突破连作障碍等。

标准是评价质量的尺子。经过多年实践，2018 年，联盟结合中药材质量常见问题，总结提炼，提出优质药材标准——“三无一全”优质品牌。联盟在 4 年推广的基础上，不断总结经验，于 2021 年在中华中医药学会申请团体标准，已经立项。

目前，创新联盟已认定 71 个“三无一全”品牌基地，涉及 50 个企业，42 个品种，26 个省区。

全过程可追溯是“三无一全”的重要元素，联盟成立了可追溯工作组，由中国中药协会中药追溯专业委员会理事长赵润怀担任负责人，同时，新望本草、道地良品等可追溯系统技术支持单位也积极为联盟提供服务，助力联盟推进可追溯体系的建设。在联盟各省联络站的积极推动下，云南、浙江、福建、上海、天津等地纷纷推进追溯体系建设，为规范行业，提升药材质量创造了条件。

中药材品质提升，不光在管理、在标准，也要依靠科技投入。种子种苗，良种繁育是优质药材的前提条件。中国中医科学院中药研究所陈士林团队通过多年工作，搭建的三七种子资源圃收集种质材料突破1万份，为西南最大的人参属种质资源圃，常年保育面积100亩以上。种质覆盖三七所有变异类型，包括茎、株高、块根、休眠芽、花序、叶、果实、抗性等。团队基于丰富的种质资源材料，历时20余年，先后采用系统选育和分子辅助选育方法成功选育三七新品种6个，其中2个获国家植物新品种权，终结了三七没有品种的历史。培育出的“苗乡1号”，对根腐病表现出显著的抗病性。“滇七1号”主要性状表现为茎秆颜色为紫色，田间抗性高；“苗乡1号”主要性状表现为茎秆颜色为绿色，与自然栽培群体相比3种皂苷（三七皂苷R1、人参皂苷Rb1和人参皂苷Rg1）含量高且高产。随后，利用系统选育方法培育出“滇七2号”“滇七3号”“苗乡3号”“苗乡4号”“苗乡5号”等多个三七新品种（良种），极大推进了中药材品质的提升。

陈士林团队还开展了天麻、猪苓、黄精无公害种植和天麻品种选育工作；选定生态环境良好的区域建设中药材无公害种植示范基地，充分利用中药材无公害种植技术，构建无公害种植标准体系；提升略阳天麻、略阳猪苓、略阳黄精的品牌价值，提高了略阳中药材在全国的知名度和影响力。

三、搭建全产业链交流平台

中药材产业链很长，涉及种子种苗、种植加工、采购、仓储物流、饮片炮制，这期间又涉及机械化、植保、信息化建设，等等。而我国中药材种植长期以来存在多小散乱的现象，各方信息交流不畅，农户希望在科学规范的指导下种植中药材，工业企业和医院希望用合理价格采购到合格药材，公众希望得到有质量保障的中药材产品，监管部门则希望获得准确数据，科研院所希望将科研成果转化成生产力，而农业企业则希望尽快解决技术问题，但是由于缺少一个相对完整的组织或机制，中药材行业发展缓慢。

联盟的建立，将优秀药材农业企业、工业企业、科研院所、政府监管部门聚集起来，搭建了一个经济与科技合作的平台，采用共建共享、互通互联的机制，融合发展，不但促进了药材资源方面的共建共享，而且促进了科技成果方面的共建共享。

10年间，联盟服务的企业逐年增多，专家队伍不断壮大，在此基础上，联盟搭建了“国家中药材产业大数据与智能服务云平台”。目前，联盟已经纳入规范化中药材基地超过260万亩，96个中药材品种，涉及218个基地，其中超过1万亩的基地54个。

10年来，历届联盟交流大会和专题会议为全产业链各环节提供了重要的交流，同时，也促进了跨部门、跨地区、行业的交流合作。

四、促进我国中药材管理政策逐步完善

联盟针对中药材饮片质量问题成立了“疑难品种工作组”，先后举办了多次研讨会，组织药材采购经理与质量检验人员就难以达到药典标准的药品进行讨论，并与药典委员会领导沟通。

疑难品种工作组自2016年开始持续关注行业疑难品种疑难项相关工作，工作组聚焦全国中药材、中药饮片质量疑难品种，汇总全国多家企业质量疑难相关信息，磋商质量解决方案。迄今为止，先后通过中药材基地共建共享联盟、上海中药行业协会向药典委提交了《〈中国药典〉（2015年版）反馈意见汇总》《〈中国药典〉（2015年版）修订意见与建议》《〈中国药典〉（2015年版）质量疑难品种及问题说明》三个疑难品种问题说明。随着《中国药典》（2020年版）的执行，疑难品种工作组对提交的问题说明进行了信息更新，其中浙贝母、半夏、苦杏仁、牡蛎、穿心莲、莲子心、枸杞子、连翘8个品种的疑难项在2020年版《中国药典》中已被修订，茜草品种的含量测定指标部分修订；经过药典委官网信息搜集已知，目前已有狗脊、前胡2个品种被列为2021年度国家药品标准提高课题目录（品种）。但如拳参、鳖甲、龟甲浸出物难合格，前胡、茜草的含量指标难合格，地骨皮、蜂房灰分难合格等部分品种仍为行业、企业共性问题，疑难工作组将会继续跟踪。

五、促进乡村振兴建设

中药材产业是扶贫与乡村振兴重要的抓手。联盟高度重视扶贫和乡村振兴工作，依托专家、企业单位，有力支撑了扶贫工作。联盟理事长张伯礼院士高度重视中药材产业扶贫工作，深入人参等中药材大品种扶贫基地，带领联盟开展工作，把整个中药材作为精准扶贫的重要抓手，取得了诸多成绩。

药植所自建所以来始终坚持科技扶贫和乡村振兴战略，充分发挥所内岗位专家的引领作用。2018年，联盟与工信部联合举办扶贫推进会，2019年与国家中医药管理局联合举办扶贫工作会“一县一品”扶贫基地展，2020年在成都联盟大会举行扶贫工作的推进会等。多年来，联盟一直致力于利用联盟的资源扶持和支持扶贫工作，得到政府、社会的广泛认可。好医生耿福能董事长获得了2018年度全国脱贫攻坚战奉献奖。振东中药材产业扶贫模式入选国家扶贫十大案例。2014年，全国产业扶贫现场会在平顺召开，在行业起到了很好的引领作用，药植所也获得了卫健委有关扶贫工作的感谢信，李玉院士在全国脱贫攻坚战总结大会上获得十大楷模称号。为了进一步表彰联盟扶贫工作，联盟对扶贫工作有突出贡献的企业和单位进行了表彰。

药植所作为联盟秘书处，在全国扶贫工作中发挥了重要作用，重点对革命老区、少数民族地区，以及卫健委、工信部、海关总署、审计署等这些部委定点的扶贫县，重点开展了扶贫。为此，中国医学科学院专门设置300万元的扶贫专项基金，并设立

科学家扶贫专项奖励，同时成立了专门的扶贫机构，助推了以中药材为抓手的精准扶贫工作。到2021年，药植所通过各种类型合作完成精准扶贫项目62项，涵盖了全国14个省和自治区，36个县，合同总金额3471万，实际产生的经济效益超过10亿元人民币。

药植所全面支撑部委的扶贫工作，特地设立卫健委中药材产业扶贫专家辅导组，聘请肖培根院士和黄璐琦院士作为专家指导组总顾问，孙晓波所长作为专家指导组组长开展中药材扶贫工作，得到了中华人民共和国审计署的表彰。

卫健委定点帮扶了4个县，编制了生产技术规程等内容，制作口袋书，对当地的扶贫开展有效的人员培训，包括技术培训。2021年，药植所新增县域合作项目，与4个县进一步加强了密切的合作。另外，山西振东健康产业集团有限公司在整个扶贫工作中承担了巨大的任务，公司共投入5.6亿元在平顺实施了50万亩中药材标准化基地建设项目，形成了以党参、柴胡、黄芪为主，草本中药材种植基地达到8万亩，木本的中药材种植基地达到42万亩，成效显著。广州市香雪制药股份有限公司立足于中药产业链的优势，加大扶贫工作，在宁夏、山西、云南、贵州、四川、广东都做了大量的工作。九信中药集团有限公司建立基地产业乡村振兴合作模式，包括公司＋合作社、基地＋农户的模式，10年来共投资近7亿元，建设基地5万亩，包括28个中药材种植加工基地，受益农户达到5万余人，在全国扶贫工作会上受到了表彰。上海药材有限公司在安徽、四川、贵州、宁夏、湖南等药材产区建立了相关的基地，即定制药园。盛实百草药业有限公司也积极响应国家的扶贫号召，先后在吉林、甘肃、山西、贵州、新疆等地通过中药材无公害种植等方式，开展扶贫工作。仲景宛西制药股份有限公司在产业扶贫、基地扶持、包村帮扶就业扶贫等方面做了大量工作，产生了显著的效果，在当地起到了带头模范作用。四川新绿色药业科技发展有限公司，在四川实施4个县、1个镇和5个村的扶贫工作，带动了四川中药材种植面积近2万亩，公司在云南、贵州等地的贫困地区也开展了中药材种植工作，建立了四川省外的中药材扶贫基地千余亩。福建柘参生物科技有限公司在扶贫工作上也发挥了重要的作用，其在太子参等方面开展了大量的扶贫工作，获得了扶贫贡献奖等荣誉。此外，湖北省荆楚药材研究院带领相关企业开展了大量扶贫工作。

下一步联盟将重点从以下五个方面继续加大推动乡村振兴工作：

1. 对接市县、乡村振兴的需求，甚至可以进一步延伸到镇，在扶贫县合作的基础上面向市县，明确技术、销售、加工等方面的需求，号召科研机构、企业进行有机无缝对接。

2. 以做强中药产业为重点，推进乡村振兴，通过政策方面的引导，多维度支持县域发展中药产业，防止已经摘帽脱贫的地区返贫，让未来乡村振兴战略可持续发展。

3. 发展中药主题乡村旅游，药用植物园休闲服务，在粤港澳大湾区、长三角、京津冀构建国家药用植物园体系。

4. 进一步落实中药材的集中采购，调动医院药房主任专业委员会、采购经理专业委员会、饮片专业委员会、医院中医药促进与发展专业委员会的积极性，号召采购乡村振兴基地的中药材，5 个专业委员会共同发力来助推乡村振兴战略。

5. 加强农村建设，体现总书记“两山”理论，在中药材基地建设过程中，不鼓励大规模的土壤改良，而是从生态文明角度去推动中药材相关产业的发展。

第五章　中药材产业的未来发展

中药材产业的发展离不开对中药材质量和供求方面的要求。为了促进中药材产业标准化、规范化发展，我国在相关法律法规和政策上对中药材产业多有支持，如《中医药法》《“健康中国 2030”规划纲要》等。随着我国经济社会的发展和人们对健康的不断追求，中药的需求量不断增加，中药材种植面积也逐年增加。

2019 年的新版《药品管理法》提出“四个最严”的监管规定，迫使企业不敢生产和销售假劣药品，法律对药品严格的质量监管要求也促使企业强化对中药材及饮片的质量要求。中药材产业在追求经济效益和遵守国家法律法规的双重要求下，必须紧抓产品质量，构建全过程质量管理体系，使中药材及饮片的质量与效益同步增长。2019 年，国家药品监督管理局在全国开展了新一轮的中药材及饮片的监督检验工作，结果显示我国中药材及饮片的质量检验平均合格率为 91%，我国中药材产业落实质量要求有所成效。

2022 年新版 GAP 的发布，以及国务院发布的《“十四五”中医药发展规划》（简称《规划》），从技术层面、法规层面为中药材产业高质量发展提供了范式和发展方向。

《规划》中提到要从四方面推动中药产业高质量发展。

1. 加强中药资源保护与利用

支持珍稀濒危中药材人工繁育。公布实施中药材种子管理办法。制定中药材采收、产地加工、野生抚育及仿野生栽培技术规范和标准。完成第四次全国中药资源普查，建立全国中药资源共享数据集和实物库，并利用实物样本建立中药材质量数据库，编纂中国中药资源大典。

2. 加强道地药材生产管理

制定发布全国道地药材目录，构建中药材良种繁育体系。加强道地药材良种繁育基地和生产基地建设，鼓励利用山地、林地推行中药材生态种植，优化生产区域布局和产品结构，开展道地药材产地和品质快速检测技术研发，集成创新、示范推广一批以稳定提升中药材质量为目标的绿色生产技术和种植模式，制定技术规范，形成全国道地药材生产技术服务网络，加强对道地药材的地理标志保护，培育一批道地药材知名品牌。

3. 提升中药产业发展水平

健全中药材种植养殖、仓储、物流、初加工规范标准体系。鼓励中药材产业化、商品化和适度规模化发展，推进中药材规范化种植、养殖。鼓励创建以中药材为主的优势特色产业集群和以中药材为主导的农业产业强镇。制定实施全国中药饮片炮制规范，继续推进中药炮制技术传承基地建设，探索将具有独特炮制方法的中药饮片纳入中药品种保护范围。加强中药材第三方质量检测平台建设。研究推进中药材、中药饮片信息化追溯体系建设，强化多部门协同监管。加快中药制造业数字化、网络化、智能化建设，加强技术集成和工艺创新，提升中药装备制造水平，加速中药生产工艺、流程的标准化和现代化。

4. 加强中药安全监管

提升药品检验机构的中药质量评价能力，建立健全中药质量全链条安全监管机制，建设中药外源性有害残留物监测体系。加强中药饮片源头监管，严厉打击生产销售假劣中药饮片、中成药等违法违规行为。建立中成药监测、预警、应急、召回、撤市、淘汰的风险管理长效机制。加强中药说明书和标签管理，提升说明书临床使用指导效果。

可以预见，“十四五”期间的中药材产业，必将围绕这些目标和任务发展。

第一节 “十四五”中药材产业发展趋势

一、道地药材发展提速，优质中药材需求持续增强

道地药材是我国传统优质药材的代表，发展日益受到重视。一是随着“健康中国”战略的深入实施，人民健康需求发生改变，中药材质量和安全性成为关注的焦点。2021 年国务院印发的《关于加快中医药特色发展的若干政策措施》，提出“实施道地中药材提升工程”，是继《全国道地药材生产基地建设规划（2018—2025 年）》后又一利好政策。二是受我国预计 2021 年年底进入深度老龄社会，比预测时间提前 4 年的影响，对老年人慢性病防控和健康促进方面的关注度会逐步提升，将使道地药材需求更旺。三是新冠疫情在全球蔓延，中医药成为抗击新冠疫情的主力军，表现卓越，使得道地药材更受认可。预计未来 5 年，优质道地药材的需求会持续增强。

二、市场供求错位日趋严重，供给侧改革势在必行

中药材生产的供给侧存在着发展不平衡和不充分的问题，供过于求和供需错位现象日趋突出，粮食价格的低迷和乡村振兴的发展，促使中药材种植面积呈现井喷式增长，而中药材供需又缺乏权威统一的信息发布渠道和制度，供需脱节导致跟风种植现

象严重。坚持高质量发展是我国经济工作的根本要求，重规模求速度的中药材产业旧模式已不适应目前的发展形势，重质量求效益的新方向是必然选择。中药材产业高质量发展应该以需求为导向进行供给侧改革，真正实现中药材产业的“有序、安全、有效”。在助推乡村振兴的道路上，中药材产业的供给侧改革势在必行。

三、生态种植成核心生产方式，接续助力乡村振兴

在“不向农田抢地，不与草虫为敌，不惧山高林密，不负山青水绿”的中药生态农业“四不宣言”的指导下，越来越多的中药材正开展生态种植模式的研究与实践，在欠发达地区推广林下种植、拟境栽培、野生抚育等生态种植模式，正在乡村振兴中发挥积极作用，更是“两山理论”的生动实践。2020 年，《国务院办公厅关于防止耕地“非粮化”稳定粮食生产的意见》发布后，在森林、草原、宜林荒山荒地荒滩、退耕还林地等区域开展林草中药材生态种植更成为中药材生产的首选模式。同时，陕西、云南、甘肃、福建等地陆续出台深化落实《中共中央国务院关于促进中医药传承创新发展的意见》的举措，明确提出推进中药材生态种植的具体目标。国家中医药管理局在各省设立《道地药材生态种植及质量保障》项目，全国农业技术推广服务中心也要求各省组织实施中药材生态种植技术集成与示范推广。可以预见，生态种植作为中药材的核心生产方式，将在乡村振兴中大放异彩。

四、药食同源类持续增长，“替抗生素”带来重大机遇

2010—2019 年，109 个“药食两用”品种（含 9 个试点品种，不含大枣和赤小豆）贡献了中药材 80.06% 的需求增长。药食同源产品多样化、时尚化，更加迎合年轻人需求，包括咖啡、甜品、饮品、燕麦稀、黑芝麻丸等新品不断。2020 年，国内中药保健品主要电商平台的销售量达到 4.34 亿件，销售额 229 亿元，同比增长 94.69%，药食同源产品需求持续增加。

此外，自 2020 年 1 月 1 日起，我国全面停止除中药以外的促生长类药物饲料添加剂的生产和进口，“替抗生素”中药类饲用产品需求势必持续增长。据推算，在未来 5 ～ 10 年，饲用产品对中药资源的需求量将远超过目前人用量，所涉及中药材的需求量将迎来新的持续增长。

五、追溯体系建设加快，“互联网 +”浪潮涌现

应用以大数据、物联网、区块链等为核心的“互联网 +”信息技术，解决产业内信息不对称的问题，为产业升级转型赋能已成为趋势。2019 年商务部等七部委联合印发《关于协同推进肉菜中药材等重要产品信息化追溯体系建设的意见》，2020 年《国家药监局关于促进中药传承创新发展的实施意见》提出“推动相关部门共同开展中药材信息化追溯体系建设”，质量追溯体系建设已成为中药材产业“互联网 +”的实践典范，

同时，在供需管理、种植监测、仓储管理、质量追溯，以及信息分享等环节都具有广阔的发展空间。中药资源动态监测网、中药材天地网等一批网络平台，正积极探索种植技术、供需信息等信息发布的新模式和新途径，取得了显著成效。

第二节　“十四五”中药材产业发展建议

一、推进生产布局，因地制宜发展道地药材生产

《全国道地药材生产基地建设规划（2018—2025年）》的细化和落实正在进行，各地中药材生产和布局仍然存在一定的盲目性，建议进一步加快道地药材生产布局。首先，依据规划和中国中医科学院中药资源中心牵头制定的《道地药材标准汇编》一书，因地制宜选择品种，并制定出台切实可行的产业优惠和保护政策，杜绝盲目引种和扩充产区，引导非道地产区逐步退出道地药材生产；同时，利用第四次全国中药资源普查成果，建立中药动态监测网络和种质资源保护体系，划定野生道地药材资源保护红线区域，进行保护和资源恢复，实现资源的永续利用。其次，建议把中药材生产统计纳入国家常规统计制度中，以中药材主产区为主要区域，以大宗、常用、道地药材为主要对象，建立全国中药材生产统计平台，服务宏观决策和生产规划。再次，加大对种植基地的支持力度，加强示范引导和宣传力度，优先支持中药企业自建基地、专业合作社等有稳定销路的道地药材生产基地，达到在原有基地基础上提质增效，避免人为的盲目扩大生产；针对当前部分传统知名道地药材受经济效益影响出现萎缩的情况，开展适度恢复。最后，加强对中药材产业发展的指导，缓解生产分散决策导致的总产量和价格大幅度波动，推动建立以优质优价为导向的价格形成机制。

二、加强种子种苗商品化和育繁推建设，推动种业实现“四化一供”

“一粒种子可以改变一个世界”几乎成为全球种业人的共识。正处于起步阶段的中药材种业，需要稳步向现代农作物种业体系看齐，做大做强种业需要做好以下几方面内容。

1. 提高种子种苗商品化率

种子种苗存在巨大的市场需求，尤其是大宗常用、药食同源类是未来中药材需求的核心品种。建议重点围绕此类品种进行布局，以单品种树立品牌，稳步拓展种类，提高种子种苗商品化率。

2. 建设“育繁推一体化”示范基地

开展中药材种质资源保护、可持续利用示范区建设，保护产业发展赖以生存的道地药材种质资源。在道地产区布局建设“育繁推一体化”示范基地，配备种子检测仪

器，具备制种、种子加工、质量检测的综合能力，打造稳定的制种能力。

3. 构建中药材 DUS 植物测试指南体系

制定测试指南编制守则，由易到难、分批次逐步制定一批测试指南。积极申请植物新品种权保护，推动中药材纳入非主要农作物登记。

4. 加强法制建设

尽快出台《中药材种子管理办法》，明确种子品种登记制度，保护育种者权益，规范生产经营过程，从源头保障中药材质量。

总之，未来一段时间内，需要进一步加强扶持，推动市场健康发展，早日实现中药材种业的“四化一供”。

三、保障种植用药安全，加快推进专用农药登记工作

在登记中药材农药种类上，应以高效、低毒、环境友好为标准，简化审批程序，加快登记进程，解决中药材生产无药可用的问题。

1. 加强以特色小宗作物用农药登记方式的中药材农药登记管理，进一步加强用药情况调研，形成有害生物目录，完善和细化中药材药效试验群组名录；结合生产区划研究，遵循道地性要求，编制中药材用药登记药效试验区域指南；完善中药材残留试验群组分类，选择常用中药材中残留量高的作为代表中药材。

2. 农药管理部门可以适当简化中药材农药产品审批过程，对于已在其他农作物上使用的低毒农药产品，如需扩大到中药材上使用，登记主体只需要提供田间药效试验报告、针对中药材的安全性报告，以及在药用部分的残留报告等资料，审查通过即可获产品登记。

3. 地方政府可根据地方特点，设立专项资金，组织中药材用农药产品筛选，筛选一批对本地中药材病虫草害防控有效、对中药材本身安全的农药产品以备登记。

四、研究与实践并重，推动中药生态农业理论和技术研究

中药生态农业的产业化虽然有所发展，但还是处于初级水平。

1. 要开展规划研究，明确全国中药生态农业总体布局，制定各地主要的中药生态农业模式与配套技术，避免由于自然环境和社会经济条件的千差万别而导致发展的不确定性和盲目性。如确定林草中药材生态种植的适宜区域和范围、加强拟境栽培理论研究等。

2. 推进实用技术和装备研究。加强优良品种选育、生态种植模式、病虫害综合防控、生物肥料及生物农药开发等技术的研究。同时走适度规模化之路，农机农艺结合，实现移栽、收获等关键环节的机械化。

3. 推进标准化进程并加强示范。大力推进中药生态农业的标准化，制定符合不同区域中药材生长特点和生产模式的生态种植技术规范，在生产中尤其在欠发达地区加

以推广使用，形成别具特色的中药生态农业小镇。

4. 积极推动中药材生态种植技术纳入农业农村部和地方的农业主推技术名单，并通过政府支持政策的出台，加强生态种植技术立项支持。

五、加强应用示范，促进中药材流通追溯体系建设

随着全国中药材和饮片质量监管力度的不断加大，中药材原料生产环节的地位不断上升，中药企业和第三方服务平台正不断增加对中药材生产环节的投入，推动中药材流通追溯体系的建设进程。要实现全产业链的可追溯，加强种植源头的质量管理，实现追溯体系向种植端前移是建设全产业链追溯体系的关键。中药产业具有“链条长、范围广、问题多”的特征性质，实质上是一个药品市场嵌套一个资源市场（类似于农林产品市场），这种产业形态非常独特。

因此，建议：一是加强应用示范，兼顾种养、加工、收购、储存、运输、销售等追溯信息的同时，更要关注中药材的药品属性；影响中药材质量的关键要素，如基原准确性、是否使用禁限用农药、是否抢青采收等，也是追溯至关重要的环节。二是政府推动追溯的同时，生产和经营者更应该承担起中药材质量把控的主体责任，尽快连入全国中药材供应保障平台等已有的一体化追溯系统，降低企业系统研发成本，提供各环节的追溯信息，加强风险防范意识。

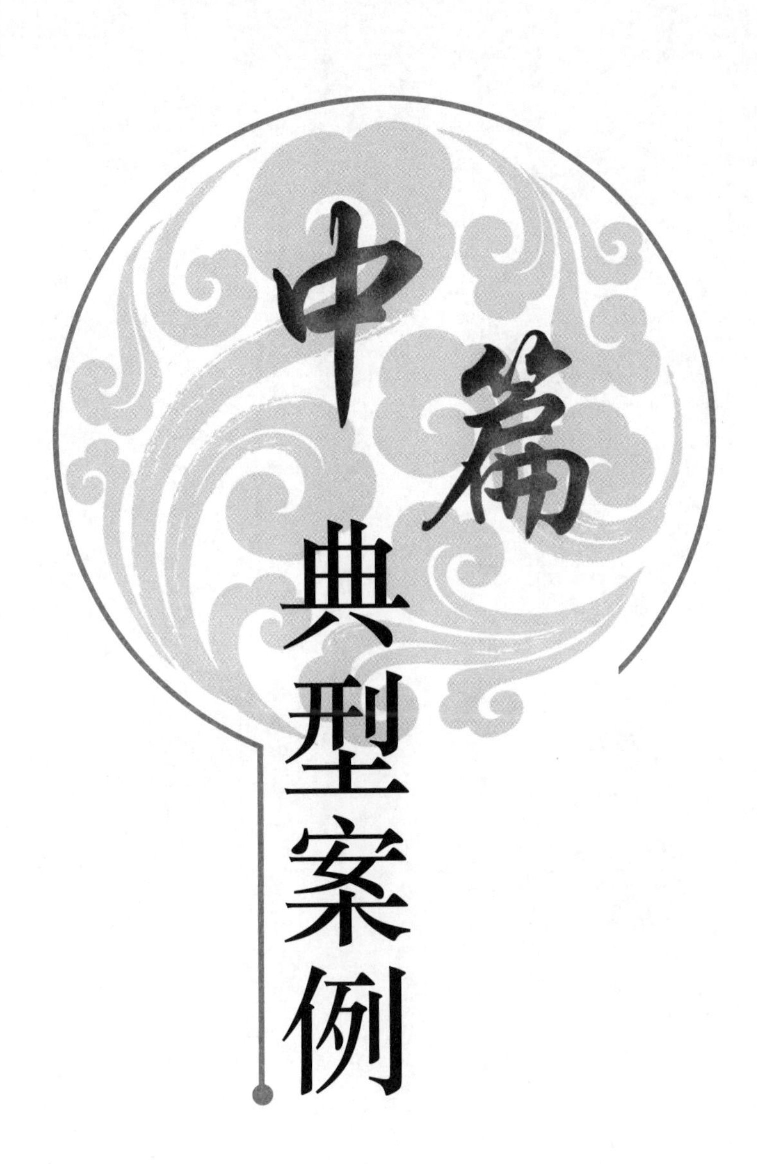

中篇 典型案例

第六章 “三无一全”品牌建设

为使联盟盟员单位生产的中药材形成行业品牌优势，引领中药材行业高质量发展。2018年联盟首次提出了“三无一全”的概念，要求盟员单位的中药材要率先达到“无硫黄加工，无黄曲霉毒素超标，无公害（包括无农残超标、无重金属超标、无使用生长调节剂促进采收器官的生长），全过程可追溯”的标准。“三无一全”的提出，顺应了时代的发展和社会的需求。

第一节 “三无一全”品牌的诞生

2018年1月22日，由联盟主办，保和堂（焦作）制药有限公司承办的“实现中药材无硫加工、无黄曲霉毒素、无高毒农药及全程可追溯，迎接新时代GAP推进会”在河南省郑州市和焦作市两地召开，来自全国各地中药材研究领域高校和研究院所的专家学者、100余家企业代表、媒体等共计240余名嘉宾参加会议。推进会就提高中药材质量，推进中药材规范化安全生产、中药材种植过程中的有害生物绿色防控等主题开展了深入交流研讨。

时任联盟秘书长孙晓波研究员主持会议，时任联盟主席任德权进行开场致辞和会议总结，国家中医药管理局科技司副司长周杰、中国食品药品检定研究院中药民族药检定所副所长孙磊、联盟副秘书长魏建和、联盟植保专业合作委员会（简称植保专委会）主任委员陈君、规范化专委会主任委员郭巧生、专委会秘书长兼湖北省联络站主任王沫等嘉宾在会议上先后做了主旨演讲。

几年来，中药材基地共建共享联盟得到了国家工信部、国家食品药品监督管理总局、国家中医药管理局等有关部门的支持，培育出一大批中药材规范生产企业，中药材质量整体水平得到提升。但部分药材仍存在熏硫、黄曲霉毒素超标、高毒农药残留、重金属超标等问题。以当前的技术水平，部分盟员企业的部分中药材品种已达到“三无一全”标准。为进一步推动中药材质量提升，联盟提出要求，希望在2018年内所有盟员企业都达到“三无一全”的标准。

周杰副司长在致辞中对联盟为提高中药材质量、规范中药材生产所做的工作表示肯定。他认为，中药材质量作为中医药发展的关键环节应受到高度重视，中药材生产企业应该依靠科技占领质量制高点。保和堂先进的无硫加工技术应该在行业内部大力推广，并希望今后将这项技术的应用逐步纳入中药材生产标准。

孙磊副所长表示，中药材质量是中医药行业发展的关键问题和瓶颈问题。国家中医药管理局与国家发展和改革委员会联合推动的中药标准化项目得到国家高度重视，有可能被列入下一步中医药领域重点推进项目，并推出一系列配套政策。伴随着民众对高质量中药的需求日益强烈，国家中医药管理局现在力推中药材的 GAP 种植。此次会议的意义重大，中国食品药品检定研究院中药民族药检定所从 2000 年开始先后承担了多个围绕中药中有害残留物的科技重大专项，建立了多种检验检测方法和限量标准，有力地推进了中药质量标准的进步。当前 GAP 种植的技术已非常完备，向业内人士推进中药材安全种植的技术和理念，才能生产出高质量的中药材及饮片，只有种植出高质量中药材才能保证成药的高质量。

联盟采购经理专委会秘书长宋嫣梳理并介绍了《中国药典》(2015 年版）对中药饮片的二氧化硫和黄曲霉毒素的限量规定，通报了 2017 年国家及部分省局抽检不合格情况，并对不达标的相关原因进行了分析。她认为，大多数不合格情况是由采收加工及存储过程中的不规范操作引起，如采取合理措施（从源头控制质量等方法）则完全可以避免出现不合格情况，达到药典标准。

陈君研究员围绕“中药材安全生产农药相关问题的探讨”做了专题报告，从植保角度解读了农业部（现农业农村部，下同）关于农药使用的政策，《中国药典》(2015 年版）对 4 种中药材进行了农残限量，预计 2020 年将实现主要中药材农残限量全覆盖。此外，她还介绍了中药材种植过程中常见的病虫害问题，讲解了采用物理防控、生物防控、植物提取物、农业措施控制病虫害、绿色植保产品和技术等绿色解决方案实例。

药植所杨美华研究员做了题为“中药材中真菌毒素防控及分析策略”的报告。她指出，通过采取科学合理的措施，可以有效降低黄曲霉毒素，并以几种中药材品质做了实例介绍。云南农业大学何月秋研究员展示了其团队在防治黄曲霉毒素方面的研究成果。

此外，与会企业代表还积极分享了推动实现中药材“三无一全”的相关技术案例。如北京华珍的物料平衡脱水无硫加工技术应用、新疆光合元生物科技的光合菌降解农残、微生物提高农产品品质技术分析、北京园禾方圆科技自主研制的中药材生产全过程可追溯系统等。

在 23 日的会议上，与会专家围绕即将公布的 GAP 进行研讨。时任主席任德权宣布，在药植所 GAP 研究中心的基础上，筹备成立中药材基地共建共享联盟的 GAP 研究中心。孙晓波研究员介绍了 GAP 研究中心的组织框架及宗旨，工作内容和形式。研究中心将结合全国专家力量，面向全行业，旨在培训、指导、服务相关企业，协助国家药监部门落实好 GAP 要求。魏建和研究员、郭巧生教授和王沫教授分别做了主旨发言，介绍了新版

GAP 的修订进展情况，强调了 GAP 重在不断完善升级 SOP，包括生产技术规程和操作规程的区别与关联。在修改完善中，把新版 GAP 的要求，近年来通过科学实验和实践取得的新成果，以及农田环境和农田作业的检测等新技术吸收进来，予以推广应用。会上也请北京奥科美技术服务有限公司对其现代化的全程可追溯体系做了介绍。

会上，在联盟领导的见证下，10 余家中药材生产农业企业与北京园禾方圆科技有限公司签订了全过程可追溯系统使用合作协议，中药农业企业专委会秘书长陈湧代表中药材联盟中药农业企业专业委员会作为审核方与甲乙双方共同签署协议。文山苗乡三七股份有限公司、中青（恩施）健康产业发展有限公司以及保和堂（焦作）制药有限公司三家企业签订了合作使用协议，王洙代表联盟规范化专委会作为审核方共同签署协议。

为了解决植物生长调节剂的问题，2018 年 12 月 23—24 日，时任主席任德权召集联盟相关领导、专家以及黑龙江省商务厅、工信委、科技厅、发改委、农委、中医药管理局、黑龙江省资保局、市县政府及基地各单位相关领导，在哈尔滨召开了关于“植物生长调节剂对中药材质量的影响”专题研讨会。

一、“三无一全”品牌五大特点

1. 基原准确

种子、种苗经过科研院所或者专家鉴定过为药典品种。

2. 过程可控

在种植过程中全过程监管，农药肥料必须备案，使用农药成品药进行农药检测。

3. 绿色安全

生产出来的药材成品针对农残和重金属经过 2 ～ 3 次检测，不超标方可进入市场。提倡生态种植，利用植物相生相克的原理防治病、虫、草、害；若条件不具备，必须使用农药和化肥的，需要严格记录出入库，使用农药做备案登记，成品需要检测该药物的农药残留情况。

4. 高于国家药典标准

有效成分要高于国家药典标准，部分趋于野生标准，全过程黄曲霉毒素监控（含监控土壤、采收储存、加工储存和产品流通过程）。

5. 全溯源管理

从种子种苗到运输加工全过程进行文字及影像记录。

二、“三无一全”的评审

“三无一全”的评审由天津中医药药大学、中国医学科学院药用植物研究所、中国中医科学院中药研究所、北京中医药大学、南京农业大学、华中农业大学等知名大学、研究所的 30 余位知名专家作为专家组固定成员参与评审，并根据评审品种不同，邀请其他知名专家加入评审，保证了评审的专业性与严谨性。截至2021年，全国“三无一全”基地总部署128个，有43家企业41个品种达到了“三无一全”标准。

通过在中药材行业倡导推行“三无一全”品牌药材，促进中药材及中药饮片高质量发展，不仅使有担当的中药材生产企业获得更好的社会信誉，重要的是能为中药制药企业提供可追溯优质原料药材，真正实现“药材好，药才好”的理念。

三、“三无一全”品牌优质特性

目前，我国通行的中药材标准主要有《中国药典》，每5年修订再版一次，《中国药典》所列中药材标准是目前行业内普遍可以达到也应该达到的最低标准。

但不同地方所产同一种药材，由于地理气候和特殊加工工艺不同，其质量会存在较大差异，如何突出其优良性？地方政府可以制定高于《中国药典》的地方标准；企业可以制定高于地方标准的企业标准；同时，中药材行业也可以制定反映行业需求和特点的行业标准，并形成品牌效应。这对中药材产业高质量发展，保障中药质量和安全使用，更具有迫切的现实意义。

近年来，中药材基地共建共享联盟通过中药农业企业专委会组织相关专家进行顶层设计，对“三无一全”品牌药材制定了相关标准，经试行，中药材生产企业均认真对待，“跳一跳”可以达到，优质中药材用户“用一用”无不满意，充分彰显出高标准可溯源优质特性。

2022年3月，为了更好地服务于“三无一全”基地企业，联盟对“三无一全”基地企业进行了一次全面的问卷调查，以了解企业真实情况和意愿。问卷从角度出发，设计调研问卷，剖析“三无一全”基地企业现状与潜在的问题，评估“三无一全”基地企业的持续供货能力，明确联盟“三无一全”未来的发展导向以更好更全面地服务于社会。

结果显示：各基地单位“三无一全”品种种植面积中有38个品种种植面积均在1000亩以上，最大种植面积的品种为银杏，高达6万亩，其次是黄芪种植面积，有3.7万余亩。

大部分（63.41%）“三无一全”品牌企业认为，申请“三无一全”品种后，不仅增加了企业的知名度，同时也拓宽了企业的销售渠道；12家（29.27%）受访企业认为，申请“三无一全”品牌，只增加了企业的知名度。绝大多数（92.68%）受访企业希望联盟能给予销售以及宣传推广方面的支持，其中希望得到种植技术支持占比41.46%，种植管理指导占比46.34%，加工技术指导占比36.59%。超过一半（56.1%）的受访单位认为种植药材前景好，虽不盈利，但会坚持做下去；有一小部分（34.15%）的受访单位认为种植药材前景好且盈利，会坚持做下去；有2家（4.88%）受访单位表示，种植药材会亏损，但还是考虑坚持做下去；另外也有2家（4.88%）受访单位表示，种植药材刚够保本，是否坚持做下去，有待商榷。

第二节 “三无一全”培训

为了继续扩大“三无一全”的影响，梳理质量品牌意识，联盟向天津市人力资源和社会保障局申请，由天津中医药大学科技园发展有限公司承办了“中药材质量提升——推广GAP，打造‘三无一全’优质品牌”高级研修班。该研修班依托国家中药材标准化与质量评估创新联盟专家资源，以及优秀药材基地，以优质药材“三无一全”、中药材规范化生产为主要培训内容，设置有集中授课、案例解析、分组讨论和实地考察等不同形式，采用线上理论授课与线下实践体验相结合的方式，旨在培养中药材领域高层次人才。

此次培训班共招收52名学员。6月25—26日，共有22位领导及专家为学员进行了为期两天的线上理论培训课程。“人民英雄”国家荣誉称号获得者、联盟理事长张伯礼院士，联盟常务副理事长孙晓波所长，天津市人力资源和社会保障局专业技术人员管理处田海嵩处长，天津市卫生健康委员会中医处于春泉处长等领导出席了开班仪式并发表讲话，联盟秘书长兼本次培训班的班主任郑文科主持开班仪式。

按照自愿原则，学员分为两批参加线下实践课程，主要课程设置为药材基地参观学习、“三无一全”基地核查体验、现代化工厂考察学习、专家线下授课学习、课后任务分组讨论和线下学习、知识考核等内容。在云南省中药材种植养殖行业协会的组织协调下，第一批学员于6月28日至7月1日完成了云南药材基地学习，实践地点为云南白药集团药材基地和文山逸龙科技生物有限公司重楼基地。

在浙江省中药材产业协会的组织协调下，第二批学员于7月14—17日完成了浙江药材基地学习，先后参观考察了浙江广胜新能源有限公司三叶青基地和浙江寿仙谷药材基地。

在线下课程中，云南农业大学副校长杨生超、云南白药集团股份有限公司高级工程师唐文旭、中国中药公司中药研究院副院长王继永、浙江寿仙谷植物药研究院有限公司执行董事兼总经理李振皓分别做了专题报告。两组学员在以“三无一全”申报为任务的考核中，展现出了极大的热情，学员通力协作，积极参与，踊跃发言，全情投入，表现非常优秀。

7月17日下午，线下实践课程圆满结束。学员们纷纷表示此次培训班课程设置内容充实，形式活泼，参与度高，既了解到核查优质药材的具体标准，又掌握了生产高质量药材的操作要点，还见识了国内现代化中药农业企业的典范，与国内权威专家充分互动，收获满满，希望联盟多组织此类活动。

此次培训班为期20天，效果显著，达到了预期目标，取得了圆满成功。

 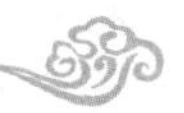

第三节 “三无一全”品牌总体要求

“三无一全”作为行业优质药材标准，在结合我国实际情况的基础上，坚持高标准严要求。

一、坚持产区道地性原则

坚持中药材生产基地是有本草记载且为公认的传统道地产区。道地药材是我国传统优质药材的代表，是指经过中医临床长期优选出来的，在特定地域，通过特定生产过程所产的，较其他地区所产的同种药材品质佳、疗效好，具有较高知名度的药材。道地药材源自特定产区，具有独特药效，需要在特定地域内生产。

优选无环境污染的药材道地产区以及生态适宜地区建立基地，对各项农事操作严格管理，尤其在农药和肥料的使用管控方面，坚持“尽量不用”的原则。对必须用药的情况，要求在生产规程中注明，必须在国家规定农药使用范围，选择低毒性、低残留、易分解、来源可靠的农药，同时在农药使用履历表中进行详细记录。

二、坚持基原正品性原则

中药材物种必须为现行《中国药典》规定的正品基原。中药材种植环境一旦发生改变，药效就会有不同程度的降低。按照传统经验，中药材如果需要异地种植，必须经过三代繁殖，并验证其疗效好、安全可靠后才算引种成功（即用第一代的种子种第二代，第二代的种子再种第三代，直到三代药材的疗效和原产地药材一致），才允许移植。

道地产地一定要保留相应的道地药材野生种源地，野生种源不断与人工培育的优良品种进行杂交，使优良品种保持基原纯正、品质好、产量高，并保持野生品质。其次，建议只允许在道地产地种植道地品种，反对北药南移与南药北种。第三，药材种植要恢复原生态，提倡原生态仿野生种植，不能只追求经济效益而不顾药材品质，杜绝乱打农药和使用壮根灵等生长调节剂。第四，药材采收采挖的时间和方法要科学规范。

三、坚持产品优质性原则

中药材种子、种苗、中药材或中药饮片质量内控标准和质量管理体系符合“三无一全”品牌技术指标规定。

制定涵盖种子种苗、中药材、中药饮片、中成药生产全过程质量控制的规范和标准，以及产品等级标准。构建从药材来源及加工、饮片生产、中成药生产到市场终端的全过程质量溯源体系，以保障中药产品的质量。通过在全国中药材主产区和重要集散地，建设大型中药材供应保障中心，成为源头可追溯、质量有保障的新型供应网络。

四、坚持管理规范性原则

“三无一全”要求在管理上有完备的生产基地选址、种子种苗生产、良种繁育、中药材种植（养殖）、病虫害防控、适宜采收期、产地初加工和仓储等技术规程和关键环节的标准操作规程。饮片符合国家饮片GMP要求。

目前中药材生产的各环节还主要依靠手工操作。但随着农村劳动力的大量减少和劳动力成本的大幅度上升，农场化基地越来越多，以及现代中药农业企业的发展，中药农业机械化近年快速推进。从土地整理、种子处理、播种移栽、灌溉、施肥、农药使用、中耕除草、采收采挖、清洗净制分级、干燥保鲜、包装等方面，均在探索推进机械化进程。

利用现代物联网技术，通过温度、湿度、光照、土壤水分等多种传感器对中药材的生长过程进行全程监控和数据化管理。建立了一套病虫害预测预报制度，采取生态防治、生物防治、物理防治等综合防治方法，不使用任何化学合成的农药、肥料，达到安全、稳定、高产、优质的目的。

五、坚持全程可追溯原则

申报品种的生产过程有翔实、完备的生产记录，含纸质、影像资料或电子网络追溯系统等。中药材在生产环节具有农产品的属性，但同时又是药品，从生产到最终消费产业链很长，经过的环节很多。作为药品，质量的安全性和有效性至关重要。建立中药材从种植（养殖）、加工、收购、储存、运输、销售到使用全过程可溯源体系，实现来源可查、去向可追、责任可究，是有效保障中药材质量可靠性的必然。

六、坚持规模稳定性原则

申报审核认定的基地规模具有示范带动性，且完成两个采收期。基地要以“规模化”为原则。

七、坚持承诺真实性原则

申报主体自愿向社会承诺符合“三无一全”品牌药材的指标要求，接受社会监督。企业获得中药材“三无一全”品牌称号后，无论企业形象还是具体中药材价值都会在行业内获得广泛赞誉，有利于企业良性发展。但若不维护品牌优势，甚至做出有违品牌形象之事，不仅企业形象损毁，更有违联盟初衷。有鉴于此，联盟会鼓励社会监督，以查实处理社会举报，开展“回头看”，复查已授证企业及基地，与承诺出入较大的将注销认定，以维护联盟的中药材“三无一全”品牌形象。

响应国家非粮化政策，愈来愈多的中药材正处于生态种植模式的研究与实践中。在欠发达地区应用林下种植、拟境栽培、野生抚育等生态种植模式，正在乡村振兴中发挥积极作用，更是“两山理论”的生动实践。2020年，《国务院办公厅关于防止耕地“非粮化”稳定粮食生产的意见》发布后，在森林、草原、宜林荒山荒地荒滩、退耕还林地等区域开展林草中药材生态种植更成为中药材生产的首选模式。

“三无一全”是业界对中药材产业的新要求，是将药材优质化推向社会，也是在脱贫攻坚中尽一份责，是对中药材产业的深切期待。“三无一全”以政府为引导，以企业为主体，以市场需求为导向，以技术为支撑，以流通和使用单位为出口。

下一步，重点从完善扶贫工作组织架构、梳理扶贫需求、促进供需对接等几个方面着手推进扶贫工作。落实国家中医药管理局、工信部、农业部、国务院扶贫办等部门发布的《中药材产业扶贫行动计划（2017—2020年）》，面向全行业宣传和推广重点贫困地区道地药材品种基地，引导贫困地区科学发展高品质中药材基地，务实推进精准扶贫“定制药园”建设。

一、加快中药材种植标准化

提高生产标准，扩大基地规模，鼓励和支持重点中药企业和专业合作社发展优质中药材。引进设施农业技术，种植药用价值高、市场价格稳的大宗道地中药材。推广精细耕作技术，对现有中药材种植基地及其生产技术实施现代化技术改造，规范标准组织中药材生产，全面提高道地中药材质量，以达到质量均一稳定的目的。

以市场为导向，以经济效益为中心，以大宗急需、道地、主产中药材和健康食品原料的综合开发利用为重点，兼顾濒危、稀缺中药资源的保护利用，建设一批道地药材种植基地，促进中医药和食品农业的可持续发展。加快推进中药原料产业开发，培育形成规模化的中药原料生产供应基地。

二、因地制宜发展道地药材生产

中医药在健康养生和防病治病领域发挥着不可替代的作用，道地药材是我国传统优质药材的代表，其发展日益受到重视。一是随着“健康中国”战略的深入实施，人民健康需求发生改变，中药材质量和安全性成为关注的焦点，2021年国务院印发《关于加快中医药特色发展的若干政策措施》，提出“实施道地中药材提升工程”，是继《全国道地药材生产基地建设规划（2018—2025年）》后又一有利政策，将使道地药材质量更优。二是受我国2021年年底进入深度老龄社会，比预测时间提前4年的影响，对老年人慢性病防控和健康促进方面的关注度逐步提升，将使道地药材需求更旺。三是新冠疫情在全球蔓延，中医药成为抗击新冠疫情的主力军，表现卓越，使得道地药材更受认可。预计未来5年，优质道地药材的需求会持续增强。

三、保护天然中药材野生资源

科学划定野生中药材资源保护区域，实行野生药材采集、销售许可制度，制定采集计划，合理确定采集量，保持可持续发展的资源存量；加强和整合规范野生中药材资源保护监测机构建设，开展野生珍稀中药材濒危品种抢救、种质资源收集、保存和培育工作，保护濒临灭绝的中药材野生品种，扩大一、二、三类野生中药材植物驯化繁育和人工栽培规模；加强中药材野生植物资源保护技术研究，开展中药野生植物资源保护技术服务和科技交流，进行中药材野生植物资源保护知识和技术培训。

四、联盟扶持

中药材基地共建共享联盟于2013年成立，在发展过程中组织和引导全国中药材基地不断提升规范化、规模化水平，在保障药材质量、产量以及价格方面做了大量富有成效的工作。多年来，中药材品质不断提升，符合“三无一全”要求的中药材企业越来越多，中药材和饮片的质量得到了保障。在此基础上提出的“三无一全”为基地企业品牌建设进一步明确了发展方向，并将第一批企业推荐到GAP备案中。

为了帮助基地企业品种达到“三无一全”的要求，联盟针对部分难以达到药典标准的“疑难”品种，成立了专门的工作组以开展技术攻关和实施推广工作。这些工作组都由业内知名专家领衔，包括无公害工作组、无黄曲霉毒素工作组、可追溯工作组等，并开展了植物生长调节剂与药材质量相关性研究工作。

五、创新监管帮扶机制

为助力“三无一全”建设，2018年联盟建立了“企业承诺，联盟组织核定，向社会发布推荐”的工作体系。在“三无一全”承诺核定过程中对企业既严格要求，也热情帮助。对发现的问题直言不讳，并给予专业建议，努力帮助企业达到“三无一全”标准。努力形成建设与核定相互促进，以建设为基础，推进承诺核定；以承诺核定为动力，推进“三无一全”品牌品种建设的良性机制。

六、优化发展环境

基地企业积极响应“三无一全”要求，一大批有责任、有实力的中药材道地品种种植养殖（包括野生抚育）企业及相关饮片加工企业，主动与联盟的核心技术单位和专家进行合作，自觉按“三无一全”要求完善相应技术与管理措施，并向社会承诺相关品牌品种达到“三无一全”的要求。

联盟倡导建立“三无一全”品牌药材基地，生产“三无一全”品牌药材，推进中药材产业良性发展的实践证明：“三无一全”品牌药材既有技术基础，又有社会需求；既能调动企业生产积极性，又响应了高质量发展的号召。规模化集约化的“三无一全”品牌药材基地建设必将发生更大范围的跟进，国家和地方政府的政策扶持引导，将激发中药材生产企业的热情，促进中药材产业的高品质发展。

第四节 “三无一全”品牌成果

本节仅以福建“三无一全”成果为例做介绍。

为了推动落实中药材“三无一全”（实现中药材无硫加工、无黄曲霉毒素、无公害生产以及全程可追溯）工作，福建省建设了太子参、灵芝、铁皮石斛、栀子等“三无一全”基地。其中依托福建仙芝生物科技有限公司建设了灵芝“三无一全”基地、依托福建连天福生物科技有限公司建立了铁皮石斛“三无一全”基地、依托柘参种业公司建立了太子参“三无一全”基地；依托扬子江药业建设福鼎栀子“三无一全”可追溯基地，推动规范化生产的同时逐步实现全程溯源要求。

柘荣县从2002年开始实施“柘荣太子参”GAP基地建设与研究工作，加强对太子参生产生态环境、栽培、采收、加工、包装等方面的管理。2005年，柘荣县力捷迅农垦高科有限公司和“柘荣太子参”GAP基地通过国家食品药品监督管理总局GAP认证专家组的现场检查，“柘荣太子参”生产标准操作规程（SOP）成为指导全国太子参生产的参考标准。2010年以来，柘荣县依据《地理标志产品柘荣太子参》DB/35T 1077—2010发展太子参规范化生产，保证“柘荣太子参”质量。同时，积极推广微耕机等农业新机械，以奖代补鼓励种植大户、科技人员研制太子参采收机，提高耕作效率。目前，柘荣全县从事“柘荣太子参”规模化、规范化生产的龙头企业有力捷迅农垦高科有限公司、天人药业有限公司、广生堂药业有限公司、西岸生物科技有限公司等，建立太子参规范化生产基地1.5万亩，辐射带动农户太子参标准化种植，从而进一步提升“柘荣太子参”的质量，目前全县太子参标准化种植面积比重近85%，基本达到联盟“三无一全”基地要求。2016年在全县设立太子参产地土壤长期定位监测点40个，进一步规范产地环境质量。太子参病害研究方面，在1998年已完成太子参叶斑病病原菌鉴定、生物学特性及生活史研究、综合防治方法研究等基础上，2018年柘荣县与福建省农业科学院联合开展太子参紫纹羽病防控技术研究；在防控太子参病毒病方面，大力推广太子参脱毒种苗，确保了“柘荣太子参”的品质。

福鼎市起草编制的《黄栀子果用原料林丰产栽培技术规程》，2013年2月1日由福建省质量技术监督局发布实施。标准化实施情况：2013—2015年福鼎栀子入选中央林业科技推广示范项目“黄栀子良种繁育与高效栽培技术推广与示范”，项目实施中通过苗木培育、种植、低产林改造示范片、培训、现场指导等，对正在实施的地方标准进行宣传贯彻，并在贯岭镇茗洋村建成4200亩省级标准化示范基地；示范推广种植的5万多亩栀子基本达到标准化技术规程要求，基本达到联盟“三无一全”基地要求，为全国市场提供了优质栀子原料。

第七章 优秀基地展示

联盟自2013年成立以来，遴选、培育了一批优秀药材基地企业，在每年联盟交流大会上以推荐手册及大会报告的形式向社会推介，既协助基地企业共享优质资源，又向行业树立规范生产的典范，以期推广相对规范的基地建设模式。

联盟现有盟员单位90余家，比较典型的现代化中药农业企业很多，诸如云南白药集团、浙江寿仙谷医药股份有限公司等。由于篇幅限制，本章仅列举一小部分中药材品种的生产基地情况以供读者了解。

第一节 苗乡三七无公害栽培实践

云南文山三七是举世公认的“道地药材”，在用户中享有极高声誉。同时三七也是文山苗乡三七股份有限公司（本节以下简称“公司”）唯一主营品种，公司三七栽培种植历史历经三代人，共70余年，一直践行高品质三七发展理念，规范化科学种植，稳定并不断提高三七的质量。为此公司建立了种子种苗培育、大田种植、产地加工、饮片精深加工，从田间到车间的全产业链条的生产体系，保证三七的原料安全，保障三七的原料品质稳定。

目前三七种植虽已形成较为成熟的栽培体系，然而其栽培过程中，存在着农残高、病虫害及连作障碍严重等问题，阻碍了三七产业的可持续发展。针对三七产业中的瓶颈，公司联合中国中医科学院中药研究所、云南农业大学、文山学院文山三七研究院等研究团队聚焦三七新品种选育、连作障碍克服、标准体系建立等方面，建立无公害三七持续种植复合技术体系，保障三七药材品质及产业发展。整个栽培技术体系在三七传统种植生产的基础上，对影响三七药材安全质量的生产环节——三七种植生产场地环境、土壤环境、灌溉水、人工投入品的肥料和农药、产品的运输、加工过程和包装、仓储等三七药材生产过程进行质量控制。

一、三七种植选址

生态环境与药材质量密切相关，是道地药材形成的重要因素，直接影响到道地药材的生长发育和有效成分的形成和积累。三七药材生产基地的选择需遵循地域性原则，最适栽培区主要为云南及广西小部分地区，适宜栽培三七的区域月平均气温最低温度不低于0℃，最高温度不高于35℃，平均年降水量在1000～1500mm，种植土壤多为红壤和棕红壤，海拔高度在1000～2200m。其中云南文山具有低纬度高海拔气候条件，能有效促进三七干物质的积累，是至今名副其实的道地产区，其产量、内在品质及外观上均优于其他产区，且具有显著特点。

在种植土地选定控制方面，以合作单位陈士林研究团队开发的《药用植物全球产地生态适宜性分析系统》对所在区域进行三七产地适应性分析，并对三七种植土壤环境风险进行评估。

在前期联合研究的基础上，公司还专门制定了《苗乡三七基地选址标准管理规程》，对三七生产的生态环境土壤制定了严格的要求，包括生态环境良好、无污染的地区，即远离工矿区、公路和铁路主干线；不能选择冶炼工业（工厂）下风向3千米内，并且选择周围阔叶林或阔叶林与针叶林的混交林生态环境作为无公害三七的种植生产环境，且空气环境质量应符合规程标准值要求。

二、种子种苗的繁育

公司长期坚持开展三七的品种选育及良种繁育基地建设，从种源上保障种植生产安全。公司先后与文山学院文山三七研究院、云南农业大学、中国中医科学院中药研究所等团队开展科研合作，采用集团选育、系统选育和分子辅助选育方法历时20年成功选育“苗乡1号”“苗乡2号”“苗乡抗七1号”等三七新品种及良种9个，其中2个为国家植物新品种权品种。优良新品种的选育将推动三七产业的可持续发展，特别是抗病新品种的选育和应用，该品种目前生产应用中对根腐病表现显著的抗性，该品种的推广将有效减少农药的使用，为三七无公害栽培的推广提供基础。

三、栽培技术

无公害三七栽培要实现产业化、规模化发展是一个较复杂的系统工程，公司在10余年的实践中，完成了无公害三七生产必需的质量标准、配套技术、质控体系、基地模式四大支撑条件。

1. 研制、发布我国中药材领域首个无公害标准

农药残留量及重金属含量是全社会关注的热点问题，以安全性为主要依据对三七进行品质等级划分，使消费者有更多的选择空间，是三七产业整体升级发展的必然选择。公司研究团队起草了《无公害三七药材及饮片的农药残留与重金属及有害元素限量》标准，由中国中药协会2017年3月28日作为团体标准发布，标准号T/CATVM 003—2017。该标准参考日本、韩国、美国、欧盟等国家及地区的标准，规定了必检的29项农药残留量及5项重金属限量。该标准是我国中药材领域首个无公害标准，对中

药材的品质提升具有引领作用。

2. 建立无公害三七生产的配套技术

核心技术包括营养特点研究为主形成的无公害三七平衡施肥技术、病害普查及单项病害系统研究形成的无公害三七病虫害综合防治技术，公司制定了一整套以《无公害三七药材及饮片的农药残留与重金属及有害元素限量》标准相匹配的操作规程（三七良种繁育标准操作规程、无公害三七种植标准操作规程、无公害三七产地初加工标准操作规程），从技术层面保障无公害三七栽培的可行性。

3. 建立无公害三七生产的质控体系

公司对无公害三七栽培的土壤、水源、空气环境条件进行了规定，严格遵守《无公害三七生产管理规程》《无公害三七生产肥料使用准则》和《无公害三七生产农药使用准则》等规程，以及产品的运输、加工过程和包装、仓储等规程。

4. 创建“连锁农场”基地建设模式

针对三七具有生态脆弱性、分布区域较窄、病害多、种植成本高等特点，公司经10余年实践逐渐总结形成“连锁农场”基地建设模式。该模式将复杂的三七大田管理模块化，形成可以复制的技术体系和管理体系，采用农场的方式进行无公害三七产业化基地建设，保障了各项技术、管理措施的落实到位，确保三七药材品质达到无公害三七的标准。公司采用该模式与漳州片仔癀药业股份有限公司、广东众生药业股份有限公司、上海市药材公司等建立合作基地，从管理层面上保障无公害三七基地建设的可行性。

5. 田间栽培过程质量控制

公司在基地中进行质量控制的机制是：①技术员负责技术指导和培训，质量监控员则对每个农事操作进行检查监督，认可后方可实施操作。②通过技术员在农学领域把握技术关键点，质量监控员在质量控制方面严格把关，保障三七连锁农场基地各项SOP的落实。③公司三七基地的种植地块有编号，每园三七有编号，每园三七的地沟有编号，建立种植档案；田间管理和质量监控有记录，档案记录了种子或种苗来源编号信息及检测报告、田间操作。

四、三七产地加工

公司投资3500万元建设了全程可控的三七初加工体系，2016年，公司又完成260余亩土地征用，计划投资3亿元建成大型的三七初加工及仓储基地，能容纳三七总产量30%以上的加工及仓储，改变了传统加工无序无标准，质量难以有效控制的状态。

公司在三七加工领域拥有专利37项，目前实现了年三七初加工4000吨的产能。三七加工工序包括修剪、清洗、干燥（太阳能）、分选几个关键环节。水洗环节，公司采用自主研发的三七专用水洗机（已获得专利授权）加工三七，有效杜绝三七二次污染，该工艺具有卫生、安全性高的特点，极大地提高了工作效率及水洗三七的质量。

干燥，其主要以物理法为主，干燥采用太阳大棚干燥技术（已取得国家发明专利），打破用炭火直接烘烤三七等影响三七质量和形象的加工方式，有效缩短三七干燥时间，过程无“硫”的使用，提升干燥质量。

五、三七仓储

三七的储存不当可引起酶解、霉变、虫蛀、变色等，运输过程中还可能遇到雨水、暴晒、污染等，因此三七的保存方法得当，可避免各种污染。

为此，在源头控制上，公司采用现代化新型技术和设备，建立从原料、净选、清洗到烘干、贮藏养护的现代化技术和相关质量控制标准，解决三七药材加工、贮藏的规模化、标准化、现代化，以确保三七药材的质量。从仓库的布局、库区的划分、货架摆放、物流通道等规划要从整体作业效率触发进行整体化设计。另外，融入 GMP 管理的思维，通过货位标识牌和把性质不同的物资进行更加精细化的管理，进而避免因霉变而导致的污染。

六、溯源体系的完善或迭代升级

2020 年公司以多年从事三七种植、生产、研发形成的技术成果和建设的全产业链基础，针对三七产业目前现状及存在问题，已联合文山学院三七研究院、云南农业大学、中国中医科学院中药研究所、文山市象水三七技术服务有限公司等单位共建“三七地”文山三七智慧农业平台，通过运用大数据、人工智能、区块链、5G 等数字技术构建三七产业互联网平台，为三七种植户提供一站式三七种植、加工、仓储、交易等专业化智慧服务。帮助三七种植户找良地、买良种、通过病虫害智能诊断及防治服务减少三七种植农药使用以提升三七品质；建立三七种植数字化追溯系统；实现云加工、云仓储、云交易，真正通过产业技术 + 数字技术赋能三七产业转型升级，推动三七产业高质量、高效率发展。

希冀最终实现，一部手机帮助农户种出好三七，帮助药企、药店、医馆等买到高质量、可溯源的好三七，三七药材产业整体进入标准化、数智化、高品质发展阶段。

第二节　内蒙古黄芪生态种植模式

内蒙古盛齐堂生态药植有限公司（本节以下简称“公司”）于 2011 年 11 月 3 日成立，注册资金 1000 万元，由毕业于中欧国际工商管理学院 EMBA 的资深管理人士发起和创立，旨在依托纯生态自然的地理环境优势，以科学繁育、绿色道地、高品质的蒙古黄芪生态种植为使命，坚持“公司 + 基地 + 专业合作社”的运营模式，打造从种子种苗、土壤检测、肥药控制、田间管理、鲜货加工、仓储物流一体化的管理模式。

在内蒙古道地产区建立了种植规模超万亩、仓储加工面积近万平方米、储量8000吨的蒙古黄芪生态种植、加工仓储一体化的对医院和药企“产地直供”基地。年销售黄芪1000余吨，销售收入3000余万元。

公司与中国医学科学院药用植物研究所、北京中医药大学、中国农业大学、中国农业科学院区划所和草原所、内蒙古大学、内蒙古农业大学、包头医学院等全国领先的药用植物学领域专家合作，开展了蒙古黄芪良种繁育、新品种选育及专用土肥开发、病虫草害防治研究，成立了若干个产学研合作平台；建成蒙古黄芪生态种植溯源体系；现开展自治区科研项目4个，申办科研项目4个；参与发表SCI蒙古黄芪干旱胁迫论文2篇，获黄芪育苗栽培方法发明专利1项以及实用新型发明2项。所有科研成果均应用于解决生态种植中的问题，使公司科技赋能下的生态种植效益逐渐显现。

一、完善蒙古黄芪种植产业链，提升蒙古黄芪品牌影响力

公司严格执行“三无一全”承诺，在严保蒙古黄芪高品质基础上，打造“新品种选育、种苗繁育、专用肥药研发推广、格式化田间管理、起货检测、鲜货修剪分选、仓储物流”模块化运营体系，通过规模化运营，拓展“产地直供”新空间，提升道地产区蒙古黄芪品质。

1. 品牌品种规范化生产

公司进行了优良黄芪种苗繁育。公司与赤峰专业合作社采取订单育苗模式，建立超1000亩育苗基地，为标准化生态种植提供基本保证。

2. 规范化种植

公司种植加工全过程节点有17项具体技术操作规范，保证出品高品质蒙古黄芪。

3. 严格按照“三无一全”认证要求实施技术规范化操作与管理

公司坚持人工除草不用除草剂：与中国农业科学院区划所合作，采用第三代肥药兼效型微生物肥料——生物多抗一号，规范农药防止病虫害；加工过程在专门的鲜货收储棚进行，利用内蒙古特殊的风干气候以使黄芪自然阴干、通风，防止霉变，避免产生黄曲霉毒素。

二、全程溯源

公司采用中国中医科学院中药资源中心开发的“中药材供应保障系统平台”，该平台包括中药材的基源管理、种源管理、种植任务管理、田间农事管理、采收、加工、仓储、流通、追溯等全过程信息管理。每批产品包装标签上都印有种植生产全程信息的二维码标识。

三、质量等级标准建设与质控体系建设

公司质控前移至种植前端及全过程，订单种植验收标准以第三方谱尼检测报告为

基准，把住蒙古黄芪进口端。

1. 完成 3 个黄芪行业标准

公司 2019 年 7 月 31 日完成了国家中医药管理局组织审定的《黄芪种子种苗的等级标准》《黄芪——中药材的等级标准》《黄芪药材生产标准操作规程》3 个黄芪行业标准。

2. 制定、发布了 6 个黄芪地方标准

公司 2020 年联合内蒙古中医药研究所共同制定，通过内蒙古自治区市场监管局发布了 6 个黄芪的地方标准。这 6 个标准分别是《内蒙古中西部地区蒙古黄芪栽培技术规程》《内蒙古东部地区蒙古黄芪栽培技术规程》《蒙古黄芪种子繁育技术规程》《蒙古黄芪育苗技术规程》《蒙药材中药材溯源要求及信息规范》《蒙古黄芪》。

3. 参与起草《黄芪病害防治技术规范》

公司参与了和中国医学科学院药用植物研究所共同起草的《黄芪病害防治技术规范》的编制工作。

第三节　浙江三叶青仿生种植模式

广胜康养产业园三叶青中药材基地（本节以下简称“基地”）位于浙江省衢州市衢江区廿里镇富里万亩良田的中心区域，是集太阳能发电、农业种植、药业生产为一体的多功能复合型基地。基地占地总面积 1200 亩，其中“新浙八味”重点培育品种之一的三叶青种植面积 1000 亩，以浙江广胜新能源有限公司农业分公司和浙江广胜药业有限公司为运营主体，实现三叶青从种质资源遴选、种苗培育、无公害仿野生种植、农产品溯源、产地趁鲜加工、中药饮片质量安全溯源、销售及研发为一体的全产业链布局。

一、优选种源强基础

基地从 2018 年开始建立三叶青种质资源圃，目前已经收集浙江省内外三叶青地方种种质材料 41 份，完成了 14 份不同种质材料试种对比试验。并通过试种对比、生产性对比等实验，进行优良种质扩繁，优选出“广胜一号”“广胜二号”两个主栽品系和“广胜三号”后备品系。建立了三叶青专用育苗圃和母本园，采用传统插穗无性繁殖的方式，从母本园采集插穗在育苗圃自行培育种苗，同时，采取每年选取优良单株和计划组培的方式提纯复壮三叶青基原植物的种性，为三叶青中药材新品种选育夯实基础。

二、仿生种植求道地

基地农业种植自启动以来，始终坚持自然农业、生态农业的种植管理理念，遵循“绿色循环”的原则，以光伏板下土地的避光条件模拟三叶青林下野生环境，采取板下摆放专用种植袋基质栽培、植被群体综合管理、有机肥全程投入、化工产品零投入、节水微喷灌、有害生物群体调控等技术措施，着力营造“通风透气、避光避雨、耕休交替、与草共生”的三叶青自然生态环境。通过试种摸索与扩种试验于2018年春季完成1000亩的三叶青种植目标，同时以3年为生长周期，实现每年轮收种三叶青300余亩。基地三叶青原药材获“有机产品认证”,《中国药典》所列的33种禁用农药在历次检验中均未检出，从源头上确保药材产品的自然属性和质量道地性。

三、精细加工出臻品

基地于2019年11月建成年产80吨的中药饮片生产车间，该车间是为三叶青专门打造的规模化、规范化、标准化的中药饮片生产线。生产线于2019年12月一次性顺利通过药品GMP现场检查认证，并于2020年1月取得〔浙20200001〕号《药品生产许可证》。基地于每年立冬前后采挖水分含量较低，药用有效成分含量较高的三叶青块根，经净制、切制、真空低温干燥，超微低温粉碎等工艺加工成可直接口服的“精制三叶青”中药饮片，最大限度保留三叶青天然有效成分、提高生物利用度。目前，基地生产的广胜牌“精制三叶青粉”已被浙江省市多家医疗机构列为采购药品，并与多家OTC连锁药房达成战略合作关系。

四、数字溯源保安全

基地自建成以来始终高度重视中药材质量安全问题。目前，基地已加入中国中医科学院中药资源中心的“全国中药材供应保障平台”、浙江省药品监督管理局的“药品安全智慧监管”“黑匣子应用系统”、浙江省中药材产业协会的“浙产好药全产业链数字化服务平台”产品信息追溯平台，信息涵盖从种源、种植、田间管理、采收、加工、仓储、运输、检验以及物联网监控、周边气象数据等内容，实现了企业内部质量管控与监管部门外部监管双向互动，确保了基地三叶青产品的质量。此外，基地还于2020年10月与阿里健康等公司合作，在阿里健康“码上放心”平台上联合开发建成了衢州本地中药饮片质量安全追溯系统并成功应用在基地生产的三叶青粉中药饮片产品上，消费者可以通过扫描包装盒上的追溯码查询三叶青药品生产全过程，让客户买得放心，用得安心。

五、研发合作谋创新

基地自2014年以来，大力加强与浙江省立同德医院、浙江省中医药研究院、浙江农林大学等多家高等院校和科研机构的合作；2017年，成功与浙江省中医药研究院签订战略合作协议，从三叶青选种、育苗到采收、加工等方面进行全方位科研合作。2020年基地与浙江省中医药研究院联合成立“浙产三叶青大健康产业联合研发中心”。2021年7月成立由北京大学中医药现代研究中心主任屠鹏飞教授领衔、浙江省中医药研究院、浙江省食品药品检验研究院、衢州市食品药品检验研究院等省市众多专家参与的“广胜三叶青深度研发‘屠鹏飞’专家工作站”，开展三叶青新药研发工作。目前，基地已获得10项拥有自主知识产权的国家专利，并被授予“浙江省科技型中小企业”“衢州市农业龙头企业”“衢江区农业龙头企业”等荣誉称号。

展望未来，广胜康养产业园三叶青中药材基地将以“三无一全”品牌品种建设为契机，在挖掘和提升三叶青品质上再下功夫，不忘初心、砥砺前行，专心、专精、专业做好道地药材三叶青的全产业链开发，为推动健康产业和健康事业融合发展做出应有的努力！

第四节　寿仙谷“一链二体三全九化”模式

浙江寿仙谷医药股份有限公司（本节以下简称“公司”）是一家集珍稀名贵中药良种选育、栽培、生产、研究、营销为一体的中华老字号、国家高新技术、全国农业龙头企业。针对中药农残、重金属超标、药效差、效益低等问题，为重现和提升中国传统“道地”中药药效，公司聚焦灵芝、铁皮石斛、西红花等珍稀中药，开展全产业链基础与应用核心技术研究，攻克制约灵芝、铁皮石斛等品种的优良品种、优质原料、高质量产品“卡脖子”难题，实现了科技成果产业化应用，引领产业高质量发展。2021年，公司获评浙江省政府质量奖。公司秉承“道生万物”的企业文化，创建了“一链二体三全九化”质量管理体系。

一、“道生万物”的企业文化

公司秉承“德仁智信”中华民族传统文化，以“天地人和”为追求目标，在长期的实践和探索中，形成了与中国传统文化、中医药文化高度契合，同时融合现代企业管理元素的“道生万物”企业文化。

二、“一链二体三全九化”质量管理体系

1.“一链”即全产业链模式

公司创建了“基础研究—优良品种选育—生态有机栽培—新产品研发—精深加工—临床应用—市场推广”完善的中药产业链模式。通过三产之间的优化重组、融合集成、交叉互渗，积极探索新业态、新商业模式、新空间布局，使产业链和价值链不断延伸。

2.“二体”即标准化体系和可追溯体系

公司先后参与或主导制定各项中医药标准91项，其中国际标准5项、国家标准20项、行业标准4项、地方标准9项、团体标准51项。各项标准化体系内容，覆盖公司

药品、保健食品、日化用品等所有产品品类，贯穿产品生产从育种、种植、研发、加工，到销售、客户体验等全生命周期质量保障和服务过程。在标准化基础上，通过大数据，公司建立了涵盖中药生产制造检验检测全过程的全链条可追溯制度，产品可直接通过二维码进行质量追溯。

3. “三全”即全产业链质量保证、全生命周期客户体验、全过程传承创新

“三全”包括全产业链质量保证、全生命周期客户体验、全过程传承创新，并以“九化”为措施保证。

4. “九化”即品种自主化、栽培道地化、炮制创新化、生产智能化、管理数据化、销售云端化、技术共享化、标准共促化、药食同源化

（1）为确保产品质量，公司坚持品种自主化、栽培道地化、炮制创新化“三化”同行。公司去壁灵芝孢子粉系列产品选用具有自主知识产权的“仙芝”系列品种，经过有机生态栽培获取优质原料，并采用破壁、去壁等先进技术加工，产品有效成分含量比普通破壁灵芝孢子粉高 8 ～ 10 倍，产品质量得到了显著提升。

（2）在企业管理上，公司坚持生产智能化、管理数据化、销售云端化“三化”融合。公司构建了生态高效数字化设施栽培技术体系，实现温度、空气、水分等环境因子的实时监测与调控以及云端一体化防控，在节省人力、物力的基础上有效提升了栽培的精细度；公司计划进一步结合“5G”技术，引入无人机巡查、种植建模等，同时应用物联网、反馈控制等先进技术，持续优化和完善“寿仙谷智慧农业云平台”，实现生产全过程智慧用水、智慧用电、智慧监管、智慧控制。

（3）着眼于产业，公司提出了技术共享化、标准共促化、药食同源化的“三化”共促理念，通过建立研发创新平台、制定行业标准、推动“新浙八味”产业集群建立等方式，推动全行业产品质量的提升。

三、公司科研和转化成果

公司先后主持完成国家、省部级科技项目 70 多项，获国家科技奖二等奖 1 项，省部科技奖 20 多项，授权专利 51 项。成功选育出 9 个具有自主知识产权的优良新品种。其中“仙芝 1 号”为国内首个通过省级以上认定的灵芝新品种。“仙斛 2 号”有效成分多糖含量超过《中国药典》标准 1 倍以上。公司香菇野外栽培技术、高温香菇栽培技术、灵芝仿野生栽培技术、铁皮石斛仿野生栽培技术，标准及全产业链质控模式在全国多个主产区推广应用，带动农民增收超千亿元，经济社会生态效益显著。公司名贵中药材标准化仿野生栽培基地通过中国、欧盟、美国、日本四重有机认证、国家道地药材认证和地理标志认证。物联网技术涵盖中药材生长因子调管，智慧用水、智慧用电、智慧监管、智能控制全过程，居国内领先水平，入编《守好“红色根脉”，打造“浙江窗口”》中央电视台（现中央广播电视总台）中央宣传部专题新闻。“灵芝孢子粉第三代去壁提纯技术及其对恶性肿瘤患者干预治疗的临床疗效研究”荣获第 46 届

 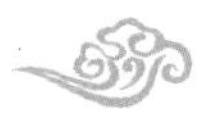

日内瓦国际发明展金奖。首创无糖型铁皮枫斗颗粒、西红花铁皮枫斗浸膏等高新产品。2018—2021年，公司主营业务收入、利润持续稳定增长。基地设施化栽培亩均产值超20万元，加工生产亩均产值超千万、亩均税收超百万元。

四、公司企业文化和质量管理模式的现实意义和借鉴作用

公司“道生万物、天地人和”的企业管理文化和质量管理模式有着积极的现实意义和借鉴作用。

1. 增强企业民族自信与文化自信

现代企业管理中最大的难题之一是吸引人才、凝聚人心，最大限度地发挥员工的主观能动性、创造力和积极性。实践证明，完全以效率为先，强调组织、控制和纯粹数据化衡量的西方管理理念并不完全适应于我国。公司认为，中华文化博大精深，其中“天下之本在国，国之本在家，家之本在身”的家国情怀，“仁、义、礼、智、信”的道德观，“义利并举”的经营观，对国家的统一、民族的团结和社会的长治久安有积极作用，也对中国民族企业管理有积极作用。而且中华文化世代传承，更容易为企业员工所接受，并灌输到具体经营理念和行动中。

2. 强化企业社会责任和社会意识

公司认为，企业不仅是社会的经济细胞，同时也是社会的政治细胞和文化细胞。企业提供的产品与服务的质量直接关系到行业、社会及国家的发展质量；企业对安全、环境保护、税收、公益社会责任的履行直接关系到国家、社会和民众的切身利益；同时大多数劳动年龄段人群在企业的时间或者为企业从事活动的时间要远远超过社会活动和休息时间，必然自觉或不自觉地受到企业及其领导人价值观、经营理念的潜移默化和规章制度的强行约束，并渐渐固化为思维行为习惯。因此企业同时又是社会极其重要的文化组织，反哺和影响着整个社会文化。故而树立对国家负责、对社会负责、对民众负责、对家庭负责的企业思维，以及将企业发展作为行业发展、事业发展的组织部分并以事业、行业发展高度推进企业发展的路径，对广大企业强化和提高社会意识、履行社会责任有积极的借鉴作用。

3. 促进产业现代转型和质量提升

公司认为，集约化经营、标准化生产是现代产业发展的必由之路，不但可以通过规模化生产推进机械化生产，加大产业基本建设资本和科技创新投入，也是大数据化的推广和应用的必备条件，以及产品质量“安全、有效、稳定、可控”和全产业链可追溯的基础。对切实解决农业产业中目前仍处于千家万户生产经营主体条件下的市场监管困难，确保农产品和食品的安全尤其具有重大意义。

4. 助力企业规范管理和持续发展

公司认为，“天地人和”是中华传统文化追求的目标，永续发展是企业经营最大的期望。而企业立足于社会，必须受到法律法规、社会道德的约束，必须妥善处理好与

消费者、合作商、原材料供应商、企业员工等各方面的关系，努力实现多方共赢。以德仁智信为企业价值观约束企业法人本身，同时也约束员工行为，为企业取信于人、立身社会创造了最为重要的根基，同时也为企业的向心力和凝聚力建设奠定了基础，为企业长远目标的确立和实现提供了保证。

第八章　基地建设模式

我国已经建立了不同规模、多种形式的中药材种植基地，但是，企业和中药材种植户之间通常属于松散的合作模式，中药材的价格和产量都是靠市场调节的。当价格上调时，部分中药材种植户就把获取的中药材以高价卖给其他商人而得到经济回报，这会导致签约的企业没有办法按照预期买入药材；而当中药材的价格下跌时，许多非正规化基地生产的药材以冒充的形式卖给相关公司企业，致使许多按要求种植的药材无法验收和正常卖出。此外，当产量和价格波动大时，会影响到协议的正常执行，这种松散化的模式难以维持。

国家中药材标准化与质量评估创新联盟通过多年工作，调研了大量中药材生产企业，发现各地、各企业组织管理模式不一，但均因地制宜，因人制宜，逐渐摸索出了适合自己的基地建设模式。

第一节　中药材基地建设模式梳理

一、管理模式的创新

（一）“政府 + 龙头企业 + 农户”模式

“政府 + 龙头企业 + 农户”模式比较适用于基地建立之初。此时，由于企业还没有和农民打过交道，在群众中还没有建立起信誉。政府是基地建设的主体，通过政府引导、发动和宣传工作，号召农民按企业制定的种植技术要求进行药材种植，县级部门给相关乡镇或乡镇给村组下达基地任务，并进行相应考核，带有一定的行政手段。而企业主要是技术投资，派生产技术人员深入基地，在基层乡镇干部的带领下，根据药材 SOP 要求进行基地的选择、药农培训及药材种植技术指导，并实行最低保护价收购。可以说，在这个时候政府是企业和农民的联系枢纽，起着非常重要的作用。

这种模式的特点是：在基地建设初期，企业初成立，在社会和群众中影响力小，农民与企业没打过交道，农民与企业还未建立信任关系，有政府牵头引导、发动、下任务、抓考核，可信度高、手段硬，有利于基地的发展；同时这种模式有企业做靠山，农民没有市场、技术风险，容易建立相对成规模的基地。

缺点是：靠行政手段发动农民不符合市场经济及简政放权的要求，一切全靠政府力度，如果哪个乡镇支持力度小，基地就很难发展；企业没有掌握主动性；土地为千家万户所有，由农民自行种植和管理，可能出现超限施肥及滥施农药现象发生，影响产品质量。

（二）"企业 + 政府 + 科研 + 基地 + 农户"模式

经过 2 ～ 3 年的发展，基地种植面积发展到一定规模，此时基地的运营模式转为"企业 + 政府 + 科研 + 基地 + 农户"。通过企业与农民连续几年的"保护价订单收购"，减轻了农民的市场风险，在基地建设中与农民建立了一定的互惠合作关系，企业赢得了一定的信誉度，政府的介入和影响逐渐减少。

同时，由于药材种植基地的连年栽种导致了病虫害频繁发生，药材产量降低，质量受影响等问题，如不及时解决，就会影响农民种植积极性，危及基地的发展，公司及时向科研院校寻求解决之道。以天士力集团的丹参为例，天士力集团及时与西北农林科技大学生命科学院进行合作，派种质资源、植物生理、植保等专家进入丹参生产大田，开展技术攻关，帮助解决基地发展中的技术难题，并与公司签订科研合同。至此，科研单位正式参与了基地建设过程的药材技术研究，并由公司承包科研地，针对大田生产问题展开多项试验研究。

本模式的特点是：以科技为依托，引入了科研力量，由龙头企业与科研单位合作，针对药材种植中出现的问题进行研究，解决药材生产过程中的技术问题，特别是病虫害的问题，使药材生产与科技进行紧密结合，发挥了科技支撑作用。

缺点是：需要投入一定科研经费和人员。

（三）"企业 + 科研 + 基地 + 农户"模式

发展到一定阶段，药材基地的运营模式稳定为"企业 + 科研 + 基地 + 农户"。由于天士力集团和药农的密切合作，在广大农民朋友中有了诚信度，政府由开始的枢纽作用变为两者的桥梁作用，政府对企业的支持更多地体现为制定相关配套政策、给企业与农民牵线搭桥、延伸产业链等。科研工作有针对性地解决了药材栽培中存在的一系列技术问题，在基地建设中发挥越来越重要的作用。

"企业 + 科研 + 基地 + 农户"模式首先由龙头企业与科研院所合作，对药材生长发育规律、需水需肥规律、种植密度、采收期、加工方法、环境质量、药材质量等进行科学研究与试验，得出了一系列科研成果；其次，龙头公司按照国家中药材 GAP 及科

研实验结果，制定出一系列《药材生产标准操作规程（SOP）》及《药材生产质量控制标准》，并按SOP及标准实行全面质量管理和产前、产中、产后指导和服务；第三，由公司建立种子田，免费提供种子、环境监测，免费提供技术培训、技术指导，并与农民签订最低保护价产品收购合同；而基地的科研田和种子田实行“农场化”模式，即企业根据自身科研项目和育种数量的需要，租赁符合SOP要求的土地，由企业人员亲自管理，雇请、培训当地农民进行田间操作。

本模式的优点是：企业与农户结合更紧密，企业在产前、产中、产后提供系列服务，不仅号召农民种植，而且向农民提供种子、培训、技术指导、保护价收购，企业给药农提供的技术均为经过科研实验取得成果的成熟技术，为增产奠定基础；适合于地区土地为各户所有、农村劳动力比较富足的地区，有利于基地规模的迅速扩大，地区相对较低，农民可以增加收入。

缺点是：由于土地为千家万户所有，农户的认识不同，有的农户为增加产量而获得更多的收入，偷施肥料、农药现象仍有发生；同时由于农民各自为政，勤懒不一，很难达到统一管理的要求，给规范化种植带来一定的困难，对药材质量的可控、稳定带来一定影响。

（四）“大户承包”模式

为了克服“企业＋科研＋基地＋农户”模式的缺点，2008年以来部分企业创新了“员工承包”“大户承包”等新基地发展模式，这种模式是由公司员工或大户将分属于各家各户的土地流转租赁承包回来，由承包者进行统一组织种植和管理，龙头公司与承包者签订合同，对承包者雇用操作人员进行培训，在日常管理中负责做好技术指导和质量监控，除提供种子、培训、技术指导、保护价收购外，提供收购价格、机械等更加优惠的支持政策。

优点：经两年多的实践证明，新模式能够适应当前农村的现状，一定规模的连片平地不但有利于机械化操作，还能保证品质和产量，对基地的发展起到很好的示范和带动作用；有利于药材新品种的推广。

这些新模式的特点是：以优良品种为依托，建立专门的种子田和种苗田，对种子、种苗实行统一的管理；通过以大户承包和产业合作社等形式，形成以集中连片的规范化基地为主的种植基地，并真正做到种子种苗、肥料使用、病害防治、种植技术、栽种时间、产品标准“六统一”管理。

缺点是生产成本相对较高，承包者不但要付给农民地租，还要请当地农民进行栽种、除草、施肥、采挖等操作，且由于操作者不是为自己干活，时有怠工情况发生，农民挣不少钱，承包者费用较大；企业需要为大户通过更多的优惠政策，大户才有利润可赚，产品成本相对较高。

二、基地模式的创新

随着基地面积的扩大，公司研制的起垄机、采挖机、割茎机的推广、使用，根据陕西省商洛地区人多地少、劳动力普遍外出打工的实际情况，企业又对基地发展模式进行了进一步的探索，并尝试以下运营模式。

（一）股份合作制模式

1. 模式要求

股份合作制是现代企业组织模式的一种，让农户以土地入股，与龙头企业的资金、技术结合，组成股份合作式的独立实体（药材专业合作社或企业），实行独立核算，自主经营。以章程的形式确定权利义务、利润分配方式及基地管理、劳动用工等内容，实体对基地实行统一管理。入股农户享有年终分红、优先接受培训并成为生产操作工和受聘成为基地管理人员的权利，承担确保基地生产用地权和经营风险的义务。龙头公司以资金、技术入股，作为实体的主要成员，负责基地药材生产技术的制订、技术培训及指导等服务、资金保障，种植过程的质量监督控制、产品收购、销售等管理工作，享有基地产品统购权、年终分红权和从基地经营利润中摊销基地建设投资的权利。实体对农户进行上岗前培训和经常性技术培训，使其掌握药材生产常识、GAP 规范和药材生产技术规程。通过岗前考核者成为基地的正式生产操作工，统一管理，按劳付酬。对不参加经常性培训者和不执行技术规程者，实体有权取消正式生产工人资格。生产工人在实体的统一组织下，参与基地生产，严格执行 SOP 规程。

2. 模式特点

该模式将农户与公司从土地收益和劳务报酬两重利益上连接在一起，引导农户积极学习药材种植技术，主动执行技术规程。有效克服了对基地生产者粗放管理、单一操作的缺陷，确保了生产人员的技术同一性和生产操作的标准化，使技术规程在严格的监督管理下得到具体落实。公司作为基地经营的主要受益者，不仅可以拥有自己独立的 GAP 基地，将技术研究成果转化为产品质量优势，实现企业从 GAP 到 GMP 的现代化；又可以从基地经营中直接获取经济利益。解决了基地建设的投资难题，保证了高质量的 GAP 基地顺利建成，通过技术领先策略，实现高投入、高产出的经营目标。

3. 模式缺点

由于农民主要着眼于当前利益，对新生事物接受较慢，积极性不高，需要龙头企业长期引导，此种模式推广难度较大。

（二）“公司 + 科研 + 产业合作社 + 农户”模式

1. 模式要求

即由当地比较有威望的村组干部或当地能人或者单位牵头，注册成立药材专业合作社，将有土地的农民吸收为社员，将分散的土地连接起来，组织农民自行种植药材或统一种植，产业社负责农民的药材收购、销售和管理；公司与产业社签订保护价收购合同，公司负责社员的技术培训、技术指导，帮助进行过程控制、保障收购全部合格产品的基地发展模式。

2. 模式优点

订单由合作社和企业签订，种出来的药材直接卖到合作社，要什么货，种什么作物，销路不用愁，还有保护价。由于加入了合作社，签订了订单协议，农户就等于吃下定心丸，不用自己跑销路，只管安心种药；合作社实行统一供种、统一标准、统一收购、统一销售的一体化运营模式，基本保障了产品从种植、生产、销售全过程的质量安全；同时将相对分散的土地集中连片，有利于实行机械化操作。

3. 模式缺点

很多产业社仍然由各家各户自行种植，由于各户的认识不同，有的农户为增加产量而获得更多的收入，偷施肥料、农药现象仍有发生；同时由于农民各自为政，勤懒不一，很难达到统一管理的要求，很难达到规范化种植要求；此外，很多合作社运营不规范，只注重产品收购、销售，忽视药农的技术指导及种植过程控制等服务，很多产业社对社员没有制约措施，很难达到统一标准的要求。

（三）家庭农场模式

1. 模式要求

家庭农场是指以家庭成员为主要劳动力，从事农业规模化、集约化、商品化生产经营，并以农业收入为家庭主要收入来源的新型农业经营主体。在美国和西欧一些国家，农民通常在自有土地上经营，也有的以租赁部分或全部土地经营。

农场主本人及其家庭成员直接参加生产劳动。早期家庭农场是独立的个体生产，在农业中占有重要地位。中国农村实行家庭承包经营后，有的农户向集体承包较多土地，实行规模经营，也被称之为家庭农场。2013 年“家庭农场”的概念是首次在中央一号文件中出现，鼓励和支持承包土地向专业大户、家庭农场、农民合作社流转。

2. 优势特点

（1）家庭农场有利于将农民分散的土地通过承包经营流转集中，形成规模比较大的连片基地，有利于实行集中统一的管理。

（2）家庭农场以追求效益最大化为目标，使农业由保障功能向盈利功能转变，克服了自给自足的小农经济弊端，商品化程度高，能为社会提供更多、更丰富的产品。

（3）家庭农场比一般的农户更注重农产品质量安全，有利于药材质量的稳定和提升。

3. 模式缺点

家庭农场更加注重经济效益，如果企业免费提供其种子及技术服务，有可能造成部分产品流失，使企业投入难以收回，给企业造成部分损失；有可能为增加产量，而出现超限施肥、滥用农药的情况发生。

（四）农场化管理模式

1. 模式的形式

该模式即由公司或相关实体（企业、大户等）按照中药材进行一次轮作倒茬的需要面积，将土地长期租赁回来，或与已有的农场合作，实行集中连片种植、管理的形式。有 3 种形式：①基地公司将分散或集中的土地长期租赁，公司进行统一经营、管理。②相关企业、大户将土地长期租赁回来，与公司合作进行药材种植，产品由公司统一收购。③公司与农场合作，按照药材的轮作制度要求，制定轮作、休闲计划，在轮休期间安排种植其他农作物，进行集中种植、统一管理的基地模式。这 3 种形式均可以由公司培训的职业药农进行种植及管理。

2. 模式特点

这种模式的优点：①有利于实行集中统一管理和机械化操作，可以形成规模较大的集中连片基地。②有利于实行规范化种植，过程质量容易控制，产品质量有保障。③可以避免其他模式因土地掌握在别人手里，而导致产品有可能收不上来、难以保障原料供应的风险。

3. 模式缺点

投入资金比较大，生产成本相对较高。

三、小结

从节省管理成本及管理难度方面考虑，“企业 + 科研 + 基地 + 农户”“公司 + 科研 + 产业合作社 + 农户”“家庭农场”“大户承包”相对比较省事、省力、省费用。

从规范化及过程控制、质量保障方面考虑，“大户承包”“员工承包”“农场化管理”这 3 种模式较好，特别是“农场化管理”有利于生产过程的质量控制，对保障药材质量非常有利，建议原料出口基地和有条件的地方推广这些模式。

第二节　部分盟员单位基地建设模式实践

一、仲景宛西制药股份有限公司（简称“仲景宛西制药”）

仲景宛西制药丹皮基地建设采用“公司 + 基地 + 科研 + 药农”的模式，与当地药农签订基地合作协议，在生长过程中，由专业技术人员深入基地对药农进行栽植、田间管理、采收加工等关键环节技术培训与指导。以保护价收购基地药农所产药材，保

障了药农利益，提高了药农种植积极性。

二、上海上药华宇药业有限公司（简称上药华宇）

上药华宇川芎规范化种植示范基地采用“公司＋合作社”的建设模式运行；在基地川芎种植过程中采用“七统一”机制（统一提供苓种、统一播种时间、统一技术标准、统一平衡施肥、统一防治病虫害、统一收获时间、统一加工和包装）进行管理。

1. 统一管理

上药华宇通过川芎种植过程中的“七统一”管理机制，保证中药材种植、采收、包装等全过程的统一受控，药材生产稳定、质量均匀。

2. 构建质量可追溯体系

上药华宇建立了川芎规范化种植质量追溯体系，通过纸质记录与网络追溯系统管理引导都江堰区域的川芎种植户从散户种植走向规模化、规范化、标准化的发展之路。为川芎质量的优质性、可靠性以及可追溯性打下了坚实的基础。

3. 坚持研究工作

上药华宇通过开展对川芎基源、种植、病虫害防治、产地加工、包装和储藏技术、安全性指标、主成分指标等相关研究，提升了种植栽培和质量控制的手段，有效地保证了产品质量。

三、四川新荷花中药饮片股份有限公司

四川新荷花中药饮片股份有限公司现有半夏种植基地3000余亩，主要分布在甘肃省西和县石堡乡和十里乡，种源基地3000亩，主要分布在四川省遂宁市河沙镇桂花村。该公司半夏GAP基地按“公司＋种植户”的形式，在种源基地与种植户签订收购协议，该公司对种植户进行种植技术的培训指导，选育良种用于半夏种植基地的生产；在种植基地生产中，该公司将种源基地的优质种茎发放给种植户，指导种植户按公司制定的标准操作规程种植，并要求种植户不得随意施用农药，统一管理、统一采收、统一加工，最后该公司以优于市场的价格对种植户的合格产品进行收购、质量控制和销售。

该公司制定了一整套完整的基地管理标准，通过实施统一的规范化管理，能够从公司技术人员和种植户两个方面有效地控制合作基地的种植生产过程和产品质量，并且随着业务规模的不断扩大，能够不断复制现有的成功管理模式，扩大合作基地的面积和产能，满足公司业务发展需要。

四、神威药业集团有限公司

神威药业集团有限公司栀子种植采用人工种植的生产方式，通过与当地村民和村委会协商以土地流转方式承包土地，确保基地的稳定生产。自建基地公司现有栀子种植基地3000亩，主要分布在江西省湖口县，全部采用专人分区管理的模式。自建

种植、管护队伍，统一进行种植管理，统一进行采收、加工，统一进行品质控制和市场营销。合作基地公司以现有业务为依托，与核心产区的主要栀子种植户合作建立了3000亩以上的合作种植基地，每年稳定采收、加工和销售。

该公司已经建立了一整套完整的合作基地管理模式，通过实施统一的GAP规范有效的控制合作基地的生产过程和产品质量，并且随着业务规模的不断扩大，能够不断复制现有的成功管理模式，扩大合作基地的面积和产能，满足公司业务发展需要。

该公司对自建基地与合作基地均严格执行GAP标准，组织实施GAP管理、操作和记录的培训，并要求基地定期进行GAP自检。该公司按照GAP管理体系的要求，对种子和种苗、农药、肥料实行统一采购、储存和发放；对田间管理和病虫害防治实行统一培训和技术指导；对采收加工实行统一操作和检测；并对种植和生产加工全过程实行统一的可追溯体系管理和GAP监管。

五、浙江寿仙谷医药股份有限公司

该公司石斛基地建设采取了“公司＋基地”模式，即以公司为依托，通过与当地政府或农户签订土地承包协议，每25年续签一次，每年付给高额的租金，并给予当地农民青苗等补偿费用，同时吸纳土地被租用的农民为公司的员工，通过规范化培训后进行种植生产，从而实现“统一安排生产计划、统一生产管理技术标准、统一提供优良品种、统一技术培训辅导、统一验收检验产品质量”。既保障了中药材的质量安全，又能帮助农民解决就业问题，同时也可大大促进农民增收。

该公司采用农业物联网技术，GLP-832型蝶式开窗连栋大棚，GLP-632新型大棚，钢架大棚，外覆遮阳网，内盖塑料膜、配备微喷灌、专业喷雾器等设施设备进行智能化、设施化、规范化及仿野生有机化生产。

该公司基地建设具有以下特色及经验：

1. 土地集约化

该公司与当地政府或农户签订土地承包协议，每25年续签一次，在浙江省金华市武义白姆源口水库脚下以及刘秀垄等地连片承包面积达4800余亩。

2. 硬件设施化

该公司采用钢架大棚，外覆遮阳网，内盖塑料膜，配备微喷灌、专业喷雾器等设施设备进行设施化、规范化及有机化生产。

3. 环境生态化

该公司采用仿野生栽培方式进行种植生产。基地选址在环境优良的源口水库脚下和刘秀垄等地，处于水源保护区内，周围无污染源，水质达到Ⅱ类水质标准，大气环境符合国家二级质量标准，土壤符合国家二级质量标准，并每年监测水质1次，每两年监测土壤1次。

4. 生产标准化

该公司从大棚建设、生产加工到包装销售严格按照有机生产技术规范操作。

5. 健全产品质量安全追溯体系，推动信息化管理体系建设

6. 注重高科技检测仪器投入，提升综合检测能力

检验检测工作对产品质量既起着把关作用，又起着预防的作用，通过检验把好成品出厂的质量关，就可以防止不合格的产品流入市场。

7. 加强专业技术人员培养和宣传培训

该公司多方位开展“农产品质量安全”和“食品安全”知识宣传，形成户户关心、人人参与的良好社会氛围，让人们真正认识到“农药残留”对人体的危害性和农产品安全的重要性。

8. 生态低碳循环利用，实现有机农业可持续发展

发展有机农业，保护生态环境，实现可持续发展，是关系到人类食品安全和人体健康的一件大事，对发展农业经济，推动农村环境保护和农业清洁生产，减少和防止农药、化肥等农用化学物质对环境的污染、维护生态平衡，促进经济和环境的可持续发展具有重要意义。

六、甘肃九州天润中药产业有限公司

甘肃九州天润中药产业有限公司当归基地具体种植地点在甘肃省定西市岷县麻子川镇麻子川村，属于当归生产核心地带。该公司采取“公司 + 基地 + 农户”的模式，实行订单农业，与药农签订了《中药材当归 GAP 生产基地建设合同》，建设了 3000 亩当归道地药材种植基地，并且制定了管理制度，确保中药材当归种植基地产品质量和品质。

该公司已经具备了从中药材生产基地建设、源头生产管理、采收、质量控制、加工、仓储和销售的全产业链资源优势。该公司采用“公司 + 合作社 + 农户”的基地建设模式，实现当归种植的“六统一”，即统一规划设计、统一培育选购种苗、统一管理肥料农药、统一种植 SOP、统一采收加工和销售、统一教育培训。

该公司建立独具特色的九州通中药材追溯管理系统。通过“一物一码”的方式，为每一件产品制作身份证，实现中药材的流通追溯，时时掌握各种中药的库存分布、在途情况、环境条件（温湿度），实现中药的全程自动化管理；实现消费者对中药材生产加工和流通信息的可追溯，保障消费者利益；实现政府监管部门对产品进行抽检、追溯和召回。

七、赤峰地道中药材种植科技有限公司

内蒙古赤峰地道中药材种植科技有限公司也是采取公司加农户、基地带农户，生产、加工、销售一体化的经营模式，在政府的支持和鼓励下，带动种植协会、合作社，引导农户进行中蒙药的生产和研究。在开发旗内野生中药材资源的同时，加大科技投

入，大力建设中药材种植和繁育基地，带动发展中药材种植基地，通过中药材加工龙头企业的发展，促进农民增收致富步伐。

政府在基地建设过程中提供产业政策的引导和支持，在专项与重点品种规模化基地建设上提供资金扶持，并且进行融资平台搭建，保证农户药材收购。

该公司为种植合作社和农户提供优质种子（种苗），提供生产全过程的技术指导，并着力培训当地农技人员和药农，对产品进行订单式保价回收，在种植区与农户联办示范点。协会或合作社在基地建设中协调中药材规范化种植区域的土地，发动工作，并且向贫困农户发放种子（种苗）、药材复合肥，协助企业做好全程的技术培训、收购工作的监督管理，协助企业完成订单收购。种植农户严格按照规范化种植技术进行生产，积极认真地参加各种技术培训，结合自身的经济、劳动力情况调整好种植规模和劳务耕作，严格管理，做好采收。

八、格尔木亿林枸杞有限公司

格尔木亿林枸杞有限公司采用自有基地与合作基地方式建设。

1. 自有基地

该公司现有基地 10000 亩，已种植 4150 亩，基地均通过德国 BCS 认证公司的欧盟、美国有机认证、良好农业操作规范 GAP 认证。

2. 合作基地

该公司除自有有机枸杞种植基地外，还采用“公司 + 基地 + 合作社 + 农户”的产业化运作模式，跟合作农户签订枸杞种植收购协议，为农户免费提供技术和部分生产物资，进行统防统治。2017 年精选合作农户 63 户，枸杞种植 2600 亩，收购农户绿色标准枸杞干果约 800 吨，为农户增收约 300 万元。

该公司有机枸杞全部采用人工种植和采摘方式；晾晒采用自动洁净枸杞子晾晒方式，利用高原紫外线强等特点，达到枸杞子晾晒速度加快及灭杀微生物等病菌；加工采用自动链接生产技术。

九、上海市药材有限公司

1. 公司基地建设模式

上海市药材有限公司基地建设模式分为核心示范基地、深度合作基地和信息化管控基地三部分。

（1）核心示范基地通过土地流转的方式，全程由公司员工进行农场化、标准化管理。基地配备网络视频系统，可实现生产实时追溯与监控管理。鉴于丹参种植的连作障碍，基地土地除少数试验基地外租赁期限均为 1 ～ 2 年。

（2）深度合作基地是该公司与优质供应商共同出资共同管理，按投资比例进行收益分成的基地合作模式，充分发挥公司的资金与技术优势，产地供应商的管理与地缘优势，实现双方的互利共赢。

（3）信息化管控基地主要是通过公司 + 专业合作社 + 农户（种植大户）的模式运营管理，该公司以回收协议锁定地块，由合作者在上海市药材有限公司中药资源管理系统上及时上传种植信息，进行追溯管理。

2. 公司西红花基地

该公司西红花基地分为自有基地和合同基地。

（1）自有基地：通过土地流转模式建立，现有 320 亩，租赁至 2028 年；基地建有条件完善的室内栽培室，现代化微波烘房及加工车间，以及冷凉库、低温库，已建立高效规范的西红花质量可追溯管理体系。

（2）合同基地：采用公司 + 农户模式，即公司初期向农户提供免费种球与技术，公司与农户签订长期种植合同，统一模式种植管理，统一标准收购鲜花丝，统一工艺加工入冷库，做到农户收购花丝品质与自有基地一致。该模式自 20 世纪 80 年代中期建立，已成功运作 30 余年，成熟稳固，公司与农户相互共赢。

3. 优化西红花种植管理、建立完整产业链的举措

（1）农户收益与企业效益并重，是保持农户的种植积极性，确保产业长远发展的关键。该公司通过规范农户种植管理的各个主要环节，确保了产品质量。对符合公司质量标准的花丝，该公司每年制定稳定的收购保护价，签订收购合同，避免了外来低质低价花丝的冲击，保证了农户的收益。近 10 年来，即使受到伊朗进口低价花丝的冲击，公司基地签约农户的每亩收益始终未曾低于 2 万元。因此，农户的西红花种植积极性始终非常高涨。

（2）建立完整产业链，是确保西红花产业长盛不衰的重要基石。在该公司历代领导的重视下，该公司的西红花基地始终保持着健康发展的良好势头。基地发展至今，已经具备了从规模化的种球繁育，机械化的种植、采挖，到室内开花调控、花丝采摘加工；从西红花中药饮片的生产与销售，到多元化的健康产品的研发，以及目标细分市场培育开发，最终打造了西红花全产业链，具备了独特的资源优势。

（3）筹建上海西红花研究所，助推产业升级。该公司联合国内大专院校等科研单位，通过项目研究建立稳固的产学研合作机制，围绕“西红花质量标准制定及成分筛选、西红花种球快速繁育技术、西红花室内开花调控技术、西红花病害综合防治技术、西红花专用有机肥及施肥技术、西红花机械化操作综合解决方案、西红花新药研发等”领域开展研究工作，并最终形成规范化的栽培技术体系，推进上海乃至全国西红花产业的可持续发展。

十、湖南补天药业股份有限公司

湖南补天药业股份有限公司采用“GAP 示范种植 + 提供种子种苗 + 技术咨询 + 保底回收产品”模式种植茯苓。

该公司基地建设采用综合模式：①自建基地：该公司设立了全资子公司专门从事茯苓的规范化种植技术研究和推广，自建规范化 GAP 基地 2000 亩。②联合基地：以“公司 + 基地 + 农户”的运作模式实施基地建设，分别在湖南靖州、安徽金寨和湖北英山建立了 GAP 茯苓示范推广基地。③推广带动基地：在湖南省靖州自建基地带动并推广茯苓的规范化种植达 2000 余万窑；在云南省腾冲市自建基地推广基地 300 余万窑。

随着中药业和第三方社会资本投入中药材基地建设，借鉴现代（中药）工业、商业企业管理模式和经验的现代中药农业企业开始出现、发育和发展。共建共享未来将成为中药农业组织中最重要的发展依托载体。

农场化中药材基地快速发展成为主流。现代中药农业企业的发展，以及国家鼓励农田、林地的土地流转，在基地建设过程中，有很多的企业不再采取组织分散农户的“公司 + 农户”方式，开始实施基地建设的农场化。承包流转土地，采用各种有利于生产的方式，雇佣“农业工人”管理农场、生产中药材。在农场化生产中，如何组织农业工人，提高生产效率和降低成本，成为当前中药材农场化基地建设面临和需要探索解决的重要问题。

第九章　珍稀濒危动物药材

中药主要分为植物药、动物药和矿物药。而动物药属于血肉有情之品，在临床上具有独特疗效，是不可或缺的一部分，也是中药产业发展的战略资源，在重大疾病防治中具有不可替代性，对于中医药守正创新和可持续发展具有重要作用。为了研究珍稀濒危动物药材可持续发展问题，国家中药材标准化与质量评估创新联盟成立了“珍稀濒危药材研究专业委员会”，由庾石山教授担任主任委员。

该专业委员会成立以来，开展了系列研究工作，本章就动物药的整体情况做一梳理。

第一节　现状及问题

据统计，我国珍稀濒危动物药材有 14 种，如麝香、熊胆、羚羊角、穿山甲片、犀角、虎骨、豹骨等。这些濒危动物药材几千年来在临床上一直用于急症、重症和慢病的治疗，具有疗效确切、起效快、作用强等特点，为 100 余种名优中成药和 500 余种经典名方的君药或主要药味（如安宫牛黄丸、麝香保心丸、西黄丸、紫雪丹、云南白药、片仔癀等），年产值近 1000 亿元。

随着物种栖息地的丧失和破坏、遗传衰竭等原因，濒危动物药材的资源形势极为严峻，野生资源已远远不能满足人民用药的需求。同时，伴随着社会文明的提高和公众动物保护意识的增强，“猎杀”式获取野生濒危动物药材的方式不仅受到社会舆论的诟病，也影响我国在国际上保护濒危动物的形象。为解决珍稀濒危动物药材匮乏的问题，途径之一为对野生动物进行人工养殖，但在现实的应用操作过程中野生动物的人工驯养由于遗传衰竭等原因，存在重重困难，并且在产量上难以满足动物药的生产和临床需要。途径之二为使用具有相似功效的其他野生资源对珍稀濒危动物药材进行简单替代，如用水牛角替代犀牛角；用猪蹄甲替代穿山甲片；用山羊角替代羚羊角等。但它们的有效成分不一致，功效不等同，在临床使用中并不能做到完全替代，难以满足人民的用药需求。以下详述几种珍稀濒危动物药材的资源现状及问题。

一、麝香

麝香是鹿科动物林麝 *Moschus berezovskii* Flerov、马麝 *Moschus sifanicus* Przewalski 或原麝 *Moschus moschiferus* Linnaeus 成熟雄体香囊中的干燥分泌物，被《中华人民共和国药典》收载。具有开窍醒神、活血通经、消肿止痛的功效。用于治疗热病神昏、中风痰厥、气郁暴厥、中恶昏迷、胸痹心痛、跌仆伤痛、痈肿瘰疬等常见病、多发病和疑难病症，已有 2000 多年悠久的药用历史，是盛誉国内外的特产名贵中药材和香料，香气芳烈，疗效显著。含麝香的中成药如安宫牛黄丸、苏合香丸、西黄丸、牛黄清心丸、大活络丹、小金丸等，均为经典名方，久负盛名，在国内外需求量极大。

麝是我国特有的经济动物之一，分布在东北、华北、西北、西南 10 多个省份。我国曾是世界上麝资源最丰富的国家，麝资源曾占世界总量的 70% 以上，麝香产量也曾占全世界产量的 90% 以上。然而，长期猎麝取香，加之栖息地的干扰破坏，我国麝的分布范围缩减，种群数量急剧减少。由 20 世纪 60 年代的 250 万头锐减到 80 年代不足 60 万头，根据 1999—2001 年全国麝资源专项调查，全国麝资源储量仅为 6 万～ 7 万头，其中原麝 4100 ～ 4900 头，林麝 28600 ～ 35000 头，马麝 19300 ～ 23200 头，黑麝 5400 ～ 6500 头，喜马拉雅麝 2300 ～ 2700 头。麝资源面临严重危机，并且下降趋势越来越快。20 世纪 80 年代以前，我国麝资源每 10 年减少一半，而 80 年代后，每 5 年减少一半。当前被列为世界自然保护联盟（IUCN）濒危（EN）物种，濒危野生动植物种国际贸易公约（CITES）附录Ⅱ物种，2003 年国务院批准将麝类所有种从国家二级保护动物提升为国家一级保护动物。

为满足国内市场及出口对麝香的需求，保护利用麝类资源，积极响应国务院《关于发展中药材生产问题的指示》中“变野生动植物为家养、家种”的方针，我国于 1958 年开始麝的人工养殖，但由于种种原因，长期处于增长缓慢，饲养规模较小的境况。目前全国麝养殖种群约 8400 余头，在养殖地域上，超过千只的省份只有陕西、四川和甘肃。目前每年对麝香的需求量超过 15 吨，按每头成年雄麝年产 3g 计，至少需要 500 万头雄麝，而目前我国麝养殖量不足 1 万头，相差甚远，远远不能满足每年的需求量。

二、羚羊角

羚羊角为牛科动物赛加羚羊 *Saiga tatarica* Linnaeus 的角，性味咸、寒，归肝、心经，具有平肝息风、清肝明目、散血解毒的功效。用于肝风内动、惊痫抽搐、妊娠子痫、高热痉厥、癫痫发狂、头痛眩晕、目赤翳障、温毒发斑、痈肿疮毒。它的药用历史悠久，早在《神农本草经》中就有羚羊角入药的记载，是我国名贵珍稀中药之一。

赛加羚羊为我国国家一级保护野生动物，曾栖息在新疆等地，由于栖息地丧失及过度的狩猎，我国野生的赛加羚羊大约在 20 世纪 40—50 年代灭绝。从现有的数据来看，1980—1995 年全球赛加羚羊的数量在 100 万头左右，而从 1998 年开始，种群数量迅速下滑，当年只有 62 万头，1999 年为 40.3 万头，2000 年仅剩 17.8 万头，而 2001 年估计只有 10 万头左右。这种迅速的下滑趋势令人震惊，如果这种下降的趋势得不到抑制，赛加羚羊很有可能会走向灭绝。赛加羚羊 1995 年被列入 CITES 附录Ⅱ，2002 年世界自然保护联盟濒危物种红色名录（IUCN Red List）将其从易濒危物种升级为高度濒危物种。因此，羚羊角的国际商业性贸易为零配额。

早在 1864 年赛加羚羊的人工驯养就开始了，英国、法国、美国、德国、比利时等国陆续从苏联引进赛加羚羊进行人工驯养，但成果并不显著，人工驯养的赛加羚羊陆续死亡、种群较小、资源分散、种群近亲繁殖严重等因素，阻断了基因流动，引起种群退化、遗传衰竭等问题。人工驯养赛加羚羊困难重重。1988 年，我国林业局甘肃濒危动物繁育中心启动了赛加羚羊再引入和人工繁育项目，先后从美国、德国分 4 批引入 12 只赛加羚羊成体，经过 20 多年的艰苦努力，至 2013 年 7 月赛加羚羊种群数量达到 150 只。但随着种群数量的增加，出现了场地不足、疾病、疫病难防控的情况，人工养殖的效果并不是很理想，仍存在较多因素严重影响和制约着人工驯养赛加羚羊种群的发展。

基于上述情况，寻找羚羊角替代品成为了解决药源的另一途径。但目前仅停留在使用亲缘较近的其他角类进行简单替代，如山羊角、黄羊角、藏羚羊角、绵羊角、鹅喉羚羊角、水牛角等。《医林纂要》记载山羊角“功效近羚羊角”，《吉林中医药》指其能“镇静，退热，明目，止血”。江苏省南京市药材公司于 1978 年以 10 倍量的山羊角代替羚羊角，制成新牛黄清心丸。鹅喉羚羊角、绵羊角在药理作用上具有与羚羊角相近的解热、镇静、抗惊厥作用，只不过鹅喉羚羊角、绵羊角两者的用量须加大，鹅喉羚羊角用量比羚羊角要大 5 倍，绵羊角则要大 10 倍，否则难以奏效。由此可见，目前羚羊角替代品还处于初步研究阶段，仅研究了小分子成分的相似性，作为主要药效成分的大分子类成分还没有阐释清楚，仅是在某些方面替代羚羊角的作用，不是全面替代。

三、穿山甲

穿山甲为鲮鲤科动物穿山甲 *Manis pentadactyla* Linnaeus 的鳞甲，性咸，微寒，具有活血消癥、通经下乳、消肿排脓、搜风通络的功效。用于经闭癥瘕，乳汁不通，痈肿疮毒，风湿痹痛，中风瘫痪，麻木拘挛。作为名贵药材的穿山甲以其良好的药效，广泛应用于内科、外科、妇科、儿科各科临床。近年来，由于乱捕滥猎和栖息地的破坏，已造成野生资源急剧下降，处于几乎濒临灭绝的边缘。

世界上现存穿山甲有 7 种，我国分布有 3 种，其中以中华穿山甲为主，是药材穿山甲片的来源物种。而穿山甲属所有物种都被列入 CITES 附录Ⅱ，国际贸易的限额为零，因此国外来源的穿山甲片均为非法入境的。为了进一步加大对穿山甲的保护力度，我国已于2020年将穿山甲所有种由国家二级保护野生动物提升至一级，《中国药典·一部》2020年版中，穿山甲也未被继续收载。

我国对穿山甲的人工养殖的研究始于20世纪80年代，曾在江西、广东和浙江等地进行穿山甲的驯养繁殖。但穿山甲是一种生活习性复杂的动物，对野外的生态自然系统依赖性大，特别对温度、食物等因素依赖性大，驯养繁殖难度大，死亡率高。加之缺少必要的驯养设备和技术手段，驯养和科研经费不足等多种原因，以致目前为止国内还鲜有穿山甲繁殖成功的报道和新闻。

穿山甲替代品研究中报道较多的为猪蹄甲。猪蹄甲仅在抗炎和促进泌乳方面具有与穿山甲相似的药理作用，但通过分析两者在古代本草中的药用记载，没有发现猪蹄甲能替代穿山甲进行药用的记载。相反，这些记载明确表明两者无论在性味归经，还是功能主治上，都存在明显差异。现代化学成分分析表明，二者的各类氨基酸含量及无机元素有明显差别，大分子类药效物质的比较研究尚未见报道。综合上述原因，猪蹄甲替代穿山甲并不具有充分的科学依据。

四、虎骨

虎骨是猫科动物虎 *Panthera tigris* L. 的骨骼。虎骨入药始见于《名医别录》，之后历代本草均有记载，《中国药典》1963年版、1977年版也将其收录。虎骨性味辛，微热，具有祛风、定痛、健骨强筋、镇静、止痢、除骨鲠的功效。适用于风湿痹痛、筋骨拘挛、屈伸不利、腰膝痿软、四肢麻木、惊痫、久痢脱肛、恶疮等证。现代医学研究认为虎骨具有抗炎、镇痛、增强免疫力、促进骨折愈合的疗效，适用于关节炎、风湿、腰膝酸软无力、骨质疏松等疾病。在临床中有数十种中成药都以虎骨为原料。

虎是我国一级重点保护野生动物，CITES公约附录Ⅰ物种。1993年国务院发布《关于禁止犀牛角和虎骨贸易的通知》，明令禁止虎骨和犀牛角的利用，也从国家药典中将其删除，不再作为入药的中药材。这使许多以虎骨为原料的中成药，如大活络丹、小活络丹等著名中成药停产。同时，作为虎骨替代品的豹骨也从2006年1月1日起，含有其成分的中成药及规格包装的豹骨粉未经加载“中国野生动物经营利用管理专用标识”，则禁止其在市场上出售。

第二节 措施和成果

濒危动物药材野生资源稀缺，人工养殖困难重重，其他野生资源的简单替代又存在成分不等同、功效不一致的问题。在此现状下，对濒危动物药材进行深入的科学研究，在阐明其中的独特药效物质的基础上开展高技术原创替代品的研制，不仅可以满足临床用药需求，更能产生深远的经济效益、生态效益和社会效益，是解决上述困境的有效途径。然而，现实情况中濒危动物药材替代品研制的进展缓慢，成功的案例屈指可数。

制约珍稀濒危动物药材原创替代品研制的三大核心关键科学问题是：①濒危动物药材入药部位各异，成分复杂多样，包括小分子、大分子（多肽、多糖、核酸、蛋白质等）、常量物质、微量物质等，构成一个复杂体系。物质组成、结构、含量、比例难以阐明，尤其是大分子物质提取分离困难、结构复杂多变、解析难度大，而且研究成本高。②濒危动物药材的“功效”需要现代药理模型的科学再现，需要根据每一物种的特定功效创建多维度、多层面的系列分子、细胞和整体动物模型方能诠释其药效，研究成本高且难度极大。③药效物质尤其是大分子类药效物质的高效、绿色、规模化合成难度大，质量控制以及替代品配方的遴选需要采用创新性策略和技术解决。因此，遴选濒危动物药材人工原创替代品的最佳配方，研制与天然濒危药材有效成分一致、功效等同、安全性良好的人工原创替代品，需要从源头进行精准的设计，并不断反复地调整和验证才能实现。

中国医学科学院药物研究所一直深入系统开展珍稀濒危动物药材代用品的研究，聚焦上述三大核心关键科学问题，经过数十年的不懈努力，阐明了麝香、熊胆等濒危动物药材的关键药效成分，确定了其种类、含量、比例与药效的关系，研制出人工麝香和人工熊胆粉，探索出一条具有中国特色的珍稀濒危动物药材高技术原创替代品研制道路，构建出濒危药材替代品研制的技术体系和创新平台，对濒危动物原创替代品的研究起到了示范和引领作用。

一、濒危动物药材原创替代品的研制要点

濒危动物药材原创替代品的研制包括以下几个要点。

1. 珍稀濒危动物药材专属性成分的系统阐释和精准表征

根据濒危动物药材的用药部位，明确其中专属性药效物质的类型；针对大分子物质，采用现代科学和技术方法，表征其结构（包括三维结构）。针对小分子药效物质，采用色谱与波谱联用、质谱联用（MS）和核磁共振波谱（NMR）等技术集成，高效表征小分子物质结构。

2. 基于珍稀濒危动物药材“功效”的药效评价

针对各类濒危动物药材的传统功效，如平肝息风、清肝明目、软坚散结、活血消癥等传统中医药功效，建立与之对应的现代药理学系列模型，包括发热模型、疼痛模型、肿瘤以及其他各类疾病模型等。通过系统的药效学评价，诠释传统功效的科学内涵，精准揭示专属性药效物质。

3. 珍稀濒危动物药材关键药效物质的高效绿色制造

针对小分子和大分子药效物质的特征，综合利用仿生合成、生物合成、生物信息学、基因组学、蛋白质组学等多种技术和酶工程技术，构建高效合成技术体系，实现

关键药效物质的高效制备与人工绿色制造，为原创人工代用品研制提供物质保障。

4. 高技术原创替代品的研制

以天然濒危药材中关键药效物质的结构、含量、比例、药效等为基础，遴选濒危药材高技术原创替代品的最佳配方，研制与天然濒危药材化学成分一致、功效等同、安全性良好的高技术原创替代品。建立具有针对性的质量控制、药效评价、制备工艺、中试放大等系列关键技术，开展高技术原创替代品与天然濒危动物药材的系统临床前比较研究，确证质量的一致性、药效的等同性和安全性。

人工麝香和人工熊胆粉是珍稀濒危动物药材高技术原创替代品的成功案例，其研发历程具有引领和示范作用。

二、珍稀濒危动物药材高技术原创替代品的成功案例

（一）人工麝香

为了解决麝香紧缺造成的临床用药困扰，缓解中成药企业的原料供需矛盾，保护生态平衡，我国于 20 世纪 70 年代开始启动人工麝香的研究工作。1972 年，国家和中国药材公司委托中国医学科学院药物研究所牵头，组织了由山东济南中药厂和上海市中药研究所参加的联合攻关协作组，在“六五”国家科技攻关计划等项目的资助下，开展了系统的人工麝香研究。1993 年人工麝香获得新药证书，1994 年开始试生产，2004 年人工麝香正式生产。历时 40 多年，经过几代人共同努力和奋斗，结出硕果。

人工麝香研制的总体设计思想是根据仿生原理，在对天然麝香各类成分和药理作用深入研究的基础上研制人工麝香。在其研制过程中，有四大创新之处。

1. 创新性地系统阐明了天然麝香的主要化学成分及其相对含量，明确了麝香中的关键药效物质

采用先进的色谱和波谱方法，对天然麝香中化学成分的组成、化学结构及含量进行深入系统研究，揭示麝香复杂化学成分的结构和种类，并全面分析了麝香中各类成分的相对含量，阐明了这些成分的药理作用，为人工麝香的研制提供了科学依据。

2. 创新性地应用 16 种药理学动物模型阐明了天然麝香的科学内涵

研制团队以中医治则为纲，根据麝香“开窍醒神、活血通络、消肿止痛”三大功效，结合麝香的临床适应证，依据开窍醒神与神经内分泌系统、活血通络与心血管系统、消肿止痛与抗炎免疫等现代药理学的相关性，设计了能反映麝香临床疗效的 16 种药理学模型，确定了 29 种药理学指标来评价天然麝香功效，全方位阐述了麝香药效的科学内涵，为人工麝香药效学评价提供了关键技术支撑。

3. 发现并创制了天然麝香主要药效物质的替代品

天然麝香有效成分中大多数成分可经合成方法得到，而某些成分难以以合成方法得到，也不可能从天然麝香中大量获得，其代用品的寻找就成为研制人工麝香的瓶颈。

因此，创造性地提出寻找关键药效物质替代品的四项基本原则：①来源于动物性中药。②生物活性一致。③分子组成和分子量范围一致。④低毒性。经过大量筛选和优化，发现了符合条件的关键药效物质替代品，阐明其化学组成，制定了生产工艺，建立了质量控制方法和标准，证明了替代品应用的安全性、有效性和可替代性，并获得了国家中药新药证书。关键药效物质替代品的成功创制为人工麝香的研制提供了重要的物质保障，使人工麝香的研制迈出了极为关键的一步。

4. 创新性地提出人工麝香组方策略，设计出独特的人工麝香配制处方，成功研制出人工麝香

根据天然麝香化学成分和药理作用的结果，设计人工麝香的配制原则：人工麝香的化学成分和药理活性要最大限度地保持与天然麝香的一致性、化学成分类同性、生物活性一致性、理化性质近似性、低毒性。依据上述配制策略，经反复药理实验，对配方中各成分的比例进行多次修改补充，最终确定人工麝香配方，成功研制出人工麝香。此外，还对人工麝香的辅料进行筛选优化，从而保持了人工麝香化学组成、药理作用多样性，以及物理性状、色泽、气味均与天然麝香保持一致。以天然麝香为阳性对照品，采用上述的 16 种药理学动物模型，系统评价了人工麝香的药理作用。结果表明，人工麝香具有与天然麝香相似的药理作用，安全性良好。

1987 年国家批准人工麝香进入临床研究，采用随机分组、双盲对照或自身对照的方法，根据其开窍醒神、活血通络、消肿止痛的功效，选择了既能证明这些功效、又是急性病证的 10 个病证，如针对麝香开窍醒神之功，临床验证用安宫牛黄治疗肺胀神昏、小儿夏季热等；针对麝香活血通络之功，用苏合香治疗冠心病心绞痛；针对麝香通经止痛之功，用七厘散治疗跌仆伤痛等证；针对麝香活血通经、消肿止痛之功，用西黄丸治疗乳癖等。通过近 2000 例（Ⅱ期、Ⅲ期）的临床研究，证实了人工麝香与天然麝香的功能近似，疗效相似，且未发现明显的不良反应，可取代天然麝香等同入药。1994 年国家批准人工麝香为中药一类新药。人工麝香是首个濒危药材高技术原创替代品研究的成功范例，奠定了濒危药材替代品研究的基石。

（二）人工熊胆粉

熊胆入药已有千年历史，一直被中医视为珍贵药材，被列为“四大名贵”中药之首，素有“药中黄金”美誉。具有清热、平肝、明目的功效。用于惊风抽搐，外治目赤肿痛、咽喉肿痛等症，在 253 个中药成方制剂中均有应用。

引流熊胆粉则因动物伦理问题饱受质疑和诟病，同时由于熊的生存环境、身体状态与饲养管理条件存在差异，引流熊胆粉的质量不够稳定。因此，急需研制新的熊胆药材代用品。

人工熊胆粉是由中国医学科学院药物研究所与中山安士生物制药有限公司合作开发的具有自主知识产权的熊胆高技术替代品。该项目在充分研究野生熊胆和引流熊胆粉的基础上，全面揭示了熊胆和引流熊胆粉的成分构成，阐明了其中的药效物质，并研制出药效物质或药效物质的替代品。

人工熊胆粉的研制过程中构建了四个关键研究策略：①建立基于传统功效的综合药效评价体系，系统诠释了传统功效与其治疗疾病的映射关系。②系统阐释熊胆的化学组成、揭示独特疗效物质，包括化学成分的结构、含量、比例，以及构－效关系、量－效关系、组－效关系、协同作用等。③采用正交实验优化配方组成，基于天然熊胆有效成分进行科学设计最佳配方，确定有效成分的最优配比。通过以最佳配制处方研制的人工熊胆粉与天然熊胆的化学、药效和毒副作用的比较研究，解析疗效、毒副作用、体内过程的相互影响因素，验证研制的人工熊胆粉与天然熊胆药材的有效成分组成、比例的一致性，等效性与安全性，达到了天然熊胆组方重构的目的。④基于酶工程技术绿色制造独特疗效物质，实现天然熊胆的科学再现。人工熊胆粉于2018年获得临床批件，目前已完成Ⅰ期临床试验，结果显示：人工熊胆粉安全性良好，正在进行Ⅱ期临床试验。人工熊胆粉的研制成功有望解决熊胆不能供应、引流熊胆粉质量不稳定的重大难题，为促进我国中医药事业的可持续发展和保护濒危动物做出贡献。

第三节 经济与社会效益

一、经济效益

据国家药监局网站公布的数据显示，目前我国有760家企业生产销售含麝香的中成药433种。人们耳熟能详的六神丸、安宫牛黄丸、麝香保心丸等均已采用人工麝香。

人工麝香自成果推广以来，已投放于市场187吨，累计销售额达到了80亿元。上缴利税18亿元，每年带动相关制药企业超过300亿工业附加值，同时为当地政府解决人员就业，增加政府利税做出了重要贡献。

二、社会效益

人工麝香产生的重大社会效益有以下两个方面。

1. 为保护麝资源和生态环境做出巨大贡献，提高了我国在国际上动物保护方面的话语权和国际形象。

麝香取于成年雄麝，平均捕杀每头麝产麝香约3克。目前每年对麝香需求量超过15吨，相当于需要捕杀500万头麝。人工麝香自推广以来，已投放于市场187吨，据测算，相当于少猎杀6200余万头麝，有效地保护了野生麝资源，为我国生态环境可持续发展做出了巨大贡献。我国于2003年主动将麝的保护等级由二级升为一级，受到国际动物保护组织赞许，提高了我国在国际动物保护方面的话语权和国际形象。

2. 从根本上解决了天然麝香长期供不应求的矛盾，保证了对含麝香中成药、民族药的传承，提高了国家对人民健康水平的保障能力，惠及民生。

麝香在我国已有2000多年药用历史，形成了数个国宝级的中成药品种，如安宫牛黄丸、苏合香丸等。发展至今，已被433种中成药使用。由于天然麝香资源稀缺，部分品种已难以生产，面临传统组方失传的风险。人工麝香的应用，使许多名优中成药，如麝香保心丸、牛黄清心丸等的产量翻了10倍；而且据估算，近3年所生产的含人工麝香的中成药和民族药每年惠及病患者超过1.2亿人次，满足了人民的用药需求。更为重要的是保证了对含麝香国宝级中成药、民族药的传承，显著提高了国家对人民健康水平的保障能力。

基于上述重大贡献，“人工麝香研制及其产业化”获得2015年国家科学技术进步奖一等奖。

第十章 中药材产业扶贫

国家中药材标准化与质量评估创新联盟将扶贫与乡村振兴作为重要工作内容之一，在推进中药材质量提升的同时，注重与产地结合，积极推进中药产业扶贫工作。

党的十九大以来，党中央围绕打赢脱贫攻坚战、实施乡村振兴战略做出一系列重大部署，出台了许多相关政策。《中共中央国务院关于打赢脱贫攻坚战的决定》将“发展特色产业脱贫”列为首要脱贫措施，并在《贫困地区发展特色产业促进精准脱贫指导意见》中指出，发展特色产业是提高贫困地区自我发展能力的根本举措。产业扶贫涉及对象最广、涵盖面最大，异地搬迁脱贫、生态保护脱贫、发展教育脱贫都需要通过发展产业实现长期稳定就业增收。《特色产业增收工作实施方案》中明确了 14 个集中连片特困地区的特色产业布局，各特困区均将药材产业列为本地区的重点产业，突出反映了中药材产业在扶贫工作中的重要地位。中药材已经成为产业扶贫的重要抓手。

本章从中药材产业扶贫的现状、成效、主要模式、存在问题、经验及建议方面进行分析，为推动脱贫经验融入乡村振兴战略、增强脱贫的可持续性提供参考。

第一节 产业扶贫现状与成效

中药材是中医药事业传承和发展的物质基础，是关系国计民生的战略性资源。一方面，中药及大健康产业呈现快速发展态势，中药材原料需求不断增长；另一方面，中医药的临床价值越来越被认可。中药材广泛种植于我国贫困地区，这些地区通过将本地生态资源与产业化扶贫政策相结合，可以取得理想的扶贫效果。经过实践，中药材种植已成为许多农村贫困人口的重要收入来源。

一、国家对中药材产业扶贫支持力度逐步增大

1. 政策保障方面

为深入贯彻党中央、国务院关于脱贫攻坚的决策部署，充分发挥中药材产业优势、凝聚多方力量推进精准扶贫和精准脱贫，国家中医药管理局和国务院扶贫办等五部门

联合印发《中药材产业扶贫行动计划（2017—2020年）》，计划通过打造一批药材基地、培育一批经营主体、发展一批健康产业、搭建一批服务平台，将中药材产业与建档立卡贫困人口的精准脱贫衔接起来。2018年8月，《中共中央国务院关于打赢脱贫攻坚战三年行动的指导意见》再次明确了中药材产业扶贫在国家扶贫开发战略中的重要地位。2018年，国家中医药管理局规划财务司开展关于中药材产业扶贫情况基线调查，目的是摸清14个集中连片贫困地区及832个贫困县贫困情况及中药材产业发展现状，了解贫困地区中药材产业扶贫需求。2019年，中央1号文件《中共中央国务院关于坚持农业农村优先发展做好"三农"工作的若干意见》明确提出发展中药材在内的特色产业，拓宽农民增收渠道。2019年6月，国家中医药管理局发布《关于印发"三区三州"中医药扶贫工作实施方案的通知》，结合"三区三州"自然条件及适宜种植品种，鼓励中药企业积极参与，建设遴选一批中药材产业扶贫示范基地，试点推进中药材种植溯源平台建设，开展中药材种植技术骨干培训。2019年9月，《中共中央国务院关于促进中医药传承创新发展的意见》强调要深入实施中药材产业扶贫行动，2020年，农业农村部办公厅印发《2020年种植业工作要点》，指出因地制宜发展中药材特色产业，引导中药材生产向道地优势产区集中，进一步从国家层面强化了中药材产业扶贫的政策保障。

2. 项目支持方面

"中医药现代化研究"专项是"十三五"期间中医药唯一的国家重点研发计划重点专项。据统计，"十三五"期间"中医药现代化研究"重点专项共立项126项，中央财政总投入经费达14.51亿元。在中药资源保障方面，专项积极围绕中药材生态种植、高品质道地中药材栽培示范、绿色经济发展和农民脱贫致富等方向部署项目。为加快实施中药材产业扶贫行动，国家中医药管理局在扶贫工作中积极推进"中药材质量保障项目"，旨在提升对贫困地区中药材生产技术指导能力，推进农技服务精准到户。此外，有关部门还通过调动其他途径资金、银行信贷等方式支持中药材产业扶贫。

3. 技术支撑方面

2019年4月，农业农村部办公厅发布《关于加强农业科技工作助力产业扶贫工作的指导意见》，动员全国农业科技单位推动贫困地区形成农业特色产业发展优势。2020年5月7日，农业农村部再次印发《关于进一步推动科技助力产业扶贫的通知》，要求全国农业科教单位聚焦贫困地特色产业需求，加大科技支持力度，探索在未脱贫和部定点扶贫县落实产业技术顾问制度，切实提高科技助力产业扶贫的实效。根据国家卫生健康委员会于2019年4月召开的"定点扶贫工作推进会"工作要求，为指导各县脱贫攻坚工作提供智力支撑，药植所牵头成立了国家卫健委定点扶贫中药材产业扶贫专家指导组。经国家中医药管理局、国务院扶贫办同意，依托中国中医科学院成立国家中药材产业扶贫技术指导中心；国家中医药管理局组织成立中药材产业扶贫技术指导专家组，为基层发展中药材产业相关技术问题提供技术支撑。国家中药材产业技术体系也将中药材产业扶贫工作作为各岗位科学家及试验站的重要工作任务，进一步为中药材产业扶贫工作提供技术支撑。

二、各地多举措推进中药材产业扶贫

我国中药资源种类丰富，蕴藏量多且分布广泛。自《中药材产业扶贫行动计划（2017—2020年）》实施以来，各地依据自身中药资源和产业特点，纷纷制定配套的中药材产业扶贫实施方案或行动指南，在中药材产业扶贫方面开展大量工作，探索各地扶贫模式。据不完全统计，全国有17个省、自治区、直辖市发布有关中药材产业扶贫政策，其中辽宁省、吉林省、黑龙江省、江西省、贵州省、甘肃省、宁夏回族自治区、云南省发布了中药材产业扶贫行动方案，细化行动措施，因地制宜培育扶持特色优势品种，加快地区脱贫攻坚进程；贵州、陕西、云南等省出台鼓励建设中药材"定制药园"政策；河北、安徽、四川、贵州等省发布中药材发展规划/指导意见；陕西省推出"3+X"特色产业工程，支持包含中药材在内的特色产业发展。贵州省出台扶持政策较为细化，2019年7月出台的《贵州省农村产业革命中药材7个重点品种产业发展行动方案》，分别对天麻、太子参、钩藤、薏苡仁、半夏、黄精、白及7个重点品种进行全方位规划，旨在将每个品种都打造成贵州省脱贫攻坚的特色健康产业，助推乡村振兴和服务大众健康。

三、中药材产业扶贫取得一定成效

截至2016年，贫困人口规模占全国贫困人口比例前5位的省、自治区分别是云南、贵州、河南、广西、湖南，主要集中在我国的西南、西北、中部地区，农业依旧是贫困地区的主导产业。我国中药材资源富集地区与贫困地区呈现高度重合的特点，多数贫困地区中药资源禀赋较高；中药农业的门槛较低，在贫困地区推广中药材种植有一定的基础。据研究，国家级贫困县和集中连片贫困地区涉及的县中，至少有10%以上的贫困县已经有很好的中药材产业基础，是中药材产业扶贫的重点优先区域；有53%的贫困县具有一定的发展中药材产业的条件，需要加强相关工作拓展中药材产业扶贫的基础和能力。

据初步统计，全国已有43.87%的贫困县开展了中药材种植产业，全国贫困地区已种植中药材2277.8万亩，2017年产量达431万吨，有中药材基地1630个，中药材企业1198个。

在全国各方的努力下，中药材产业扶贫已取得一系列成效，不少贫困县实现了脱贫。如在甘肃省，中药材产业覆盖全省10个市/州的51个贫困县区、508个贫困乡镇，通过中药材种植和劳务脱贫的涉及全省5.8万户，共23.9万人。山西省中药材种植覆盖全省90%的贫困县，贫困县中药材种植总面积占全省总面积的70%左右。贵州省把发展道地中药材作为十大扶贫产业的重中之重，走出了一条具有贵州特色、生态环境保护和修复相结合的生态脱贫新路径，探索出丰富的扶贫经验。习近平总书记考察

的山西省金米村，通过中药材种植等产业“摘穷帽”。国家中医药管理局定点帮扶对象山西省五寨县，通过探索“五寨模式”已顺利脱贫。在河北省滦平县、甘肃省渭源县、云南省师宗县，中药材产业也已成为扶贫主导产业。这些实践表明，推进中药材产业扶贫行动实现了中医药作为独特的卫生资源、潜力巨大的经济资源和重要的生态资源的有机结合，是变“输血”为“造血”的有力抓手。

第二节　产业扶贫的主要模式

结合各地实际情况，中药材产业扶贫模式不尽相同。

一、以中药材种子生产为主的扶贫模式（一产）

1. 免费发放种子，保价回收药材

贫困地区多以农作物为主要收入，药材种植基础薄弱，对中药材生产、销路及市场动态等缺乏系统认识。陕西省宝鸡市陈仓区的宝鸡市博仁中药材种植专业合作社通过召集周边的农户、贫困户（含残疾人）采取“一免、一供、一收”方式，给农户统一发放柴胡种子和有机肥，提供全程技术指导，按照预先签订的购销合同，以高于市场价格回收药材，已带动当地 5000 余户贫困户种植柴胡 8 万多亩。

2. 稳定种子质量，推广药材新品种

种业龙头企业在推广药材新品种及提高种子种苗质量方面发挥着重要作用。国药种业有限公司以种源为抓手，积极参与各地中药材产业扶贫，与多地政府、贫困地区企业签订中药材种业扶贫协议，为对方提供优质种源，从源头上保证种子种苗质量，并通过构建“中药企业 + 种植大户 + 农户”“中药企业 + 专业合作社 + 农户”的利益联结机制，建设标准化中药材种植基地，带动贫困户脱贫致富。

3. 繁育种子种苗，建设良种基地

（1）散户繁育种子种苗。中药材种子种苗繁育已成为甘肃省陇西县扶贫的重要途径。2019 年，甘肃省陇西县 117 个村开展中药材种子种苗繁育种植，其中 86 个贫困村 8155 户建档立卡贫困户种植中药材种子种苗繁育田 11314.65 亩，占全县建档立卡贫困户的 22.5%，平均每亩收益达 4000 ～ 5000 元。

（2）企业建设良种繁育基地。中国中药有限公司在甘肃省民勤县建成了国内面积最大、品种较为齐全的甘草种质资源圃，通过甘草良种繁育基地建设，带动当地中药材产业扶贫工作。2017 年，在国家中医药管理局的号召下，国药种业有限公司在山西五寨县建设蒙古黄芪道地种质资源圃及良种繁育基地，带动当地蒙古黄芪种苗产业发展，助力中药产业精准扶贫。

二、以中药材农业种植为主的扶贫模式（一产）

1. 出台鼓励政策，配套扶持方案

各县市因地制宜出台中药材扶贫配套实施方案，尤其是财政补贴制度、保险制度、以奖代补等机制对中药材种植起到积极引导作用。河北省内丘县出台《关于新增中药材种植财政扶持意见》，实施“531”财政补贴政策，带动农户每亩中药材种植收入达到3000余元，农户药材种植积极性显著提高。甘肃省定西县试行中药材产值保险，为中药材种植户提供“三位一体”中药材产值保险综合保障机制，中药材产值保险试点取得了较好效果。

2.“三变”改革，组建专业合作社

随着脱贫攻坚工作推进及乡村振兴战略的实施，农民专业合作社成为保障农民增收及农村经济稳定发展的关键。

通过自身优势不断提升产品质量，许多合作社已在药材市场中崭露头角。四川省石柱县华溪村通过“三变”改革，调整产业结构，组建农民专业合作社，以“土地入股保底分红+务工工资+项目投产效益分红”的模式大力发展以有机黄连、黄精为主的中药材产业。

3. 龙头企业带动，打造优势品牌

中医药龙头企业到贫困地区建设药材基地、发展道地药材种植、探索中药材产业精准扶贫模式，对促进多地中药材发展起到良好的示范作用。2018年，吉林省柳河县在吉林省昌农实业集团有限公司的带动下，全县贫困人口人均增收2000～2400元。龙头企业的品牌意识和政策敏感性较高，在《湖北省道地药材“一县一品”建设实施方案》的引导，以及湖北省巴东县中药材企业、合作社、专业大户的推动下，“巴东玄参”入选湖北省“一县一品”，“巴东独活”被授予地理商标保护品牌，借助独特的品牌优势，全县药材收入超过4亿元。

4. 发展“定制药园”，推动可持续脱贫

“定制药园”是由政府指导、企业种植、医院参与、贫困户参与生产，形成的完整、可持续的中药材产业扶贫体系。目前，黑龙江已建成“定制药园”13609亩，受益贫困户389户。云南省首批认定的“定制药园”总种植面积约36万亩，帮扶建档立卡约1.6万户。2019年，贵州省“定制药园”中药材种植面积达到10万亩。“定制药园”模式是各地多部门联合推动的有效扶贫措施，但整体推进成效及促进产业发展的贡献程度未完全凸显，还存在较大提升空间。

三、以中药材工业加工为主的扶贫模式（二产）

药材加工生产为主的扶贫一般是在药材种植规模较大地区，由龙头企业投资或合作社集资建设仓储车间、饮片加工厂、中成药或配方颗粒加工厂（以饮片加工厂为主），引导农户进工厂工作或入股分红，在加大产品附加值的同时，农户的收入进一步提高。好医生集团积极在四川省凉山州建设加工基地提质增效，分别建设布拖县中药材精深加工基地和美姑县中药材初级加工基地，两大加工基地近期实现年加工中药材 1.5 万吨、产值 2.5 亿元的产能，为推进凉山州中药材发展和决胜脱贫攻坚奠定坚实基础。此外，各地纷纷建立起加工扶贫车间，吸纳当地贫困人口务工，拓展加工功能，改进加工工艺、提高加工水平，为当地脱贫探索新出路。

四、以中药材相关服务业为主的扶贫模式（三产）

中医药养生、旅游和康养是延长中药产业链、增加附加值的有效途径，且康养产业的关联度广、带动性强，在中药材产业扶贫和生态文明建设方面具有独特优势。安徽省霍山县依托大别山旅游扶贫快速通道，抓住“西山药库”和“十大皖药示范基地”建设机遇，推动康养产业与中医、体育、林业融合，形成多种类康养产业发展格局，带动贫困户在旅游企业就业、资产入股分红等方面获得实实在在的收益。但发展第三产业对生态环境、地域文化、中药关联产业成熟度、资金投入、宣传报道等多方面有较高要求，目前以中医药康养旅游为主的产业扶贫案例较少。

五、以中药材科技为主的扶贫模式（四产）

科技扶贫在各环节不断发力。在中药材种植环节，大力示范优质中药材新品种、配套无公害栽培措施、药材专用肥、节水抗旱和综合防治技术，能够提高中药材种植产量和质量，大幅提高种植农户的收入；同时，探索生态农业在药材生产中的应用，建立安全、有效、有序、可持续的中药材生态种植模式及配套技术，提高药材种植的经济效益、生态效益和社会效益，以促进贫困地区增收。在加工流通环节，推广产地初加工技术及包装仓储工艺，能够提高中药材品质和市场占有率，稳定提高中药材价格；同时，构建中药资源循环利用策略及适宜技术体系，并在中药农业和中药工业领域推广应用，借助中药材追溯体系和区块链等新技术提升中药材质量等，为推动中药产业提质增效和绿色发展发挥了重要作用。

第三节　产业扶贫的经验与存在的问题

一、产业扶贫的经验

中药材产业扶贫多年以来，我们发现政府、企业、科技、模式等各方面均起到不可替代的作用，具体有以下几点经验。

1. 政府及相关部门起到至关重要的引领作用

通过梳理发现，国家和各地对中药材产业扶贫的支持力度非常大。国家对中医药传承创新、中药材保护和发展、道地药材生产、特色产业发展等都有明确规划；各地积极响应国家号召，迅速出台响应实施细则，通过资金补助、项目支持、政策倾斜等多种途径，在资金、政策、市场、管理、技术和人才引进等各方面都予以相应的支持，鼓励中药材产业扶贫，为产业发展提供良好的政策环境。

2. 产业扶贫成功案例起到示范带动作用

贫困地区农户相对保守，担心风险大、收入没有保障，在贫困地区发展中药产业仅靠政策鼓励是不够的，充分发挥先进模范和典型代表的示范导向作用是一种行之有效的方法。较多情况是通过种植大户、合作社、龙头企业等在当地做药材种植示范，农户看到示范种植的比较收益，开始对药材种植感兴趣。再加上合作社和企业的实地技术指导、药材回收、土地流转、劳动雇佣等多种优惠措施，农户种植药材的积极性极大提升。这些“能人带动”“抱团经营”“龙头企业带动”的模式对转变农户种植习惯、提高农户对中药材扶贫认识起到重要作用。

3. 各环节融合发展起到良好的协同带动作用

中药材产业各环节扶贫并不是孤立的，而是互相带动融合发展的。“中药农业 + 中药加工”“中药农业 + 康养旅游”“中药农业 + 电商平台”“中药材全产业链扶贫”等都是中药材产业扶贫的重要模式，且各环节间存在内在关联性，多环节协同带动对推动中药材产业扶贫具有明显作用。

4. 多途径科技服务起到完善的技术保障作用

产业扶贫的精准性要实施精准培训，引导培训服务平台向乡村延伸，开展定点培训，进一步提高农村劳动者的素质，为城乡统筹发展提供人才培训服务，让贫困农民拥有一技之长，才能够实现脱贫致富。多数贫困地区前期收入主要靠种植农作物，对中药材种植技术不了解，通过下派科技专员、召开中药材种植技术培训、实际演练、直播培训、线上视频指导等多种途径，农户实际掌握种植和管理方法，降低了中药材种植技术风险，确保药材质量稳定，为贫困地区社会经济发展提供坚强的技术保障和科技支撑。

二、产业扶贫过程中存在的突出问题

当然，在目前的中药材产业扶贫过程中，还存在几点比较突出的问题。

1. 产业扶贫多集中在药材种植环节

从模式分析可以看到，绝大多数贫困地区的农户在中药材产业扶贫过程中只参与到药材种植环节，处于产业链的起始端，收入以土地租赁和务工收入等为主，参与到加工、仓储、饮片生产、运营、养生和旅游等延伸产业中的相对较少。产业链短是中药材产业扶贫中存在的突出问题，这一方面造成中药材附加值低，影响农民收入；另一方面影响中药材产业扶贫的抗风险能力和持续性。

2. 种植规模迅速扩大，需高度关注药材质量

近几年中药材产业扶贫受到各级政府的高度重视，中药种植规模迅速扩大，贫困县中药材种植面积呈现快速增加趋势，但部分地区盲目引种、无序发展等问题不断凸现，药材质量参差不齐。具体来说，包括：①药材种植前期调研不到位，单纯以经济效益为准，在中药材品种选择上具有盲目性，不考虑药材的药用属性，严重影响了中药材质量；②种子种苗质量无法保障，选用药材新品种的意识低，种植管理技术落后，化学投入品施用不规范；③基础设施配套存在短板。

3. 贫困地区经济水平较弱

很多地区在发展中药材产业时，只是组织农民一种了之，忽视了对晾晒场地、仓储、物流等设施的建设，直接影响药材采收后的初加工及销售，严重影响药材质量和农民收入。

4. 专业技术和管理人才缺乏

贫困地区青壮年多外出务工，大学生也不愿回乡就业、创业，加上很多地区没有药材种植传统，无充足的专业技术和管理人员对药材种植进行及时有效的指导。

5. 抗风险能力弱，脱贫的可持续性有待加强

中药材产业扶贫要面临包括自然风险、市场风险、经营风险等多重风险，农业产业扶贫项目相对缺少风险防范机制，在经营失败后可能引发负面的示范效应，影响农民增收。其次，产业扶贫项目综合治理结构缺陷所带来的风险，由于产权、利益分配、土地股份合作等造成的复杂性，必须予以高度重视。另外，中药材产业扶贫对政策严重依赖带来的风险正在显现，对贫困县的考核结束后，相应地区的中药材种植可能会失去政府支持，产量有可能会出现大幅下滑，相应产品价格可能会出现大幅波动，农户容易返贫，产业扶贫难以持续。

第四节　产业扶贫可持续发展的建议

扶贫重在可持续，使贫困地区居民具有脱贫不返贫的能力。关于中药材产业扶贫，业内专家提出了四点发展建议。

一、强化科学规划和全面布局

中药材区域性明显，不同区域适宜不同品种的药材生长，要加强对贫困地区中药材种植规划，统筹区域中药材发展方案。具体措施如下。

1. 突出重点区域、道地药材优势品种，明确发展布局。要在切实做好前期调研工作、深刻把握产业发展趋势和方向的基础上，结合当时资源禀赋和产业发展实际，确定中药材产业发展的优势区域、重点品种和适宜规模。

2. 根据对市场变化规律的研判，提供指导性生产意见，适当调整每年种植策略，确定每年的指导性种植面积，避免盲目发展带来的巨大损失。

3. 加强对规范化种植大户 / 合作社、高品质道地药材种植企业进行政策支持，引导当地药材产业发展从追求规模向追求质量过渡。

4. 根据当地实际情况，适时引导药材加工、产销对接及中药材第三产业发展，延长中药产业链。

5. 完善专项资金管理体制，增加产业扶贫的益贫性。

二、规范药材种植，提升药材品质

中药产业是资源依赖型产业，中药产品质量提升需要从中药材种子种苗、中药材种植和中药材产地加工到中药工业产品生产进行全过程把控。中药质量提升是系统工程，既需要技术水平的提升，也需要标准化和规范化管理，更需要全过程可追溯的质量管理。中药产业的供给侧改革需要聚焦中药材生产的关键环节，扩大中药材机械化生产范围，加强技术研发力度，突破技术瓶颈，形成技术标准，从而支撑高质量中药材生产体系建设，促进全产业链协调、全过程控制、全程质量可追溯，实现中药质量的稳定提升。

三、推动产业融合发展，降低返贫风险

结合新农村建设和乡村振兴战略，推动中药材种植基地与乡村旅游、文化推广、生态建设、健康养老等产业深度融合。发展药膳等中药健康产业，拓展中药产业链条，使贫困户深度参与中药材产业各个环节，让贫困户“黏”在中药材产业全链条上，而不仅仅是中药材种植业上。在增加贫困户收入的基础上，确保贫困户能够得到可持续性的收益。①通过推动产业融合发展，打造完整产业链，增强抗风险能力。②利用“互联网 + 中药材”等现代化手段，畅通采购渠道和价格预测预警，构建全国中药材供应保障平台，避免信息不对称，随时查询药材价格、产地及供需信息，药材供销更加通畅，降低由于供求失衡引起的市场价格波动带来的返贫风险，同时扩大药材供需渠道，增加成交量。

四、加强科技和人才扶持

坚持扶贫与扶智相结合：①加强专业型和管理型人才的引进措施，鼓励大学生到贫困地区创业等。②开展农村实用人才带头人和高素质农民培训，着力培养一批懂技术、会经营、善管理的新一代“药农”，分片区举办农业农村系统产业扶贫培训班，提高各地推进产业扶贫的能力和水平。③积极鼓励和引导科技人才到贫困地区开展科技服务，不断加强科研院所、高等院校与贫困地区的对口帮扶。④要继续支持中药材企

业、专业合作社壮大与发展，充分发挥其引领与示范作用、科技研发方面的优势，带动整个中药材产业健康发展。⑤要充分利用社会资本，引导非农资本投向中药材种植、加工、销售、服务等关键环节，为中药材产业发展增添后劲。

扶贫工作直接关系数千万人民的福祉，中药材产业是调整产业结构、增加农民收入的富民产业，是环境友好型、生态友好型产业。中药材产业扶贫是目前有效解决中药材资源禀赋较高地区贫困农户稳定经济收入来源的重要途径，且已在我国脱贫增收实践中起到了显著作用，但扶贫的益贫性和可持续性仍是下一步工作重点解决的问题。随着我国贫困状况、扶贫重心即将发生的重大转变，中药材产业扶贫要更加注重顶层设计、风险防范及产业融合，将中药材产业扶贫的宝贵经验逐步融入乡村振兴战略实施中，推动减贫战略和工作体系平稳转型。

第五节　药植所扶贫案例

药植所多年来长期致力于发展中药材种养殖引领广大贫困地区精准扶贫和乡村振兴工作，产生了较好的社会示范效应。

一、药植所参与国家中药材产业扶贫智库建设

药植所充分发挥中药材领域专业优势，长期开展中药材科技扶贫工作，2016年上报科技部部长专报《中药材规范化种植助力脱贫攻坚》。根据国家卫生健康委员会于2019年4月召开的“定点扶贫工作推进会”工作要求，为指导各县脱贫攻坚工作提供智力支撑，药植所牵头成立了国家卫生健康委员会定点扶贫中药材产业扶贫专家指导组，专家指导组以肖培根和黄璐琦两位院士作为顾问，药植所孙晓波研究员为组长，由33位在中药材扶贫领域具有丰富经验的专家组成。专家指导组发挥优势，强化顶层设计，制订了《永和县中药材产业发展规划》和《子洲县黄芪产业发展规划》，带动定点县调整农业结构、增加农民收益、促进生态文明建设。药植所还牵头编制了中药材产业扶贫适宜技术培训教材，出版了9册中药材生产实用技术系列丛书——《中药材选育新品种汇编（2003—2016）》《中药材生产肥料施用技术》《中药材农药使用技术》《枸杞病虫害防治技术》《桔梗种植现代适用技术》《人参病虫害绿色防控技术》《中药材南繁技术》《中药材种子萌发处理技术》《中药材种子图鉴》。设计建设了面向“全国中药材生产技术服务平台”门户网站和手机APP，包含多种中药材种植、采收、施肥、病虫害防治等各生产环节的技术视频和图文资料。此外，专家组先后组织在宁夏、新疆、甘肃、陕西、贵州、海南、山西等省区，为当地农户开展中药材种植技术培训，累计培训超过3000人次。并且，药植所积极推动将中药材扶贫工作纳入国家“十三五”重点研发计划，并推动重点研发计划招标指南列入扶贫相关任务。

二、重点面向抗战根据地和革命老区、少数民族地区、国家部委定点扶贫地区开展中药材产业扶贫工作

截至2021年，药植所为全国16个省、市、自治区41个县提供中药材技术服务，其中大多数地区为抗战根据地和革命老区、少数民族地区、国家部委定点扶贫地区，涉及中药材品种30余种。药植所在各县建立的示范基地运转良好，与云南省勐腊县合作构建砂仁林下生态种植，实现砂仁高产栽培；在四川青川县建立中药材柴胡种植示范基地3000余亩。黑龙江省泰来县推广板蓝根规范化栽培、品种选育与异地制种技术，种植面积过万亩，带动1000余户贫困户脱贫。

三、国家卫生健康委员会定点帮扶四县中药材产业扶贫工作成效

2019—2020年，药植所承担中国医学科学院中药材产业精准扶贫关键技术协同创新团队项目，定向帮扶国家卫生健康委员会对口支援的山西省永和县、山西省大宁县、陕西省子洲县中药材产业扶贫工作。

在永和县，药植所联合山西国新晋药集团有限公司，在永和县打石腰乡、芝河镇开展了中药材种植示范项目。以柴胡为主要种植品种，建立了林下种植（枣树＋中药）、粮药套种（玉米＋中药）、大田种植3种示范种植模式。在打石腰乡林下种植、粮药套种柴胡近1000亩。无偿赠送中药材柴胡良种“中柴二号”种子10千克。药植所专家赴山方里村、郭家山村和贺家腰村，现场给农民示范柴胡种植方法。选择适合繁种的地块，对农户进行了花期前田间管理注意事项的指导，为繁种试验地块的农户提供了化肥和防虫剂，预计到2021年秋季可收获药材。药植所将持续开展抗旱筛选试验和当地柴胡种子纯化，选育适合当地种植品系。药植所以永和县鸿旺白皮葱专业合作社为帮扶对象，在永和县交口乡冯苍村建立了200亩规范化远志种植示范基地，通过该合作社带动了20余贫困户种植远志，年均增收2500元，辐射带动周边农户种植远志500余亩，亩均增收400元。进行了远志种子丸粒化技术研究，研制出远志丸粒化技术配方，预计亩均节省成本100元。完成了永和县土壤的理化性质、重金属污染的检测工作，建立了综合土壤质量的评价方法。2019年，得知山西省永和县贫困户生产的灵芝孢子粉需要开展产品检测和技术指导，药植所组织专家从当地灵芝生产农户对灵芝和孢子粉进行了有效成分和重金属的含量测定，检测结果发现永和县当地产灵芝及孢子粉的灵芝多糖含量均超过《中华人民共和国药典》限定量要求，也超过安徽、福建、浙江等灵芝主产区的地方标准，与主产区优质孢子粉有效成分相近。

在大宁县，2020年药植所在三多乡建立酸枣仁示范基地20亩；在西河坡村示范酸枣仁冬剪技术1100亩；编制了酸枣仁野生抚育技术规范和规程以及适合示范推广的技术手册；开展了酸枣仁播种方法和修剪方法培训，培训90余人次。与山西振东集团合作在大宁县开展连翘规范化种植，面积达20万亩，采用野生抚育的方式抚育酸枣1000

亩，采用种子直播的方式种植板蓝根1000亩，在曲峨镇种植桔梗75亩，在徐家垛乡种植黄芩500亩，带动当地农民脱贫。

在子洲县，依托子洲县黄芪种植农民专业合作社在三川口镇楼坪村的大塔湾和杜沟岔村的大沟坬建立种质资源圃5亩。调查了子洲地区黄芪种子产量、落花落果及籽粒干瘪的情况，制定了以补充营养元素和调节体内激素的技术解决方案。优选出5个具有开发前景的叶面肥配方推广到子洲县黄芪种植。药植所与子洲县合作开展黄芪仿野生种植，并进一步通过品质评价挖掘其道地性的优势，开发出黄芪饮料等保健食品，以延伸黄芪产业链从而推动全县农业转型升级。

此外，药植所辅助清涧县开发以黄芪、大枣等为原料的保健食品、功能性食品等，以提高中药材产品附加值。

四、其他部委办局定点扶贫工作成效

除定向帮扶国家卫生健康委员会对口4县外，药植所与农业农村部定点帮扶龙山县、教育部定点帮扶青龙县、全国人大定点帮扶太仆寺旗、农工党中央定点帮扶大方县、国家自然基金委定点帮扶的奈曼旗、中国科协定点帮扶的岚县等地区就重点药材品种开展多维度科技合作，科技助力提升当地药材附加值。药植所在贵州省大方县陇公村建立100亩半夏种植示范基地、试种金荞麦；在河北省青龙县开展北苍术工厂化育苗，优良种质推广面积1000亩。

五、围绕中药材产业链布局创新链帮扶贫困地区药材种植、药材销售

长期以来，药植所围绕中药材产业链布局创新链，开展中药材基原鉴定、种养殖、加工仓储、植保等领域技术帮扶，协助贫困地区药材销售，满足贫困地区农户、合作社、中药材企业等各方的技术需求。药植所为贫困地区提供技术服务百余项，一批批研究成果走出实验室，为中药事业发展提供了有效的科技支撑。除研究完成的天麻、西洋参、黄连、砂仁等中药材引种和大规模生产技术创造了巨大经济价值外，先后与贵州、云南、宁夏、海南、山西、河北等省、自治区建立战略合作关系，在药用植物栽培、新药研发等方面深度合作，累计指导药用植物种植面积百万亩以上。面对贫困县药材销售难题，药植所多次协助对接国内医药龙头企业开展产销对接。

六、多次组织联盟扶贫及乡村振兴会议，有效衔接各方资源

药植所作为联盟乡村振兴工作的主要依托单位，连续四届主办联盟中药材产业扶贫工作推进会，2018年与工信部联合举办扶贫会议，2019年与国家中医药管理局联合举办扶贫会议，2020年在四川省成都市组织召开联盟中药材产业扶贫推进会，2021年在广西壮族自治区南宁市组织召开中药产业与乡村振兴专题会议。四届会议累计邀请来自全国的30余家贫困县和20余家扶贫企业到会介绍扶贫经验和中药材采购需求，

依托联盟种、产、销优势，强化联盟内部资源有效衔接，全力支撑联盟中药材产业扶贫及相关振兴工作，构建了产学研用一体化精准扶贫生态体系。2019年联盟与国家中医药管理局联合举办“一县一品”中药材扶贫展览，邀请来自全国50家贫困县向全行业展示优质药材种植基地。2020年9月，组织联盟号召盟员企业积极采购国家卫生健康委员会定点帮扶子洲县、大宁县中药材。

七、药植所落实国家乡村振兴战略工作设想

药植所科技支撑中药材产业扶贫的工作模式和扶贫绩效被国家审计署高度肯定，“药植所发挥中药材专业领域优势，推进中药材产业扶贫”材料被纳入2018年年底的审计署国家重大政策措施落实情况跟踪审计报告（2018年第45号公告）。审计报告高度肯定了药植所在国家“精准扶贫”战略中发挥的重要作用，也切实证明了中药全产业链帮扶模式是一条切实可行的扶贫路径。2020年药植所收到国家卫生健康委员会扶贫办扶贫工作感谢信。

在国家积极对接精准扶贫与乡村振兴有效衔接的背景下，药植所将持续引领支撑联盟乡村振兴工作，在积极对接国家乡村振兴重点帮扶县中药材种植加工需求、支持各地政府发展中药产业主导产业、支撑各地发展中药主题乡村旅游、药用植物园休闲服务等方面发挥重要力量。

第六节　五峰产业扶贫案例

五倍子是我国重要的资源昆虫产物之一，属典型的限制型资源，产量和质量居世界之首，也是我国历来传统的出口中药材。武陵山片区是我国五倍子集中产区，以湖北省宜昌市五峰土家族自治县（简称“五峰县”）为重点的鄂西南地区又属其核心产区。

五倍子一直是五峰县重要的传统道地药材。该县县委县政府紧紧抓住这一特色优势资源，提出了建设“全国五倍子第一县”的目标，把五倍子产业作为农民增收脱贫的特色优势产业予以重点扶持和打造。成立了五倍子产业领导小组并设立了产业办公室，由一名县级领导牵头主抓，成立了五倍子产业协会，组建了五倍子科学研究所，以赤诚生物科技股份有限公司为龙头，整合行政、企业、行业、科研等力量，合力推进五倍子产业发展。

该县人民政府与中国林业科学研究院资源昆虫研究所、湖北省林业科学研究院及三峡大学等高校、科研院所持续开展科技合作和科技攻关，聘请当地五倍子产业技术骨干联合组建五倍子丰产栽培技术创新团队，设立五倍子产业专项科研基金，每年预算专项经费300万元，用于五倍子产业科技攻关和科技推广。重点围绕苔藓种植、蚜

虫繁育、蚜虫放飞、高效倍林栽培管理和高产技术等关键技术开展科技攻关，经过连续近10年的持续努力，突破了五倍子丰产栽培技术瓶颈，达到了丰产稳产水平，该项关键技术被鉴定为湖北省重大科学技术成果，达到了国内领先水平。

2021年9月，国家林业和草原局批准在五峰县组建“全国五倍子高效培育与精深加工工程技术研究中心”，为五倍子产业可持续发展提供了科技支撑和保障。在此基础上，全县选聘了10名五倍子产业技术骨干，每人提供50亩倍林实验基地，带头开展丰产高效倍林试验示范。在试验示范区成熟经验的基础上，制定颁发了五倍子产业技术规程和技术标准。组织全县倍农开展全面系统的技术培训，形成了一支职业倍农队伍。有效推动了全县五倍子产业快速发展。全县重点改造管护野生倍林达到14万亩，人工种植标准化倍林基地7万亩。

近3年来，五峰县县委县政府制定出台了五倍子产业精准扶贫的奖励扶持政策，由县五倍子产业领导小组牵头，县林业局及县林业科学研究所具体负责，依托赤诚生物科技股份有限公司，先后与630个在册贫困户签订五倍子保护价收购协议，实行保护价收购。当年县内五倍子干货收购量达到400吨以上，直接增加农民收入过1000万元，基地倍农户均增收4250元。赤诚生物科技股份有限公司还与湖南、重庆、贵州等武陵山片区其他贫困地区开展产业合作，辐射带动武陵山片区发展五倍子产业基地15万亩，共收购县外周边五倍子3500多吨，直接增加倍农收入8000万元。

通过五倍子产业的发展，还推动了五峰县及武陵山周边地区中华小蜜蜂产业的发展，五峰县依托五倍子花这一优势特色蜜源和其他中药材蜜源，成功争创“中国五倍子蜜之乡”，全面提升了中蜂产业水平和质量。全县中蜂养殖达到7.1万群，中蜂蜂蜜产量达到40万千克，综合产值过亿元，2643个在册贫困户发展中蜂共计20734群。全县探索并形成了5种中蜂产业扶贫模式和“林药蜂”生态循环发展模式，生态、经济和扶贫三大效益充分融合并得到综合体现。中国养蜂学会在五峰举办的全国第五届中蜂产业发展高峰论坛暨中蜂产业精准扶贫推进会上，重点向全国推介了五峰中蜂产业扶贫的做法和经验。五峰分别被中国养蜂学会、中国蜂产品协会评为“全国中蜂产业扶贫典范县”“全国优秀成熟蜜示范试点县”，并授予“全国蜂产业发展突出贡献奖”。

在扶贫过程中，强化科技支撑带动产业发展。以湖北五峰县为例，该县县政府与中国中医科学院中药研究所签订中药材产业发展战略合作协议，聘请中国中医科学院中药研究所所长陈士林担任全县中医药产业首席顾问。依托三峡大学，筹备建立“武陵中药产业研究院”，通过信息共享与技术合作，探索产业发展新路径，共建产业发展命运共同体。

依托五峰县县农业科学研究所、县林业科学研究所和县职业教育中心，五峰县联合三峡大学组建武陵中药产业研究院，深度合作，科研攻关，为全县中药材产业发展提供科技支撑。该研究院开展中药材种质资源收集与保存、新品种选育、良种繁育等技术攻关。现已建成草本50亩、木本80亩两个中药材良种选育繁育基地。五峰县依托中国林业和草原科学研究院和赤诚生物科技股份有限公司，大力推行“林药蜂”生态种养模式，“林药蜂”生态种养模式入选国务院首发《生物多样性白皮书》。联合湖北中医药大学、房县大唐房州生态农业有限公司开展天麻代料栽培新技术研究与试验示范，通过现场核查与测产显示，代料栽培模式可节约木柴70%以上，种植周期由16个月减少为6个月，在保证天麻品质的同时，确保稳产高产，减少农民投资成本20%以上。五峰赤诚生物科技股份有限公司联合中国林业和草原科学研究院围绕“五倍子增效培育技术集成与示范”和“植物单宁高值化利用集成与示范”两个重点课题开展科技攻关。现已突破五倍子丰产栽培技术瓶颈，示范基地每亩单产由62.3千克提高到320.8千克，该技术被认定为湖北省重大科学技术成果。

在湖北省卫生健康委员会和湖北中医药大学支持下，部门联动推广技术。2020年10月开展全省“一县一品”中药材生产技术西部片区培训，共200余人参训。县中医院和县职业教育中心先后组织15期中医药文化科技知识和中药材产业知识培训，累计培训达2400人次。县农业农村局组建中药材产业专家团队，共聘请首席专家1名、支撑专家7名、执行专家12名、特聘农技员5名、遴选中药材科技示范户18名，建立健全中药材农技推广体系，通过培训班、现场会等形式累计培训5000余人。全县享受过产业发展相关政策的中药材种植户为11391户、21499人，拥有产地初加工操作技能的药农人数约为650人。

通过推进基地种植标准化，湖北五峰县引导支持骨干主体先后建成玄参、独活、川牛膝、银杏等4个千亩规模化种植示范基地，做强示范带动促进产业融合。支持倍都公司建成五倍子高产倍林示范基地，实现鲜倍亩产突破300千克以上目标。依托国药中联建成独活、玄参两个GACP示范基地400亩，并通过其公司认证备案。积极探索“林药蜂”“木本+草本”套种等生态种植新模式，相继建成生态融合发展示范基地1500亩，建设林下生态仿野生基地2300亩。推进产地加工规范化。全县有中药材精深加工企业2家，其中，五峰赤诚生物科技股份有限公司主营产品为五倍子单宁酸、没食子酸等相关提取物及深加工，2021年，赤诚生物生产五倍子系列产品10000吨，销售额3.58亿元，净利润6420万元；五峰昌华药业有限责任公司主营产品为天麻、独活、玄参等相关产品的粉剂、片剂，2021年销售额达到550万元。全县具备中药材趁鲜切制能力的企业有14家，具备产地初加工条件的企业46家，主要加工品种有独活、玄参、贝母、天麻、三皮一花等，2021年产地初加工产业约为1.72亿元。推进产业集聚园区化。围绕长乐坪镇，推进国家级中药材产业强镇及生态中药特色小镇创建，建设现代中药农业产业园；围绕各乡镇集中区域，按1个加工厂配套1000亩基地的标准，分乡镇规划建设中药材产地初加工园；围绕渔洋关镇，结合中国供销集团五峰园区项目，规划建设现代中药商贸物流园；围绕五峰民族工业园，加快培育生物医药产业集群，建设中药工业园。通过规划实施“四园”联动战略，促进产业融合集聚，放大示范带动效应。

第七节 其他扶贫案例

一、云南三七扶贫模式

在云南三七主产区，形成三七产业扶贫的经典案例。依托文山苗乡三七科技有限公司，通过增加就业岗位实现精准扶贫。文山苗乡三七科技有限公司逐年大幅增设丰富多样的固定就业岗位，以匹配公司发展并尽可能满足当地社会各类人才的就业需求，公司提供固定就业岗位解决就业，并保障“五险一金”及其他福利，近3年累计向当地七农采购三七2636.5吨，带动七农增收4.95亿元。公司每年均完成上万吨鲜三七初级加工，近3年支付临工费用近千万元，年均带动周边农村劳动就业3万人次。该公司3年累计向农户流转土地面积2万余亩，支付地租5000万元，实现户均增收2.36万元。通过带动周边临工并支付临工费用带动产业脱贫，公司3年累计支付费用1.2亿元，带动劳动就业290万人次。

文山苗乡三七科技有限公司通过对帮助的建档立卡贫困户2016年至2020年的统计，截至2020年6月，累计发放劳资555.17余万元，累计帮扶建档立卡的贫困户348户。其中2018年度发放劳资175.20万元，2019年度发放劳资157.9万元；该公司逐年大幅增设丰富多样的固定就业岗位，以匹配该公司发展并尽可能满足当地社会各类人才的就业需求。截至2020年7月，该公司提供固定就业岗位解决了400余人的就业问题，保障了岗位员工五险一金及其他福利，累计发放固定就业人员工资、福利2000余万元，人均月收入达4000余元，其中提供岗位400个，带动就业增收2000余万元。

二、内蒙古黄芪扶贫工程

为持续巩固脱贫成果、发展扶贫产业项目，带动全镇贫困户增收致富，2020年呼和浩特和林格尔县城关镇政府与内蒙古盛齐堂生态药植有限公司联建黄芪仓储加工扶贫工程。投资建设仓储加工扶贫基地5000余平方米，公司每年按项目投资的8%向城关镇政府支付租赁费用。此收益主要用于城关镇各行政村享受政策的脱贫人口防止返贫、贫困边缘人员防止致贫，发展集体经济、小型公益事业和基础设施建设。收益金为全镇507户1162人建档立卡贫困人口带来可持续的收入，从而达到稳定脱贫的目标；同时公司常年聘用农业产业工人，可带动周边村镇200多人就业（包括贫困户），每人每年可增收2万元左右。

2021年公司成为和林格尔县“党建引领黄芪产业联合体”发展平台，提升和林蒙古黄芪生态种植规模，带动300余农户增收致富。

三、湖北竹溪黄连扶贫模式

为持续巩固脱贫成果、发展扶贫产业项目，带动全镇贫困户增收致富，2020年湖北省竹溪县蒋家堰镇政府与湖北盘龙国瑞医药有限公司联建黄连仓储加工扶贫工程。共同投资建设仓储加工扶贫基地6000余平方米，此收益主要用于竹溪县各行政村享受政策的脱贫人口防止返贫、贫困边缘人员防止致贫，发展集体经济、小型公益事业和基础设施建设。给当地贫困人口带来可持续的收入，从而达到稳定脱贫的目标；同时公司常年拥有农业产业工人，可带动周边村镇2000余人就业，每人每年可增收2万元左右。

2021年公司成立“竹溪中药材产业联合体”，制度完善，提升竹溪黄连林下生态种植规模，带动2000余农户增收致富。

四、拓荣县太子参扶贫模式

福建省宁德市柘荣县是国家生态示范县，也是革命老区、省级扶贫开发工作重点县。柘荣县为“中国太子参之乡”，种植历史悠久，据《柘荣县志》记载“清末，境内就有零星种植”，刘华轩先生所著《中国中药材资源分布》中认定柘荣产太子参为全国同类产品中的优质产品。1988年全国中药材资源普查把柘荣县列为太子参的最佳生产适宜区，原国家商业部把柘荣县定为全国太子参生产基地县。目前已成为全国最优质和最大的太子参主产区，产销量占全国60%左右。

“柘荣太子参”年种植面积3.5万多亩，产量4800余吨，全县近85%农户从事太子参种植、购销等行业，太子参产值占农业产值的40%。“柘荣太子参”1992年获首届中国农业博览会金奖；2001年获国家工商总局产地证明商标；2006年被认定为中国驰名商标称号；2008年获国家质检总局地理标志产品保护。县内力捷迅药业有限公司、广生堂药业有限公司、天人药业有限公司、贝迪药业有限公司等药业龙头企业，先后开发出复方太子参颗粒、太子宝口服液等20多个系列产品，逐步形成从原料、片剂到胶囊、口服液等多元化、多层次的产业链条，实现生物医药产值25亿元，占规上工业产值的三分之一强。2016年，“柘荣太子参”入选福建省“福九味”闽产药材品种名单，发展前景更加广阔。

目前，“柘荣太子参”已经成为柘荣农业的一大支柱、农民增收的一大支撑、县域经济的一大品牌。

五、福鼎栀子产业扶贫模式

福鼎栀子在当地野生转家种历史悠久，已有255年多，是一种药食同源的黄金果，可提取天然色素、栀子苷、藏红花素、食用油等，主要用于中医药、兽药、食品、饲料行业。栀子花为福鼎市花，花如白银，可提取纯露、原香液、浸膏、精油等，产业链长、附加值高。

2019年福鼎栀子种植面积7万余亩，加上周边共种植栀子10万亩，年产鲜果7万多吨，干果2.3万吨，农业产值2.6亿元，带动3万余农户增加收入、脱贫致富。据中药材天地网多年监测的全国栀子相关行业信息显示，福鼎栀子产量已占全国市场份额78%以上，成为国内最大的栀子主产区。

该市科研人员精心选育出的“分关1号”，被福建省林木良种委员会审定为优良品种，并制定了《福建省地方标准－栀子果原料林丰产栽培技术规程》（DB35/T1288-2012）；福鼎栀子被原国家工商总局授予栀子地理标志产品证书；被中国中药协会中药材种植养殖专业委员会授予“优质道地药材示范基地”，栀子主产镇区贯岭镇被中国药文化研究会授予“中国栀子文化小镇”。

六、英山茯苓产业扶贫模式

茯苓是大别山区道地中药材品种，为保证药材“优质，安全，稳定”，英山县吉利中药材有限责任公司（下三段简称“公司”）组建了两个中药材专业合作社，在大别山区引导农民和中药材专业合作社种植茯苓30万亩，天麻基地5万亩，苍术6万亩，柴胡1万亩，香附子5千亩，桔梗8千亩。每年向国内市场提供优质中药材产品2万吨，国际市场出口中药材产品5000吨，并每年投入300万元，免费向合作社药农提供种子种苗、专用肥料、除草剂、风险金等，为药农壮胆，以使其放心发展中药材，保底收购药材种植产品。

公司2015年精准扶贫工作启动后，公司根据英山种植中药材有传统、有资源、有市场的情况下，主动向英山县县委、县政府申请将公司作为中药材产业扶贫的市场主体。公司根据英山县县委、县政府出台的“企业＋贫困户＋银行＋保险＋政府”的“五位一体”扶贫模式，推进中药材精准扶贫、精准脱贫。

公司结合实际情况，制定了3种扶贫方案：一是，公司流转贫困户土地，建设中药材示范基地；二是，优先贫困户到公司和公司基地就业务工；三是，引导贫困户种植中药材，根据贫困户自身情况，帮助贫困户选择适宜种植的药材，无偿为贫困户提供种子、种苗、化肥、农药，为贫困户提供产前、产中、产后服务，并在种植过程中实地进行技术指导与技术咨询服务，实行保护价回收贫困户种植的中药材。

第十一章　中药材可追溯体系建设

监管是保障药品质量的必要措施，也是保障患者用药安全的重要手段。随着信息化技术的普及，药品质量追溯成为时代要求，溯源已经成为中药材质量保障的核心要素。

国家一系列文件均要求加强药品的信息化追溯体系建设。2019 年 4 月 29 日国家药品监督管理局发布了《药品信息化追溯体系建设导则》，2020 年 3 月 6 日，国家药监局发布了包括《药品上市许可持有人和生产企业追溯基本数据集》在内的五项信息化标准，对药品信息化追溯体系提出了详细指导意见。

2019 年 10 月 26 日，国家中医药管理局颁布的《中共中央国务院关于促进中医药传承创新发展的意见》提出："以中药饮片监管为抓手，向上下游延伸，落实中药生产企业主体责任，建立多部门协同监管机制。"并指定国家药监局、农业农村部、工业和信息化部、国家卫生健康委员会、国家中医药管理局等负责。要求"探索建立中药材、中药饮片、中成药生产流通使用全过程追溯体系，用 5 年左右时间，逐步实现中药重点品种来源可查、去向可追、责任可究。"并指定国家中医药管理局、农业农村部、工业和信息化部、国家发展和改革委员会、国家药监局、商务部、国家医保局、国家卫生健康委员会等分别负责。

2019 年 12 月 1 日实施《中华人民共和国药品管理法》，其第十二条明确要求"国家建立健全药品追溯制度。国务院药品监督管理部门应当制定统一的药品追溯标准和规范，推进药品追溯信息互通互享，实现药品可追溯。"其第三十六条规定"药品上市许可持有人、药品生产企业、药品经营企业和医疗机构应当建立并实施药品追溯制度，按照规定提供追溯信息，保证药品可追溯。"

第一节　全国追溯系统建设情况

当前，中药材行业已经意识到追溯的重要性，全国各地已经开展中药材追溯体系建设，取得了显著成绩。联盟持续推进上海、云南、福建、浙江等地的中药溯源体系建设，为保障全国中药材质量及上海、天津等地中药饮片的质量提升工程奠定了基础。

中药追溯体系将成为贯穿中药全产业链发展核心，2017年《中华人民共和国中医药法》正式颁布实施，2019年修订版《中华人民共和国药品管理法》对“建设中药材追溯体系”都有明确的规定，《中共中央国务院关于促进中医药传承创新发展的意见》《“十四五”中医药发展规划》和《中药材生产质量管理规范》也提出了相应的政策要求，以上均为建设中药材追溯体系提供了法律依据和政策支持。依法推进中药材追溯体系建设，制订并落实好追溯政策措施，切实调动中药企业实施追溯的积极性，充分发挥追溯技术平台服务功能，扎实推进中药材生产企业追溯体系建设，保障和提升中药材质量安全，是促进中药产业高质量发展的需要。

中药材生产质量追溯体系是控制中药临床用药安全风险的一种有效工具，是未来中医药健康产业发展的根本需要。总体而言，它是指应用现代信息技术采集中药材种植及流通、中药饮片生产和临床使用等各环节的质量数据并进行串联，从而实现“从农田到患者”等环节的相关信息可以被追踪和回溯。

新的药品管理法明确规定，上市许可持有人、生产经营企业、医疗机构要建立实施药品追溯制度，这里面就包括以中药材为原料的中药饮片和中成药。下一步，中药材追溯体系将全面覆盖所有中药材种植（养殖）企业、药材初加工企业、经营企业、专业市场、饮片生产企业和中成药生产企业、中药饮片经营企业、医疗机构和零售药店，具有企业质量内控、政府药品监管、公众质量查询、产业协同运营四大基础功能。

除此之外，中国中药协会团体标准《中药追溯体系实施指南》《中药追溯信息要求——中药材种植》《中药追溯信息要求——中药饮片生产》3项团体标准于2019年5月4日正式发布，将为中药企业开展中药追溯提供有力支撑。

中药材生产质量追溯体系的建立和实施，有助于生产经营主体的安全、责任意识，以及中药材质量的提高；有利于促进原料生产基地、物流基地建设，引导企业集约化、规模化生产经营，促进企业优胜劣汰、有序竞争，提升企业品牌信誉和行业影响力，对中药产品进出口贸易意义重大；可使来源不同的同种中药材及饮片的质量水平差异透明化，促进药材商品“优质优价”，让民众享受知情权益的同时，进一步维系良好的经销商经营活动；能为政府监管部门提供有效的分析、决策和参考依据，提高监管力度。规范中药材市场秩序，实现中成药的全程追责机制。因此，中药材溯源体系建设是让群众吃上“放心药”的民生工程，也是我国未来中药产业健康长远发展的需要。

中药材信息化追溯体系建设，是实现中药材来源可查、去向可追的重要抓手，是治理中药材和饮片质量问题的有效举措。目前已开通运行全国中药材供应保障平台、全国中药材流通追溯系统等2个国家级追溯平台。前者是在工业和信息化部和国家中医药管理局的统筹部署下，由中国中医科学院中药资源中心负责搭建，2019年开通，围绕种植、加工、仓储、流通生产和指导、监测、检测、认证、追溯服务两条主线开展服务，旨在联通全国的中药材供应保障系统，搭建集产地加工、质量检验、认证评价、仓储物流、电子商务与追溯管理于一体的平台，累计服务用户2600余名，涉及企业494家，基地857个，涵盖239种中药材。后者由商务部支持建设，成都中医药大学联合企业于2009年研发，消费者运用系统可通过互联网、药店终端信息，了解到所购买中药材生产、流通环节的情况。

第二节 上海市溯源工作

2022年2月18日，根据《中华人民共和国药品管理法》《上海市中医药条例》等有关规定和要求，为促进上海市中药饮片质量追溯体系建设，提升临床常用中药饮片质量，上海市卫生健康委员会、上海市中医药管理局、上海市药品监管局、上海市医保局、上海市商务委员会共同制定《上海市中药饮片全流程追溯临床应用试点工作方案》，要求全市按照方案做好相关试点工作。

溯源分级饮片（简称溯源饮片）：是指药材来源、种植加工和生产质量可追溯，符合《中国药典》及《上海市中药饮片炮制规范》质量标准，并按照《上海中药饮片质量提升标准》要求进行生产炮制，且实行质量分级评价的中药饮片。

溯源饮片标准提升特点：①药材规格等级较一般饮片进行了提升。②强调药材产地的道地性。③采用“三无一全”药材原料。④遵循高于《中国药典》《上海市中药饮片炮制规范》的质量要求。⑤片形均匀规整。⑥药屑不得超过1%。

推动建成上海市区域临床常用中药饮片全过程的中药质量追溯体系，该质量追溯体系应覆盖中药材种（养）殖、中药饮片生产、流通和使用全部环节，通过信息化的“加持”，二维码的“赋能”，使未来的问题饮片难以混入市场。实现来源可查、去向可追、责任可究，最终可服务患者或消费者自主查验，并提供“溯源分级饮片”，保障产品的质量安全，也是“上海市中药质量提升工程”的具体实施内容之一。首批选取丹参、西红花等11个临床常用中药饮片试点开展，逐步扩大至59个饮片品种，争取至2024年年底溯源饮片覆盖临床常用300个中药饮片品种。

2021年6月18日，上海中药行业协会和云南省中药材种植养殖行业协会在上海共同举办沪滇中药质量追溯工作交流座谈会。

第三节 福建可追溯体系建设

为贯彻落实《中共中央国务院关于促进中医药传承创新发展的意见》，加快推进中药质量追溯体系建设，2022年3月3日由福建省中药材产业协会、国家中药材标准化与质量评估创新联盟福建联络站共同建设的“福建省中药质量全程追溯服务平台”正式上线，该平台由北京新望本草科技有限公司建设。

2021年12月，经过半年多时间系统开发建设，“福建省中药材生产管理全程追溯系统”上线试运营，项目组积极吸收业界人士的意见和建议，健全完善系统功能模块。在原系统基础上建立“福建省中药质量全程追溯服务平台”，由协会管理运营。“福建省中药质量全程追溯服务平台”设置了“药材基地”“趁鲜加工”“饮片生产”“医疗机构”“协会管理”等入口，涵盖中药材种植、采收、初加工、饮片生产、流通、医院应用等环节，做到中药饮片和中药材来源可知、去向可追、质量可查、责任可究。

福建省中药质量全程追溯服务平台的特点

该平台具有以下特点。

1. 中药材基地 GAP 生产管理与趁鲜加工管理

系统基于云计算、GIS、移动互联网、物联网监控等技术，实现对药材种养殖基地和地块的 GPS 定位与电子围栏管理；系统支持药材生产“六统一”管理和全程追溯，符合国家新版 GAP 管理规范的要求；同时也提供了手机端小程序应用，支持小规模合作社基地的简单追溯数据管理。

2. 饮片质量全流程追溯

系统支持饮片生产、流通企业对每个生产流通环节进行实时记录、监测和控制，通过一物一码或者一批一码的赋码方式，赋予中药产品追溯码，实现饮片全程追溯。用户通过扫描溯源码，可实时查看到饮片产品溯源信息，包括药材原料信息，也包括饮片生产、流通、质量检测等信息。此外，系统已与华为链、蚂蚁链等区块链平台建立合作，具备追溯数据上链的能力，可以根据企业基地的需求实现追溯数据的上链存证，进一步提升中药追溯的可信度。

3. 物联网实时监控

系统对接主流的物联网设备（摄像头、扫描枪、小气象站、温湿度计、虫情病害监测等各类型物联网终端），可远程对物联网进行控制，对相关数据进行分析展示；通过摄像头、环境监测传感器等物联网设备可实时查看现场视频、空气和土壤环境的温湿度信息等。

4. 数据对接与共享

系统与福建省中医药管理局建设的福建省中药追溯大数据监管服务平台实现对接；与国家中医药管理局的中药材供应保障公共服务平台对接，实现福建企业的基地药材数据上传；同时系统对接国家气象局的气象数据，并提供气象预报和数据分析服务；此外平台可提供标准接口，对接企业自建的溯源数据，打通全流程的数据链，实现平台的开放式服务。

5. 监督管理

平台建设了药材一张图和质量追溯一张图，实现对福建中药材规模化种养殖基地的分布、经营主体基本信息、产能数据、物联网监控数据、质量追溯路径、质量数据等的统计分析和可视化展示。药企可以通过平台的数据实现产品质量顺向可追踪、逆向可溯源，形成中药材、中药饮片生产流通使用全过程的质量安全监管体系。

目前，福建省中药质量全程追溯服务平台已建立灵芝、建莲子2个品种的全链条溯源试点，衔接中药材种植养殖基地、中药饮片生产企业、流通、医疗机构等节点，确保中药质量安全可溯可控。下一步，协会将继续推进福建省内医院、饮片企业和基地入驻平台，最终打造覆盖全省、乃至于与全国互动的溯源平台和药材供应网络体系。

福建省中药材产业协会作为国家中药标准与质量评估创新联盟福建省联络站，一直努力构建中药材追溯服务平台，不断探索建立政府医保制度保障下的优质优价模式，未来协会将团结社会各界的力量将平台打造成优质溯源药材的共享渠道，提升优质中药品牌的竞争力和影响力。

第四节　天津市溯源工作

天津市在中药材及饮片溯源方面开展了大量工作，取得了显著成绩。

2020年6月1日，中共天津市委办公厅印发了《天津市促进中医药传承创新发展的实施方案》，方案中明确提出大力推动中药质量提升和产业高质量发展，第9条要求“加强中药质量安全监管”，“探索建立中药饮片、中成药生产流通使用全过程信息化监管系统，全面提升中药监管信息化水平”。

2020年9月1日，天津中医药大学与天津市药品监督管理局共同成立了“天津中药监管科学研究中心”。该研究中心以溯源为抓手，加强天津市中药饮片质量，对进入天津市医疗机构的中药饮片进行溯源化管理，面向中药饮片生产企业、流通企业、医疗机构、中药材生产基地各环节提供饮片质量溯源服务和环节数据的协同服务，为天津市中医药管理局、天津市药品监督管理局等部门提供质量监管平台和预警服务。2020年，由天津市卫生健康委员会立项，天津中医药大学牵头，依托天津中药监管科学研究中心，建立了天津市中药饮片质量追溯系统，目前已经搭建完成，并在4家医院推广应用，涉及10余家饮片企业，数十个中药饮片品种。

2022年6月，天津市医疗保健局、天津市卫生健康委员会、天津市药品监督管理局发布了《关于医保支持中医药传承创新发展的措施》。要求完善药品采购平台，随时受理药品生产企业产品挂网申请，及时将符合要求的产品挂网。逐步推进医疗机构中药配方颗粒、中药饮片网上采购，促进交易公开透明。鼓励医疗机构优先使用可溯源优质中药饮片（符合“三无一全”标准，即无硫黄加工、无黄曲霉毒素超标、无公害及全过程可追溯）。支持载入《中华人民共和国药典》和《天津市中药饮片炮制规范》的中药饮片在天津市上市销售，按规定纳入医保支付范围。责任单位为天津市医疗保健局、天津市卫生健康委员会、天津市药品监督管理局。

第十二章　中药材产业发展的措施与成果

联盟在中药材产业发展方面，针对产业链上的特定环节和具体问题，组织专家团队开展了系列工作，包括培训、提供咨询服务、开展科研攻关等，取得了显著成绩。

第一节　中药材病虫绿色防控措施与成果

中药材种类繁多，制约其品质的共性关键问题是生产过程中的农药及肥料的不规范使用，包括植物生长调节剂和除草剂的滥用等，导致中药材生长环境受到污染及中药材产品的农药残留超标。另一共性关键问题是中药材连作障碍，由于机理不尽相同，导致无针对性的土壤修复措施，使药农的投入收效甚微。

基于联盟以为中药材生产基地排忧解难，向中药生产企业提供优质药材为初心，2016年3月，由中国医学科学院药用植物研究所、湖北省荆楚药材研究院等单位联合向联盟建议后，率先成立了联盟第一个专业委员会——中药材植保专业合作委员会，以针对中药材生产过程中的植保问题、土壤污染修复和连作障碍治理等问题，开展相关政策落地执行、相关资源开发利用、相关成果联合推广等。

自成立以来，植保专委会秉承“创新、协调、绿色、开放、共享”的理念，积极开展相关活动，包括举办植保技术交流会、技术培训、调研考察等，足迹遍布国内多个省份及地区，深入多个地区的中药材生产企业和基地，为中药材提质增效保驾护航。

回顾成立6年来的成长之路，可用“适时而动、呼应需求、整合资源”涵盖植保专委会发展的历程。

一、适时而动，完善调整

随着中药材市场需求的不断扩大，中药材种植生产过程中的投机、不规范及滥用农药等人为因素严重影响中药材质量，导致一系列劣币驱逐良币的市场乱象，严重降低了人们对中药材的信任，影响了大部分中药材种植生产企业的生产销售。为了提高中药材质量，协助中药材种植企业选择适合的绿色植保产品或有植保功能的相关产品，促进中药材生产企业进行绿色高效的中药材种植，与绿色植保产品生产企业实现信息互通、共享双赢的局面，2016 年 3 月 6 日国家中药材标准化与质量评估创新联盟植保专委会成立。

在组织结构上，植保专委会整合国内中药材种植及植保领域的科研院所及高校，同时兼顾生产企业的切实需求，更真实地获得种植一线的实际情况，首届委员选举中国医学科学院药用植物研究所担任理事长单位，华中农业大学药用植物研究所担任副理事长单位，西北农林科技大学无公害农药研究服务中心担任副理事长单位，湖北省荆楚药材研究院担任秘书长单位，另有包括南京农业大学、云南农业大学、上海交通大学在内的高校及十数家企业担任理事单位，通过科研院所 + 企业，专家 + 基地的形式，保障专委会的平台真正服务于种植生产企业。

随着新政策的调整和实施，植保专业合作委员会实时调整组织结构和工作方案，召开理事会对工作内容进行讨论和调整。2017 年将工作重点放在中药材植保调研及开展绿色植保产品田间试验示范，做好在实际生产中把先进的植保技术和产品应用于中药农业企业中去，组织专家调研，深入企业，鼓励支持企业抓住中药材产业发展机遇，从种植源头上把控质量，认真解决好中药材规模化种植过程中的植保问题，最大限度地保障药材安全。2018 年专委会调整发展机制，实行每年指定一个副理事长单位为轮值理事长单位的策略，并增设了植保专家委员会作为专委会技术咨询机构，在全国广泛选聘有中药材植保工作经历或经验的专家，负责研究解决中药材植保技术问题，包括针对具体的中药材进行病虫草田间药效试验、药害风险评估、农药安全使用间隔期研究、农药残留检测、为企业提供技术支撑服务、向政府部门提出技术咨询建议等。强化了生产一线与技术支撑的关系，改变了平台不能真实地解决生产企业的实际需求以及平台疏离不能落地的尴尬局面。

二、呼应需求，开展活动

自 2016 年至 2019 年，专委会多次组织开展植保调研和技术交流活动，并呼应企业的切实需求，为企业提供技术服务。

（一）组织开展绿色植保技术培训交流

2016 年 6 月，植保专委会在宁夏中宁县主办了“中药材绿色植保技术培训暨中宁枸杞产新交易交流会”，来自全国 51 家中药材生产企业、绿色植保生产企业及相关教学科研单位的 90 余名代表参加了技术培训交流，为中药材生产企业和绿色植保产品生产企业搭建一个良好的交流平台，使企业更加认识到中药材绿色植保技术对保障临床用药安全和保护产区生态安全的重要作用，只有把科学的绿色植保技术和绿色植保产品应用到中药材生产中，才能构建中药材规范化种植体系，实现中药材质量稳定可靠。

2016 年 9 月，在“第四届中药材基地共建共享交流大会”上，植保专委会针对目前中药材生产中合法登记农药少，缺乏绿色、生态植保投入品的现状开展了研讨，并为应对中药材GAP认证取消后的中药材规范化生产中的植保问题，顺势布局，落实绿色植保技术和绿色植保产品真正应用到中药材生产中去，协助中药材种植企业构筑规范化种植体系服务，保障中药材质量安全稳定。

（二）组织开展中药材植保万里行

2017年7月，植保专委会联合华中农业大学等多家单位承办“2017年中药材植保万里行”活动，进一步摸清了药用植物病虫害防治现状，中药材植物生产中急需解决的相关植保政策问题、技术问题和绿色植保产品应用问题，为基层中药材生产提供针对性科技支持，为中药材生产企业及中药农业管理部门提供合理化建议，植保万里行队伍足迹遍布湖北英山、甘肃岷县等5个省（市）15个基地，对28个中药材生产基地所使用的近百种农药使用情况进行了实地调研和记录。

（三）组织开展中药材用农药田间药效试验

2018年10月，为服务中药材产业发展，解决中药材种植过程中出现的相关无药可用问题，植保专委会联合湖北省植保总站组织了中药材病虫防治试验观摩交流活动，选择了菊花根腐病、枸杞白粉病等中药材病虫害为对象，开展药效田间试验，针对试验地选择、试验药剂选择、试验方案制定与实施等方面，因地制宜，在大田里直面植保问题，推出切实可行的实施方案。

（四）参与特色小宗作物农药登记试验群组名录制定及农药使用备案

由于中药材属于特色小宗作物，虽然全国有300多种中药材已实现规模化的人工种植，但属于中药材可用的登记农药数量却极少，为此，国家农药管理部门组织专家起草制定中药材农药登记试验群组名录，植保专委会多位专家主持或参与。基于《农药登记管理办法》相关条款，给中药材种植企业临时用药备案提供技术服务，2018年9月植保专委会组织国内专家对深圳津村药业有限公司提出拟在湖北省针对苍术蚜虫、苍术黑斑病和苍术枯叶病等3种常发性病虫害的农药临时用药备案申请，召开中药材用农药备案材料评审会，成功地获得了农药备案使用。

三、整合资源，强强合作

在当下国际环境和国家政策的导向下，中药材绿色防控事业发展成为重点工作，仅仅依靠一家平台资源无法覆盖当前的企业需求，为寻求新的合作伙伴共同探索中药材绿色植保之路，植保专委会作了成功探索。

2021年3月份至2022年7月，植保专委会与生物农药与生物防治创新联盟达成中药材有害生物绿色防控合作协议，并联合制定了《中药材有害生物绿色防控产品核定办法》，在全国范围内征集绿色防控产品，发布了2022年度《中药材有害生物绿色防控产品目录》，将2022年产品整理成册宣传的同时，又发布了2023年产品核定遴选工作；还联合发起了“中药材有害生物绿色防控基地行”活动，结合2021年经验基础，在江苏康缘生态农业发展有限公司金银花种植基地重启，对金银花种植基地环境、土壤、生产过程及绿色防控方案推进中的问题提出切实可操作的建议。

随着新版《中药材生产质量管理规范》发布，中药材产业发展的前景不可估量，在新的国际环境和各地的政策发展下，如果对新形势的发展视而不见，拒绝了解其内在细节，沉浸于外在贴上的简单标识，这样的载体将没有意义，植保专委会将以持续发展的眼光，不囿于当下中药材产业发展的表象，与企业一起，坚持中药材病虫绿色防控，助力中药材产业高质量发展。

第二节　规范化专委会发挥指导作用

国家中药材标准化与质量评估创新联盟规范化生产专业委员会（原中药材基地共建共享联盟规范化生产专业委员会，简称规范化生产专委会）成立于2017年11月，第一届理事会由24家单位组成，第一届专家委员会由47名成员组成。郭巧生教授任主任委员，王沫教授任秘书处秘书长。

规范化生产专委会成立近5年来，在郭巧生教授带领下，构建中药材规范化生产的专业技术服务平台，致力于搭建政策宣讲平台、成果推广平台、新技术新产品试验示范平台和学术交流平台，在推动中药材种植、养殖规范化和产业化发展方面做了一系列卓有成效的工作。

一、发挥智库作用，助力中药材GAP修订和行业标准制定

多次组织行业专家和知名企业开展内容丰富的交流活动，分享中药材基地规范化建设的经验和体会，并对《中药材生产质量管理规范》征求意见稿展开讨论。2017年1月，规范化生产专委会第一次工作会议在广东省中山市召开。会议围绕国家食品药品监督管理总局新近出台的《中药材生产质量管理规范》征求意见稿展开了充分讨论，旨在广泛征询专家及企业意见，丰富和完善新版GAP内容，使其更具科学性、合理性和可操作性。与会专家以及企业负责人就征求意见稿的语句措辞、法规衔接、专业术语、名词解释、适用范围、质量管理、基地选址、品种选育、农药使用、采收加工、环境保护、可追溯等方面发表了许多建设性修改建议，充分发挥了规范化生产专委会的专业特点。共收集与会专家以及企业代表就征求意见稿的修改意见和建议100余条，汇总后形成书面材料，以联盟的名义向国家食品药品监督管理总局提交，为国家决策服务。

专委会还组织或参与制定《200种中药材规范化生产技术规程》《道地药材》和《中药材商品规格等级》等行业标准，服务于药材生产全过程的规范化。

二、群策群力，举行中药资源评估与新版 GAP 高级培训班

2021 年 7 月 24 日至 28 日，由规范化生产专委会主持，华中农业大学共同策划，申报国家人力资源与社会保障部专业技术人才知识更新工程 2021 年高级研修项目“中药资源评估与中药材 GAP”获批并成功举办，招收学员主要为长期从事中药资源评估和中药材 GAP 工作的规范化生产专委会专家或企业高管，这次高级研修班是在中药材基地共建共享联盟规范化生产专委会主持策划下，以湖北省人力资源和社会保障厅名义申报，由华中农业大学承办。国家中药材标准化与质量评估创新联盟 6 月份成立以后，联盟秘书处和规范化生产专委会（简称联盟规专委）积极与湖北省人力资源和社会保障厅和华中农业大学相商，从 148 位报名人员中录取了 53 位教学科研单位具有高级职称的专家和部分企业高管，精心制定研修计划、遴选授课教师。联盟规专委在全国拥有一大批中药资源领域和中药材 GAP 的一线专家，工作经验丰富，与药监管理部门、中药材生产和中药制药企业等有着广泛联系，部分专家担任各级药监系统或中医药管理的专家顾问、国家药典委员会委员，亲自参与文件起草或修订，开展此项培训具有得天独厚的优势专家资源。

高级研修班开班当日，“人民英雄”国家荣誉称号获得者、中国工程院院士、天津中医药大学名誉校长、国家中药材标准化与质量评估创新联盟理事长张伯礼视频致辞。人力资源和社会保障部全国人才流动中心副主任，湖北省人力资源和社会保障厅党组副书记、副厅长陈世华，中国中医科学院中药研究所所长、国家中药材标准化与质量评估创新联盟副理事长陈士林研究员，以及来自全国 25 个省、自治区、直辖市及新疆生产建设兵团研修人员参加了开班仪式。

张伯礼院士在视频致辞中指出，中医药正处于大好发展时机，但存在发展瓶颈。实施中药资源评估与中药材 GAP，是保证中药材质量稳定、可控的重要措施。他介绍了中药材基地共建共享联盟的建设、发展情况，指出要让百姓用上放心药、企业用上放心料。寄语大家共同努力做好中药材质量提升工程。

为深入贯彻落实国务院办公厅印发的《“十四五”中医药发展规划》，宣传推广由国家药品监督管理局、农业农村部、国家林草局、国家中医药管理局四部门联合发布的《中药材生产质量管理规范》，国家中药材标准化与质量评估创新联盟于 2022 年 4 月中旬至 5 月下旬举办了《中药材生产质量管理规范》（2022 年版）高级培训班。

本次培训由联盟主办，规范化生产专委会承办，植保专委会、中药农业企业专委会和传播专委会等协办。此次高级培训班以封闭式线上分段系列讲授为主，共设置 6 次课程，每周 1 次，每次围绕 2 ～ 3 个主题进行深入讲解，并积极互动，注重培训效果，以培养行业内专家型 GAP 人才为目的。本次培训会受到中医药企业、中药农业企业、高校科研院所等行业相关人员的广泛关注，在 2 天多时间里即吸引了近千人报名参加培训。联盟根据培训目的，经过严格筛选，最终录取了其中具有高级职称的科研

人员、企业高管和政府管理人员共300人作为此次高级培训班的正式学员。

本次GAP高级培训班历时36天，共邀请了包括国家药品监督管理局、国家中医药管理局、国家农业农村部、联盟领导、“2022年版中药材GAP”起草负责人在内的21位专家参与授课，组织了行业内第一场全面、系统、权威的专业培训。通过对“2022年版中药材GAP”内容分章节进行系统的解读，授课老师与学员们积极互动，取得了显著成效。培训班得到了各级部门和联盟领导的高度重视，受到中药工业企业、中药农业企业、中医药科研院所、监管部门等行业人员的广泛关注，取得了圆满成功。

张伯礼院士总结此次培训的特点为“四高”：一是站位起点高，新版GAP由国家四部门联合发布，此次培训均得到了这些国家部门相关领导、专家的支持；二是专家级别高，联盟邀请的授课专家均为行业内高级别的权威专家，学术水平和影响力均得到了行业的认可；三是学员层次高，此次培训班定位为高级培训班，主要是指各科研院所、中药材生产企业、各地方药监部门的高级别专家、学者，企业高管及监管部门负责人员，学员们的层次很高，学习能力强、行业影响力大，今后对各领域、各地方推广GAP将起到很重要的作用，能够快速推进我国中药材规范化进程；四是组织水平高，联盟对此次高级培训班的组织管理严格执行考勤制度，同时安排了结业考试，最终将为出勤率高、考核合格的学员颁发结业证书。

三、搭建技术平台，为中药材品质提升保驾护航

专委会积极参与组织中药材基地共建共享联盟的中药材“三无一全”品牌创立与实践工作，促成北京奥科美技术服务有限公司与华润三九医药股份有限公司、保和堂（焦作）制药有限公司、文山苗乡三七股份有限公司、中青（恩施）健康产业发展有限公司等公司签订中药材可追溯系统服务协议，大力推动中药材“三无一全”种植生产标准。

四、产学研结合，推动中药材GAP基地建设

与中医药企业开展深入合作，在深入研究光、温、水、气、肥各要素影响菊花、野菊花、半夏、夏枯草、浙贝母、菘蓝等药用植物品质形成的内在机理并提出相应的调控措施，建立企业规范化栽培基地39个。开展中药材GAP基地人才培训会，培训专业人才1500余人次，促进中药材规范化种植专业人才培养。

五、积极探索，为药用植物资源评估工作积累经验

理事长单位率先在国内开展资源评估工作，为国家全面推行资源评估工作积累了丰富的经验。用1年多时间开展虎杖和白茅野生资源调查、虎杖和药用大黄栽培情况调查，确定虎杖和白茅自然更新能力和成药周期，开展虎杖和白茅根及大黄品质分析等工作，完成上述3种药用植物的资源评估，总结野生或栽培药用植物开展资源评估的方法和技术，为国内其他单位开展药用植物资源评估工作提供了方法参考。

第三节　湖北联络站助力中药材产业发展

湖北省作为中药材资源大省，坐拥华中药库、神农架林区等中药材资源丰富的产区，拥有李时珍、神农百草、武当道药、蕲州四宝等全国知名历史人物及地域品牌，却没有凝聚成具有湖北省地域特色的中药材省域品牌，在全国各省区高度重视中药材品牌建设的当下，联盟湖北省联络站根据湖北省地域文化特色，分析现有的资源及优势，助力湖北省中药材产业高质量发展，在联盟支持下，弘扬荆楚地域特色药材品牌，成功打造出“荆楚药材”省域品牌。

一、善用新型媒体，辐射不同群体

一个地方平台的成长发展离不开“内核文化”，而核心文化的中心则是“价值观”，一个平台发展成什么样子，是在“价值观”和“基本条件”的基础上“生长”出来的，不是规划出来。初始的“基本条件”极为关键。联盟湖北省联络站的内核文化即是利用荆楚地域文化特点，来弘扬湖北省中药材品牌建设，成功凝炼出“荆楚药材”的区域品牌。

湖北省联络站联合湖北广播电视台“魅力田园”节目推出《荆楚药材》专栏，向听众宣传本土优质药材并答疑解惑，不仅在生产种植者层面宣传，扩大受众面积，同时还面向普通人宣传弘扬传统中医药文化理念，介绍湖北省具有荆楚地域特色的中药材品种，为构建“荆楚药材”品牌体系奠定群众基础。

二、让湖北特色药材走出去

放眼海外，利用华侨活动向海外人士宣传荆楚药材优品。2020 年 11 月，湖北省联络站在湖北省贸促会承办的“荆楚优品行天下”——湖北产品“走出去”专场活动中，受邀组织了“荆楚药材”优品参展，通过线上线下相结合的方式向 20 个“一带一路”沿线国家的商务代表、华侨华人代表、中华人民共和国驻外使节（线上）、外国驻汉总领馆及友好商协会代表、企业代表、国内外媒体记者和 11 万华人推介湖北特色药材。

三、积极参与扶贫及公益活动

湖北省联络站作为联盟与湖北省中药材产业发展的联络机构，对助力湖北省中药材产业扶贫工作具有平台优势，几年来，结合国家扶贫攻坚的政策，为湖北中药材产业扶贫做出了贡献。

自联盟 2017 年批准设立湖北省联络站以来，每年都会组织专家人员深入国家级贫困地区开展中药材种植基地调研并免费开展技术培训，至 2021 年间，先后组织专家奔赴襄阳枣阳市、恩施建始县、巴东县、十堰竹溪县、宜昌秭归县、长阳县、黄冈英山县、老河口市、天门市等地，开展中药材生产技术培训活动，并为当地政府相关部门义务提供中药材产业种植咨询和规划，不但使当地群众能了解到新技术、新方法，更增强群众发展中药材产业的信心；还联合湖北省扶贫开发协会联合举办“湖北省中药材产业发展与精准扶贫座谈会”，针对湖北省内贫困种植地区进行技术帮扶。

四、助力湖北经济复苏，采购荆楚药材优品

2020 年年初，新冠疫情突发造成湖北省经济发展受到巨大冲击，4 月 8 日全省正式解封，复工复产，但受疫情影响导致很多中药材生产企业的中药材滞销，使企业再生产严重受阻，湖北省联络站主动向联盟提出申请，希望由联盟出面，组织盟员单位和爱心中药企业，为湖北省中药材生产企业纾困解危，获得联盟支持，并联合全国工商联一起发起了“助力湖北经济复苏，联合采购荆楚药材优品”活动，湖北省联络站积极做好对接服务，一方面收集全省各中药材生产企业的滞销中药材品种和数量等信息，另一方面了解国内爱心中药企业对湖北特色药材的需求；截至 2020 年 7 月底，国内多家知名企业从湖北 40 余家中药材生产主体（涵盖扶贫帮扶 110 个行政村的药农所产药材）采购 6000 余吨、46 种中药材，货值 2 亿多元。

五、召开湖北省荆楚药材品牌战略发展交流会

在联盟支持下，2019 年 8 月 15 日，湖北省联络站联合湖北省地理标志产品企业联合会、湖北广播电视台垄上频道、英山县人民政府共同举办了“湖北省荆楚药材品牌战略发展交流会”，推动湖北省利用本地优势中药材资源，紧跟政策导向，依托荆楚药材区域品牌发展机遇，利用“荆楚药材”省域品牌宣传，向全国推广“荆楚药材”，实现了地方单品种和荆楚药材品牌的双赢互动。

六、组织荆楚药材优品参展共建共享交流大会

湖北省联络站是湖北省“荆楚药材”区域品牌的倡导者和推动者，具有可持续和动态机制。

2017 年的第五届中药材基地共建共享交流大会期间，湖北省联络站组织了蕲艾、房县北柴湖、英山茯苓、麻城福白菊和武当金银花为代表的“荆楚药材”品牌联合参展，在大会上得到广泛关注与好评，通过在联盟采购经理专委会集中推介，扩大了荆楚药材的知名度。

2019 年 9 月在第七届中药材基地共建共享联盟大会期间，又一次组织了湖北省数十家中药材生产企业，在大会特设“荆楚药材展馆”，获得广泛关注，并在展会上单独举办“荆楚药材产业发展信息通报会”，围绕湖北省的“共建一县一品，助力精准扶贫”主题，进一步宣扬了湖北省中药材区域品牌“荆楚药材”，向前来参加的数十家药

企、媒体和中药材生产基地的代表100余人通报了湖北省荆楚药材基地建设及产销对接活动安排。

湖北省联络站在此次联合展出之前，做了大量的协调沟通工作，充分取得了企业信任。湖北省联络站作为连接联盟和药企及中药材生产企业的机构，为湖北省中药材产业高质量发展做出了贡献，但潜力和空间仍然巨大，未来必将在联盟指导下，建立可持续工作机制，团结全省中药材产业发展的各方力量，共同为把湖北建设成中药产业强省而努力。

第四节　福建联络站助力中药材产业发展

一、聚焦闽产道地药材“福九味”品种

2013年以来福建省中药材产业协会从挖掘闽产药食同源药材品种历史、市场开发和行业发展角度出发，由福建中药材行业界代表进行投票摸底，从开始组织专家经多轮论证推选，历经3年时间，2016年1月正式评选出了“福九味”药材品种：建莲子、太子参、金线莲、铁皮石斛、薏苡仁、巴戟天、黄精、灵芝、绞股蓝。这9个中药材品种是具有福建特色的道地药材，为福建重点推广的主导品种，通过宣传推广“福九味”品牌，塑造福建省中药材产业的整体形象，以整体组团形式推动“福九味”等中药材产业的快速发展。发展闽产药材“福九味”列入了中共福建省委、福建省人民政府《“健康福建2030”行动规划》，省里将积极打造闽产药材“福九味”品牌，提升闽产中药材在全国的影响力，提高经济效益和社会效益。今年按照省委、省政府关于印发《福建省促进中医药传承创新发展若干措施》的通知要求，福建省农业农村厅在推广中药材生态种植技术上重点聚焦闽产药材“福九味”品种，逐步制订完善标准化生产操作规程。

二、重点推广应用中药材生态种植技术

2019—2020年在连城、南靖、永定、永安、福清等地推广应用金线莲、铁皮石斛等兰科药用植物仿野生绿色生产技术1.5万亩，在光泽、泰宁、武平等地推广应用黄精、七叶一枝花、灵芝生态绿色种植技术2.5万亩，累计推广应用4万亩。通过绿色防控等中药材生态种植技术的实施，提高了药材品质，为中药材安全质量提供了有力的保障。2019—2020年在建莲子、太子参、薏苡仁、金线莲、铁皮石斛、灵芝等品种配套实施生态种植技术推广累计15.8万亩。

三、重点推进中药材生产质量控制“三无一全”工作

在联盟的领导下，为了推动落实中药材“三无一全”（实现中药材无硫加工、无黄曲霉毒素、无公害生产及全程可追溯）工作，福建省探索建设了太子参、灵芝、铁皮石斛、栀子等品种全程可追溯基地试点5000余亩，利用溯源管理系统，将地块信息、产地信息、物流信息、设备信息、培训信息、物资采购、包装信息、种质资源、人员信息维护、文档管理、日常检查记录、质量体系审计等纳入溯源系统，在规范化生产的同时逐步实现全程溯源要求。同时，为了解决中药材集中收成碰到连续阴雨天气造成农产品腐烂及中药材由于再次加工二次污染的食品安全问题，推广清洁化、智能化节能热泵设备，可以解决中药材原料烘干，不受天气环境影响，且环保、卫生、节能。控制好每个关键节点，逐步推进福建省中药材基地生产基地全程可溯源体系建设，推动落实中药材生产质量控制“三无一全”工作。

四、建设福建省中药质量全程追溯服务平台

2022年3月3日由福建省中药材产业协会、国家中药材标准化与质量评估创新联盟福建联络站共同建设的“福建省中药质量全程追溯服务平台”正式上线，经过系统开发建设，“福建省中药材生产管理全程追溯系统”上线试运营，项目组积极吸收业界人士的意见和建议，健全完善系统功能模块。在原系统基础上建立“福建省中药质量全程追溯服务平台”，由协会及联盟福建联络站共同管理运营。“福建省中药质量全程追溯服务平台”设置了“药材基地”“趁鲜加工”“协会管理”“医疗机构”“饮片生产”等入口，涵盖中药材种植、采收、加工、包装、仓储、物流、销售等环节，做到中药材来源可知、去向可追、质量可查、责任可究。

五、福建中药农业科技成果

福建省有关科研院所、各级农业技术推广系统共选育出并通过认定的中药材品种16个，其中太子参新品种2个，即“柘参1号”“柘参2号”；福鼎栀子新品种1个，即“分关1号”；建莲子新品种3个，即“建选17号”“建选31号”“建选35号”；仙草新品种1个，即“闽选仙草1号”；山药新品种2个，即“闽选山药1号”“闽选山药2号”；铁皮石斛新品种1个，即“福斛1号”；薏苡新品种4个，即“浦薏6号”“翠薏1号”“龙薏1号”“仙薏1号”；灵芝新品种2个。在各级农业、林业技术推广部门共同推动下，这些新品种都在主产区建立了良种繁育基地，共建立了良种繁育基地面积1万多亩，经过多年示范推广，良种覆盖率达85%以上。

六、福建中药产业经济成果

“十四五”时期，以闽产药材“福九味”为代表药食同源市场前景广阔，产业开发

潜力巨大。随着“健康中国 2030”行动计划的实施，人们越来越关注健康养生，关注“吃出健康”，于是集药食同源、保健养生于一身的部分中药材品种市场需求量日益增加，而闽产药材“福九味”品种正好适应了这种需求的转变，市场前景十分广阔，全国市场规模更是巨大。2021 年福建中药材全产业链产值已超过 550 亿，有望培育成为新的千亿产值新兴产业。随着健康养生理念不断深入人心，健康养生产品不断开发推广，消费市场需求也不断提升，还有一些闽产特色药材作为中药饮片、中成药、中兽药、饲料添加等开发使用，产业开发潜力巨大。

七、福建中药材产业的未来

福建将充分发挥省内中药材资源丰富的优势，主动抢占生物医药产业发展先机，推动中药材产业高质量发展。强化中药材道地产区环境保护，推行中药材 GAP 生产技术、生态种植和野生抚育；支持道地药材良种繁育基地建设；支持建设“福九味”等药食同源、健康养生的闽产道地药材全程可追溯规范化生产示范基地；提升改造药食同源加工生产基地标准化洁净厂房、生产车间、包装车间、智能化大棚、保健食品净化车间；提升扩建药材分拣、烘干加工、自动化生产线、仓库、晒场；支持闽产药材“福九味”品牌培育提升，加大药膳产品开发推广；支持多产融合中医药特色小镇建设，推进中药材主产区域农业产业、加工产业、旅游产业、文化产业、服务产业融合发展，助力乡村振兴。至 2025 年，实现中药材全产业链协同发展，生产溯源体系广泛应用，质量控制水平显著提升，全省中药材种植面积达到 100 万亩，年产量达到 15 万吨，农业年产值达到 80 亿元，全产业链总产值达到 700 亿元。通过持续扶持，打造成为新千亿产业集群，成为农民增收的新途径，实施乡村振兴的新抓手，成为农业转型高质高效发展的新亮点。

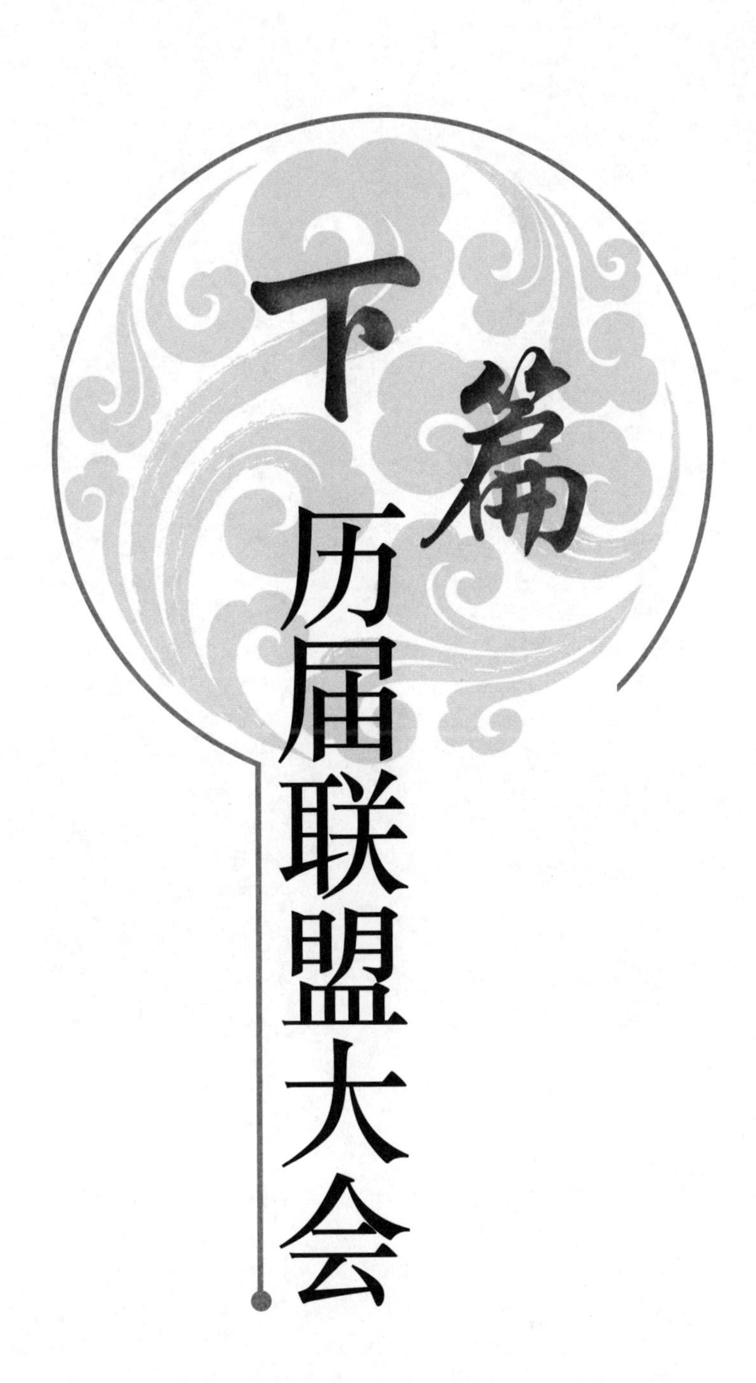
下篇
历届联盟大会

历届联盟大会概览

时间	会议名称	承办单位	地点	规模
2013 年 5 月	第一届中药材基地共建共享联盟盟员大会暨中药材基地共建共享论坛	云南白药集团	云南昆明	200 人
2014 年 11 月	第二届中药材基地共建共享联盟盟员论坛暨《中药材》杂志第七届编委会会议	仲景宛西制药	河南南阳	400 人
2015 年 9 月	第三届中药材基地共建共享交流大会	山西振东制药	山西太原	800 人
2016 年 9 月	第四届中药材基地共建共享联盟盟员论坛暨《中药材》杂志第八届编委会会议	九州通医药集团	湖北武汉	1500 人
2017 年 9 月	第五届中药材基地共建共享交流大会暨首届国际中药健康产业博览会	成都天地网	四川成都	3000 人
2018 年 11 月	第六届中药材基地共建共享交流大会暨 2018 年中国国际中医药大健康博览会	广州市香雪制药	广东广州	4500 人
2019 年 9 月	第七届中药材基地共建共享交流大会	盛实百草药业	天津	3500 人
2020 年 10 月	第八届中药材基地共建共享交流大会	四川新荷花	四川成都	线下：500 人 线上：5 万人
2021 年 10 月	第九届中药材基地共建共享交流大会	广西柳药集团	广西南宁	线下：1500 人 线上：100 万人

第十三章 聚春城高燃圣火，为中药共建联盟

中药材基地共建共享联盟于2013年5月成立，联盟由云南白药集团、山西振东制药、仲景宛西制药、步长制药、天士力集团、江苏康缘药业联合发起，旨在创新合作模式，联合基地企业，构建新型中药农业生产经营体系，促进国家中医药事业发展。

2013年5月10—12日，联盟在云南白药集团股份有限公司隆重召开了“第一届中药材基地共建共享联盟盟员大会暨中药材基地共建共享论坛”（表13–1）。本次会议受到业界权威人士的高度重视和积极参与，会议云集了本届联盟主席任德权教授、中国工程院张伯礼院士、中华人民共和国工业和信息化部吴海东司长等专家领导；云南白药集团股份有限公司王明辉董事长、尹品耀总经理，江苏康缘药业股份有限公司董事长肖伟等中国医药企业领导也参与了此次盛会。由于各单位的参会积极性非常高，云南白药集团总部办公楼4024会议室还加设了视频分会场。本次大会参会政府机关、科研单位及院校68家，参会企业56家，参会专家代表、企业代表共200余人。开幕式由王明辉董事长主持。

本次会议主要围绕“中药资源，共建共享，协同发展”的主题展开。

第一节 会议议程

表13–1 第一届联盟大会会议议程

时间	议程
5月10日（星期五） 会议地点：昆明南亚风情园豪生大酒店七彩厅	
15：00—18：00	三七资源研讨会（部分人员参加）
18：00—19：30	晚餐
19：30—20：30	联盟盟员大会（联盟盟员及意向入盟单位参加）
20：30—21：30	联盟专家委员会会议（部分专家参加）

续表

时间		议程
5月11日（星期六） 会议地点：云南白药集团总部办公楼负一楼报告厅及4024视频分会场		
中药材基地共建共享论坛开幕式（全体人员参加）		
上午开幕式	8：30—10：15	主持人：云南白药集团董事长王明辉
		张伯礼院士发言
		工信部领导发言
		药监局领导发言
		科技部领导发言
		仲景宛西制药董事长孙耀志代表联盟发起单位发言
		任德权教授发言
	10：15—10：30	茶歇
上午专题报告	10：30—11：45	主持人：陈士林教授
	10：45—11：00	黄璐琦：第四次全国中药资源普查规划
	11：00—11：15	屠鹏飞：中药质量标准研究现状及发展趋势
	11：15—11：30	魏建和：中药材规范化生产技术
	11：30—11：45	龙兴超：中药材产业中存在的问题与对策
	11：45—12：00	王文：现代基因组育种技术与中药的高效绿色栽培
中午	12：00—12：10	合影
	12：10—13：30	云南白药集团水上餐厅二楼午餐
下午专题报告	13：30—17：30	主持人：段金廒教授
	13：30—13：45	神威药业：栀子基地共建共享报告
	13：45—14：00	山西振东制药：苦参、连翘基地共建共享报告
	14：00—14：15	四川新荷花：川芎、半夏基地共建共享报告
	14：15—14：30	四川逢春药业：丹参、白芍基地共建共享报告
	14：30—14：45	吉林林村：人参基地共建共享报告
	14：45—15：00	承德药材：黄芩基地共建共享报告
	15：00—15：15	上药华宇：丹参基地共建共享报告
	15：15—15：30	茶歇
	15：30—15：45	日出东方药业：防风、黄芩基地共建共享报告
	15：45—16：00	新疆康隆：甘草基地共建共享报告
	16：00—16：15	广药集团：开展GAP种植，完善中药全产业链
	16：15—16：30	昌昊：太子参基地共建共享报告

续表

<table>
<tr><th colspan="2">时间</th><th>议程</th></tr>
<tr><td rowspan="4">下午专题报告</td><td>16：30—16：45</td><td>贵州扶贫办杨小翔副主任</td></tr>
<tr><td>16：45—17：00</td><td>大兴安岭地区行政公署莫学亭局长</td></tr>
<tr><td>17：00—17：15</td><td>天津北辰示范工业园</td></tr>
<tr><td>17：15—17：30</td><td>联盟主席交接仪式</td></tr>
<tr><td rowspan="3">晚上</td><td>18：00</td><td>云南白药水上餐厅二楼晚餐</td></tr>
<tr><td>19：30</td><td>返回酒店</td></tr>
<tr><td>20：00 以后</td><td>自由研讨</td></tr>
<tr><td colspan="3">5 月 12 日（星期日）
地点：云南白药集团产业园区及文山三七基地</td></tr>
<tr><td rowspan="2">上午 / 下午</td><td>9：00—10：10</td><td>“走进云南白药”参观活动（自由选择）</td></tr>
<tr><td>8：00—17：00</td><td>云南白药集团 GAP 基地参观活动（自由选择）</td></tr>
</table>

第二节　会议详情

2013 年 5 月 10 日召开了三七资源研讨会、联盟盟员大会、联盟专家委员会共 3 个会议。5 月 11 日的会议议程丰富，包含了中药材基地共建共享论坛开幕式、专家专题报告、企业汇报以及联盟主席交接仪式。开幕式上任德权教授、张伯礼院士、吴海东司长都发表了讲话。黄璐琦教授做了题为《第四次全国中药资源普查规划》的报告；屠鹏飞教授的《中药质量标准研究现状及发展趋势》详细介绍了中药的标准化建设；魏建和教授题为《中药材规范化生产技术》的报告介绍了中药材 GAP 的规范生产；龙兴超教授的《中药材产业中存在的问题与对策》指出了目前中药材产业存在的问题，同时也给出了实用的应对之策；王文教授的《现代基因组育种技术与中药的高效绿色栽培》突破了中药材种植的传统技术领域，从基因组育种的方面给予了高效、环保栽培更多的新意。接下来各企业对栀子、苦参、连翘、川芎、半夏、丹参、白芍、人参、太子参、防风、黄芩、甘草等基地共建共享情况做出了详尽的分享汇报。

在大会闭幕式上，联盟设计的标志物“药材之光”首次亮相。任德权主席代表联盟郑重地将“药材之光”交到第一届联盟轮值主席王明辉手中。接着，任德权宣布第二届联盟大会由仲景宛西制药承办，孙耀志董事长担任第二届联盟轮值主席，为此，王明辉董事长将代表着联盟重任的“药材之光”转交给孙耀志董事长。

在 5 月 12 日的“走进云南白药”参观活动中，嘉宾自由选择路线，参观了融合了云南白药集团发展精华的博物馆、先进的生产线以及规范的 GAP 基地。参会嘉宾对云南白药集团的 GAP 基地尤为印象深刻。

从 2001 年开始，云南白药集团就利用自身技术及管理优势，建立了以“公司 + 公司 + 基地”为运行模式的云南白药集团三七 GAP 种植基地，以云南白药集团天然药物研究院作为技术支持，以云南白药集团文山七花有限责任公司作为运作主体开展运行。该基地在 GAP 标准的指导下，注入现代企业管理和科技，从而提高了三七种植的科技含量和规范化程度，从根本上解决了原料药前端的质量控制问题，使之真正做到了药品质量的可控性。

第十四章　药材好名出宛西，为传承齐拜仲景

2014 年 11 月，第二届中药材基地共建共享联盟盟员论坛暨《中药材》杂志第七届编委会会议在河南南阳召开，为期 2 天。此次会议由中药材基地共建共享联盟与《中药材》杂志社联合主办，仲景宛西制药股份有限公司、天津中医药大学、中国医学科学院药用植物研究所与成都天地网信息科技有限公司共同承办。

山西振东制药、康恩贝、上药华宇、昌昊、日出东方药业、盛实百草药业、九州通医药集团、四川新荷花、中国药材、以岭药业、神威药业、河南羚锐、天士力集团、步长制药、和记黄埔、四川逢春药业、东阿阿胶、李时珍药业等 60 家国内知名品牌中药企业代表参加了会议。中药材基地共建共享联盟主席任德权先生、工业和信息化部消费品工业司副司长吴海东、《中药材》杂志主编元四辉以及行业内知名专家学者 130 余人参加了会议，到会人员近 400 人。会议围绕着“共建共享药材基地，协同发展优质中药”的主题，从多方面进行了深入探讨（表 14–1）。

第一节　会议议程

表 14–1　第二届联盟大会会议议程

时间	议程
11 月 5 日全天（9：00—20：00）报到：南阳建业森林半岛假日酒店	
11 月 6 日活动安排	
上午	主持人：共建共享联盟秘书处杨弘（8：30—11：30）
	工业企业药材、饮片采购部门负责人座谈会（中药材生产企业及其主导药材品种推介——日出东方药业、维西、康隆、亚宝药业、吉林林村、仲景宛西制药等）
下午	主持人：成都天地网信息科技有限公司龙兴超（14：00—17：30）
	豫、晋、陕、皖、鄂五省道地药材市场行情分析与可持续发展的思考
	电子商务应用报告
	行业供应链金融应用报告

续表

时间		议程
晚上	主持人：第二届执行主席、仲景宛西制药董事长孙耀志（20：00—21：30）	
	联盟盟员会议：通报相关方针政策，通报已开展的工作，讨论相关问题	
	联盟专家委员会会议：讨论 GAP 修改稿，讨论如何围绕共建共享发挥专家作用	
11 月 7 日（星期五）：中药材基地共建共享联盟盟员论坛暨《中药材》杂志第七届编委会大会		
上午	8：30—8：40	第二届执行主席、仲景宛西制药董事长孙耀志致欢迎辞
	8：40—8：50	联盟 2013—2014 年度工作总结（陈士林秘书长）
	8：50—9：00	《中药材》杂志工作总结（元四辉主编）
	9：00—9：20	张伯礼院士发言
	9：20—9：30	工信部领导发言
	9：30—9：40	科技部领导发言
	9：40—9：50	药监局领导发言
	9：50—10：05	联盟 2014—2015 年度工作规划（任德权主席）
	10：05—10：15	茶歇
	10：15—11：15	基地共享共建案例介绍（仲景宛西制药、康隆、亚宝药业、吉林林村）
	11：15—11：30	中药材 2014—2015 年度价格走势分析，共建共享联盟战略关系中的价格探讨（龙兴超）
11 月 7 日（星期五）13：30—17：00 企业负责人座谈会（由孙耀志执行主席主持）		
11 月 7 日（星期五）专题研讨会一：中药材基地建设技术研讨（魏建和研究员）		
下午	13：30—14：10	中药材新品种及种子种苗技术问题
	14：10—14：50	中药材生产机械化问题
	14：50—15：10	茶歇
	15：10—15：50	中药材基地建设技术模式
	15：50—16：30	中药材基地建设中的农药使用
	16：30—17：10	中国中药材肥料与生长调节剂使用现状与问题
	17：10—17：50	全国中药材生产技术服务平台网络构建
11 月 7 日（星期五）专题研讨会二：中药材饮片质量及价格（元四辉主编）		
下午	13：30—13：50	中药材产地加工研究
	13：50—14：10	中药饮片加工炮制研究
	14：10—14：30	中药饮片质量与医院药学研究
	14：30—14：50	茶歇
	14：50—16：00	中药材质量标准的研究
	16：00—17：20	具体药材品种的价格

续表

时间		议程
晚上	17：30—19：00	晚宴暨联盟执行主席轮值换届大会仪式
	20：00—22：00	《中药材》杂志编委会会议
	20：00—22：00	中药饮片企业负责人座谈会
11月8日（星期六）：河南仲景宛西制药参观		
上午	6：00—7：30	祭拜医圣祠
	7：30—8：30	返回宾馆早饭
	8：30—12：00	仲景宛西制药生产线参观
下午	13：00—18：00	仲景宛西制药山茱萸药材基地参观
晚上	返回南阳住处用餐	
11月9日	返程	

第二节　会议详情

2014年11月6日上午，上海中药行业协会杨弘会长主持了工业企业药材、饮片采购部门负责人座谈会以及推介会。18家基地企业和23家工业企业采购人员参加了会议，仲景宛西制药、盛实百草药业、日出东方药业、亚宝药业、保和堂等单位代表发言，介绍了各自企业情况。

11月6日下午，成都天地网信息科技有限公司的龙兴超主持了中药市场行情研讨会。

在11月6日晚上的联盟工作会上，孙耀志董事长主持会议，杨弘会长报告了联盟2013—2014年度工作报告。秘书郑文科介绍了有关情况。联盟在去年成立之初有28家盟员单位，包括工业企业和农业企业。随着联盟工作的深入开展、影响力的不断扩大，有越来越多的企业希望加入。截至2014年，已经确认加入联盟的企业共45家。会议提出，随着工作的开展，今后的联盟发展必须邀请中药饮片企业加入，因为它们是中药材需方的一个重要组成部分。

任德权副局长指出：我们联盟盟员单位很多都是从工信部项目中筛选出来的优秀企业。国家中医药管理局组织开展第四次资源普查，这是政府层面的工作，体现了政府职能，而我们联盟体现的是市场职能，要抓经济，抓优质品种。

国家药监局按照国务院的部署，提出了自己的改革意见，取消不必要的审批，达不到GAP要求的不要办药厂。但GAP颁布已经12年了，在试行过程中发现有些地方考虑不周，有的过严，有的疏漏。对于GAP，药监局要进行改革。其已经设立课题，委托给药用植物研究所修改 GAP，陈士林、陈君一起参与了这个事情。

任德权还提出，我们要聚焦有基础的农业企业，甚至要培养博士生。联盟明年的工作，要在今年的基础上，把品种拓宽，组织专家一起围绕大宗品种开展工作，对于中小品种，可按照龙兴超的方法去做，对企业可从规模与质量的角度，从大到小进行排名，小企业可以依附大企业，共同做大，我们向工信部推荐。

在 11 月 7 日的开幕式上，联盟执行主席、仲景宛西制药董事长孙耀志向参会人员致欢迎词；联盟秘书长陈士林代表联盟秘书处向参会代表致辞，并简要介绍了联盟的宗旨与工作内容。

郑文科宣读了专家技术委员会主席张伯礼院士特地为大会写来的贺词。张伯礼院士指出："当前，在全球范围内医学目的、医学模式发生了巨大变革，维护健康已成为人类共同的追求。中医药学虽然古老，但其理念却代表着未来医学的方向，中医药发展已成为国家战略，中医药迎来了跨越发展的机遇，这是时代的需求，也是历史的责任。由于近年来中药材价格、质量、资源等问题日益突出，中药材基地共建共享联盟应需而生，围绕'大企业、大品种、大基地'为思路，整合优势资源，规范药材种植，提高中药质量，实现资源共建共享，保障有序供给，推动事业健康持续发展。"

工信部吴海东副司长从国家管理层面对联盟的发展与推进表示大力支持。孙晓波研究员、魏建和研究员、苏薇薇教授、陈君研究员、龙兴超董事长等分别从中药资源保护、中药资源开发、质量标准、病虫害防治、价格分析等方面做了专题报告。

为了使参会人员充分交流，大会本着务实的精神，分设了中药材种植企业推介会、中药材工业企业采购部门负责人座谈会、中药饮片企业负责人座谈会、中药材行业市场分析专题报告会等多个分会场。此外，大会还第一次安排 30 个企业基地展台，促进了供需双方的沟通，获得了参会者的一致好评。

最后，联盟主席任德权先生主持联盟交接仪式，授权山西振东制药董事长李安平为下一届中药材基地共建共享联盟执行主席。

11 月 8 日上午，参会人员共同祭拜了医圣祠，并参观考察了仲景宛西制药生产车间。

此次大会，联盟就修改 GAP 开展了专题讨论，同时还就中药材价格机制，避免"劣币驱逐良币"现象开展了讨论，并委托史录文教授开展研究。

第十五章　群贤共议神农氏，上党传出百草香

2015 年 9 月 18—20 日，第三届中药材基地共建共享交流大会在山西太原召开。此次大会由中药材基地共建共享联盟、天津中医药大学、中国医学科学院药用植物研究所、中国野生植物保护协会药用植物保育委员会主办，山西振东制药股份有限公司承办。天津中医药大学校长张伯礼、中药材基地共建共享联盟主席任德权、国家工信部、商务部、国家中医药管理局、国家林业局等领导出席活动，集团总裁、联盟执行主席李安平主持本次大会，来自全国各地的联盟成员共计 800 余人出席大会（表 15–1）。

第一节　会议议程

表 15–1　第三届联盟大会会议议程

日期	时间	议程
9 月 17 日	全天报到	长治宾馆
9 月 17 日（星期四）晚上	中药材基地共建共享联盟盟员代表会议	
	20：00—21：30	通报联盟工作并商议工作计划
		通报并商议联盟内部相关事宜
		通报有关部委相关政策研究
9 月 18 日（星期五）上午	中药材信息发布专场 主持人：成都天地网信息科技有限公司龙兴超	
	9：00—9：50	专题演讲： 《2014—2015 年度中药材行业白皮书》（中药材天地网副总裁贾海彬） 1. 连续两年下滑，市场行情已经触底？ 2. 信息壁垒打破，产业链将迎来什么变革？ 3. 市场萧条、交易萎缩、价格下跌……曙光在哪里？
	9：50—10：10	茶歇

续表

日期	时间	议程
9月18日 （星期五） 上午	10：10—11：10	专题演讲： 一、《中药材商品电子商务交易规格标准的研究》（中药材天地网标准研究院高级顾问郭宝林博士） 1. 标准总体情况介绍 2. 精选黄芪、虫草、党参、全蝎、丹参等50个常用中药材品种300多个细分规格标准的详细讲解 二、《中药材商品电子商务交易规格标准的应用》（中药材天地网副总裁严岩） 1. 交易标准在电商平台的应用介绍 2. 交易标准在电商平台应用的产品及运营逻辑
	11：10—12：00	专题论坛：《中药材电子商务的今天和明天》（中药材天地网创始人、董事长龙兴超） 1. 中药材电商备受行业关注，为何中药材电商做得非常艰辛？ 2. 成功的电商平台对中药材电商发展有何借鉴？ 3. 中药材电商平台应重点做好哪些方面？ 4. 中药材电商平台对行业和社会很重要，希望政府如何助力？
9月18日 （星期五） 下午	会场一：企业采购经理座谈会专场 主持人：中药材基地共建共享联盟副秘书长杨弘	
	14：00—14：40	山西道地药材产品及生产企业推介
	14：40—15：10	茯苓专题报告（补天药业）
	15：10—15：50	九州通医药集团基地推荐（九州通医药集团）
	15：50—16：10	茶歇
	16：10—16：40	玄参专题报告（今大药业）
	16：40—17：05	日出东方药业专题报告（日出东方药业）
	17：05—17：30	中药材基地共建共享联盟采购平台分析报告（北京艾通生物）
	17：30—18：00	就目前人参、三七面临的新情况及应对策略的探讨
	会场二：中药材生产建设与中国野生植物保护协会药用植物保育委员会	
	第一阶段主持人：中国中医科学院中药研究所所长陈士林	
	14：00—16：30	关于GAP修改的建议（陈士林、王文全、陈君）
	第二阶段主持人：中国野生植物保护协会副秘书长赵胜利	
	16：30—16：40	主持人介绍到会领导和嘉宾
	16：40—17：00	中国野生植物保护协会药用植物保育委员会主任委员陈士林研究员做第一届药用植物保育委员会总结报告
	17：00—17：10	中国野生植物保护协会处长于永福宣读第二届药用植物保育委员会组成名单
	17：10—17：30	第二届中国野生植物保护协会药用植物保育委员会主任委员介绍保育委员会工作计划
	17：30—17：45	会议总结

续表

<table>
<tr><th>日期</th><th>时间</th><th>议程</th></tr>
<tr><td rowspan="14">9月19日
（星期六）
上午</td><td colspan="2">中药材基地共建共享论坛开幕式
主持人：第三届执行主席、山西振东制药董事长李安平</td></tr>
<tr><td>8：30—8：40</td><td>省市领导致开幕词</td></tr>
<tr><td>8：40—9：00</td><td>工信部消费品司副司长吴海东致辞</td></tr>
<tr><td>9：00—9：30</td><td>国家中医药管理局科技司负责同志发言</td></tr>
<tr><td>9：30—9：40</td><td>国家林业局有关司处负责同志发言</td></tr>
<tr><td>9：40—10：00</td><td>商务部市场秩序司负责同志发言</td></tr>
<tr><td>10：00—10：10</td><td>茶歇 / 合影</td></tr>
<tr><td colspan="2">中药材基地共建共享论坛大会报告
主持人：中药材基地共建共享联盟秘书长孙晓波</td></tr>
<tr><td>10：10—10：40</td><td>张伯礼院士就目前中药材资源情况及国家“十三五”规划介绍</td></tr>
<tr><td>10：40—11：15</td><td>国家药典委员会有关负责同志就《中国药典》（2015 年版）的中药部分做介绍报告</td></tr>
<tr><td>11：15—11：45</td><td>中国医学科学院药用植物研究所副所长魏建和就药材基地建设做报告</td></tr>
<tr><td>11：45—12：00</td><td>中药材基地共建共享联盟主席任德权发言</td></tr>
<tr><td>12：00—14：00</td><td>午餐</td></tr>
<tr></tr>
<tr><td rowspan="17">9月19日
（星期六）
下午</td><td colspan="2">会场一：药材、饮片品规专场
主持人：中药材基地共建共享联盟副秘书长元四辉</td></tr>
<tr><td>14：00—14：30</td><td>关于药材品规的看法（龙兴超）</td></tr>
<tr><td>14：30—15：10</td><td>童涵春堂打造中药枫斗品规标准系列特色营销（上海童涵春）</td></tr>
<tr><td>15：10—15：40</td><td>林下参系列品规（杭州益元参号）</td></tr>
<tr><td>15：40—16：00</td><td>茶歇</td></tr>
<tr><td>16：00—16：20</td><td>关于饮片企业发展的体验与看法（四川省饮片公司）</td></tr>
<tr><td>16：20—16：40</td><td>现代饮片厂如何迎接“智能化”（上海康桥）</td></tr>
<tr><td>16：40—17：00</td><td>饮片企业原料采购的优化（北京华邈）</td></tr>
<tr><td>17：00—17：20</td><td>中药材质量控制基地建设情况（北京中医药大学李军）</td></tr>
<tr><td colspan="2">会场二：中国野生植物保护协会药用植物保育委员会及中药材生产技术学术交流会
主持人：张重义、王沫</td></tr>
<tr><td>14：00—14：20</td><td>中药材追溯系统的推广应用（赵润怀）</td></tr>
<tr><td>14：20—14：40</td><td>中药材 DNA 条形码鉴定技术的产业化（宋经元）</td></tr>
<tr><td>14：40—15：00</td><td>中药材外源污染物研究（杨美华）</td></tr>
<tr><td>15：20—15：20</td><td>文山三七连锁农场农业产业化基地建设模式（陈中坚）</td></tr>
<tr><td>15：20—15：40</td><td>国家药用植物园体系的规划与建设（李标）</td></tr>
<tr><td>15：40—16：00</td><td>诱导型药用植物诱导理论与诱导技术（张争）</td></tr>
<tr><td>16：00—16：20</td><td>首创“三网合一”新模式——中药材的互联网 +（天士力集团）</td></tr>
</table>

续表

日期	时间	议程
9月19日（星期六）下午	主持人：王志安、郭巧生	
	16：20—16：35	常用中药材脱毒快速繁殖技术（李明军）
	16：35—16：50	中药材频振灯等物理防治技术（乔海莉）
	16：50—17：05	中药材设施干燥技术（郭盛）
	17：05—17：20	中药材南繁技术（杨新全）
	17：20—17：35	中药材节水灌溉技术（焦连魁）
	17：35—17：50	中药材杂草防治和机械化生产技术（杨成民）
	会场三：厂商交流会 主持人：雷振宏	
	14：00—17：30	
9月19日（星期六）晚上	19：00—20：30	晚宴、交接仪式
9月20日（星期日）全天	山西振东道地药材平顺加工、种植基地（连翘、党参、黄芩、柴胡等药材）考察参观 8：30出发，16：00返回长治宾馆	

第二节　会议详情

2015年9月19日，中药材基地共建共享论坛精彩呈现，山西振东制药董事长李安平在致辞中表示，中药材基地共建共享联盟的职责是整合优势资源，规范中药材种植，提高中药材质量，保障中药企业和临床医院的有效供给。中药材是宝贵的资源，应共同建设、共同享受，推动中药材产、学、研、用一体化发展。联盟承担着历史赋予的责任，推动中医药走向国际，为全人类服务。

山西省委、省政府非常重视中药材产业的发展，目前已将中药材产业列为推动全省经济发展的七大产业之一。通过中药材科研工作者、基地建设者和使用者不断互动沟通，有力提升了产品质量、推动了产业发展，为山西的经济转型做出了贡献。

张伯礼院士做大会主题报告，分析了中医药的时代需求和发展机遇，总结了中药现代化20年取得的突出成绩，其表现在研究平台和技术的进步、高层次论文的发表、国际化取得的成果、中药产业规模的增长等方面。特别是国务院发布了《中医药健康服务业发展规划（2015—2020年）》，拓宽了中医药服务的领域。中医药事业的发展，大大增加了对中药资源的需求。他指出，目前中药资源发展还面临着诸多问题和挑战，如生态环境恶化、土地资源减少、品种退化、区划混乱、中药材资源本底不清、信息系统不健全、中药材科研基础薄弱、生产技术落后、企业多而散、经营管理欠规范等问题。国务院发布的《中药材保护和发展规划（2015—2020 年）》是解决问题的政策保障。为落实规划，保障中药资源的健康发展，张伯礼院士强调要做好六个方面的工作：启动第四次全国中药资源普查，摸清家底；强化中药材种植等相关基础研究，建立规范；加强规划与引导，保障有序发展；建设现代中药物流平台，完善供给渠道；提高中药材生产技术，推动产业升级；通过深入研究，制定药材的标准。

联盟主席任德权总结了过去一年的工作，对下一阶段的工作进行了安排部署。他指出，在当前国家重视、政策支持的大环境下，中医药取得了长足发展。目前中药材发展面临野生濒危、质量下降、价格波动等问题，组建中药材基地共建共享联盟就是要聚焦有一定发展基础，规模化、规范化做得好的中药农业企业，集中企业资源、科研力量，聚焦品种、规模、规范、科技，借势促进中医药集约化、现代化发展。任德权表示，联盟将更好地发挥平台作用，打造大企业、大品种、大基地，促进中医药健康事业发展，造福人类社会。

9 月 20 日，参会嘉宾还赴振东道地药材平顺中药材加工基地进行了考察参观。

本次大会包括 GAP 修改建议讨论、中药材基地企业推介、专家主题演讲、行业信息发布、企业展示等多项议程，设置了大小会议 8 场，分别为中药材基地共建共享联盟盟员代表会议、中药材信息发布专场、企业采购经理座谈会、中药材生产建设专场、中药材基地共建共享联盟专家委员会会议、中药材基地共建共享论坛、中药材饮片品规专场、中药材基地建设技术暨药用植物保育委员会学术会议。

9 月 18 日，联盟学术委员会成立，张伯礼校长任专家委员会主席，来自全国各地的高校、研究院所、企业中药材方面专家 90 人分别被授予顾问、岗位专家、药材专家。张伯礼校长为到会的联盟专家一一颁发了聘书。

会议特设 2 个学术会场，全国各学科专家针对中药材基地建设、种植技术、质量标准、种苗培育、科学采收、饮片颗粒、互联网应用等内容进行了学术交流。

会议期间特设 3 个分会场，针对中药材市场采购、质量标准、生产基地、种植技术等内容进行沟通交流。同时，大会设立中药材产品展，共设展位 51 个，奇正藏药、上药华宇、广州市香雪制药等多家国内知名企业到会参展，呈现出参展产品多、知名企业多的展会特征。

附：出席大会开幕式的主要领导

山西省人大副主任、山西中医学院（现山西中医药大学，下同）院长周然

中国工程院院士、天津中医药大学张伯礼校长

国家药监局原副局长、中药材基地共建共享联盟主席任德权

国家中医药管理局科技司司长曹洪欣

国家工信部消费品工业司副司长吴海东

长治市委常委、常务副市长许霞

国家商务部市场秩序司巡视员温再兴
中国野生植物保护协会会长刘亚文
国家药典委员会中药处处长石上梅
国家林业局郭红燕处长
中国中医科学院中药研究所所长陈士林
中国医学科学院药用植物研究所所长孙晓波
国家食品药品监督管理总局药化监管司药品生产处主任叶家辉
上海市中药行业协会会长、中药材基地共建共享联盟副秘书长杨弘
河南仲景宛西制药董事长孙耀志
广州市香雪制药董事长王永辉
上海市药材公司总经理陈军力
山西省野生动植物保护协会秘书长、省林业厅保护处处长朱军
九州天润中药产业有限公司总经理朱志国
国家林业局于永福处长

第三节　答记者问（节选）

问：中药材基地共建共享联盟已经成立3年了，它的核心作用是什么？

李安平：中药材基地共建共享联盟是由业内专家、科研单位、中药材种植企业与中药生产企业共同组成的一个新型合作模式。中药材基地共建共享联盟的意义，就是共同建设中药材基地，实现资源共享共用，避免重复建设造成的浪费，同时也能保证中药材的质量。联盟旨在把中药工业骨干企业的中药材资源需求，聚集到目前规范化、规模化、组织化基础较好，又有发展前景的道地产区药材生产企业，共建共享现代中药农业资源基地。同时，联盟组织全国各个科研院所，加强中药材科研、规范化种植技术的开发，最终实现药材质量安全、稳定、可追溯。

问：我们知道，中药材基地共建共享联盟是在专家以及热心中医药发展事业的企业家们的共同推动下成立的，为什么要促成这样的联盟？

李安平：近年来，包括中药农业、中药工业、中药商业、中药养生等在内的中药产业在我国已初具规模，去年我国中药产业的总产值已达到1万亿元人民币。与此同时，中药材资源家底不清，野生资源濒危；种植不规范，生产水平落后，管理粗放；药材标准不健全，缺少科技支撑，质量良莠不齐已成为威胁中药产业健康发展的隐患。因此，推进中药材种植的规范化、规模化发展势在必行。

2015年4月，国家十二部委联合出台的《中药材保护和发展规划（2015—2020年）》明确指出，中药工业企业应引导中药材规范化、规模化种植。因此，实现中药材

资源共享，建立中药材基地共建共享联盟是解决这一问题的有效办法。同时，联盟的成立，将在中药材科研、技术开发、质量标准体系建设、饮片加工、市场销售等方面展开合作，共同促进中药材产业发展。

问：联盟自成立以来，主要做了哪些事情？

李安平：2012 年联盟开始筹备，筹备组在发起单位的支持下，汇集发起企业已有的资源基地、工信部和科技部给予支持的基地项目、GAP 认证基地以及专家们推荐的药材基地 200 多个，通过现场摸底、座谈了解，结合企业自身愿望，筛选出第一批推荐共建共享的中药材基地 28 个，涉及药材品种 26 个。

2013 年、2014 年，联盟先后在云南、河南召开了两次联盟会议，围绕中药材种植、生产技术、价格、基地管理等多方面开展论坛，并深入当地制药企业、中药材基地考察。此外，联盟还积极召开了人参、黄芩、防风、半夏、甘草、红花等品种的联盟专题会议，开展了中药优质优价政策研究，为国家实施 GAP 提出建议，组织专家调研优质中药材基地等大量卓有成效的工作。截至目前，共建共享的联盟基地有 40 多个，涉及中药材品种 35 个，为加快中药生产"第一车间"建设做出了积极贡献，有效推动了我国中医药产业发展。

问：随着中药材产业的发展，联盟对未来有哪些规划？

李安平：中药农业现代化是中药产业现代化的基础与保障，今后，联盟将研究实践长期合作模式，不断推出中药材共建共享基地企业，逐步形成中药农业现代化的百强群体，努力构建集约化、专业化、组织化、社会化相结合的新型中药农业生产经营体系。通过"产、学、研、用"有机结合，实现资源整合、优势互补、信息技术共享，将科技成果转化为生产力，提高中药产业化发展水平。

第十六章　九省通衢襄盛会，四度聚首逾千人

2016 年 9 月 26—28 日，由中药材基地共建共享联盟、《中药材》杂志社主办，中华中医药学会中药资源分会、中国野生植物保护协会药用植物保育委员会、中国中药材生产技术服务平台协办，九州通医药集团股份有限公司、劲牌有限公司、天津中医药大学、中国医学科学院药用植物研究所及湖北分所、成都天地网信息科技有限公司共同承办的第四届中药材基地共建共享联盟盟员论坛暨《中药材》杂志第八届编委会会议在湖北武汉隆重召开。

联盟主席任德权教授、联盟学术委员会主席张伯礼院士、国家工信部消费品工业司副司长吴海东、国家食品药品监督管理总局、国家中医药管理局、国家药典委员会、湖北省政府等相关部门领导以及来自全国的特邀专家领导、中药行业协会、学术机构、药材种植、药材购销、中成药厂、中药饮片厂、医院中药房、全国各地的联盟成员共计 1200 余人出席了大会。此外，《人民日报》《中国中医药报》《医药报》《医药经济报》及中医在线等多家媒体参加了会议。第四届中药材基地共建共享联盟轮值主席、九州通医药集团董事长刘宝林先生主持会议。

本次大会以“创新、协调、绿色、开放、共享”为指导思想，以药材、饮片供给侧结构改革为主题。大会分为中药基地建设和饮片加工考察与经验交流，展览交流，会议交流三大部分（表 16–1）。

第一节　会议议程

表 16–1　第四届联盟大会会议议程

签到时间：9 月 25 日 14：00—26 日 21：00 地点：武汉欧亚会展国际酒店 1 楼大厅	
9 月 26 日（星期一）会议	
时间	议程
20：00—21：30	中药材基地共建共享联盟盟员代表会议（主持人：任德权）

续表

<table>
<tr><td colspan="4">9月27日（星期二）会议</td></tr>
<tr><td>时间</td><td>议程</td><td>报告人</td><td>主持人</td></tr>
<tr><td>8：30—8：50</td><td>中药材天地网发布《2015—2016年度全国中药材市场信息蓝皮书》</td><td>贾海彬</td><td rowspan="6">龙兴超</td></tr>
<tr><td>8：50—9：05</td><td>《互联网+全国中药材生产贸易服务体系》</td><td>杨国</td></tr>
<tr><td>9：05—10：45</td><td>《2016年度重点中药材品种分析报告》（一线的行情动态分析、全面的规格等级介绍、深入的商品质量成因揭秘）
1.《2016年度浙贝母分析报告》
2.《2016年度甘肃党参、当归、黄芪分析报告》
3.《2016年度川麦冬分析报告》
4.《2016年度云南茯苓分析报告》
5.《2016年度怀牛膝、怀地黄、怀山药分析报告》
6.《2016年度黄连分析报告》
7.《2016年度四川白芷分析报告》
8.《2016年度人参分析报告》
9.《2016年度连翘分析报告》</td><td>各产地专家</td></tr>
<tr><td>10：45—11：15</td><td>《2016年度中药材产地生产贸易行业服务达人》专题报告</td><td>龙兴超</td></tr>
<tr><td>11：15—11：40</td><td>九州通医药集团中药产业专题报告</td><td>朱志国</td></tr>
<tr><td>11：40—12：00</td><td>湖北省道地药材专题报告</td><td>郭汉玖</td></tr>
<tr><td colspan="4">午餐（12：00—14：00）</td></tr>
<tr><td>会场一：
14：00—17：40</td><td>优质药材饮片生产企业向中药工业企业采购经理与医疗机构中药房主任推介会</td><td>发言人</td><td>主持人</td></tr>
<tr><td>14：00—14：20</td><td>道地药材北柴胡GAP规范化建设经验及模式分享</td><td>张文明</td><td rowspan="14">杨弘</td></tr>
<tr><td>14：20—14：40</td><td>山东丹参基地介绍</td><td>李琦</td></tr>
<tr><td>14：40—15：00</td><td>保和堂四大怀药无硫加工</td><td>单晓松</td></tr>
<tr><td>15：00—15：20</td><td>元禾方圆决明子、夏枯草、半夏种植技术与检测成分间的关联性介绍</td><td>孟宪军</td></tr>
<tr><td>15：20—15：40</td><td>日出东方药业黄芪、防风、黄芩介绍</td><td>左力侧木格</td></tr>
<tr><td>15：40—15：50</td><td colspan="2">茶歇</td></tr>
<tr><td>15：50—16：10</td><td>产地溯源、道地品质、国际标准——盛实百草药业九大北药标准介绍</td><td>严桂林</td></tr>
<tr><td>16：10—16：30</td><td>确保中药材安全和品质的津村GACP</td><td>刘玉德</td></tr>
<tr><td>16：30—16：45</td><td>福建成天药业规范化种植、饮片炮制介绍</td><td>徐晓红</td></tr>
<tr><td>16：45—17：00</td><td>海南沉香基地介绍</td><td>丁宗妙</td></tr>
<tr><td>17：00—17：15</td><td>天创黄芪基地介绍——黄芪良种培育</td><td>公剑</td></tr>
<tr><td>17：15—17：30</td><td>广西肉桂资源情况介绍</td><td>龙求玉</td></tr>
<tr><td>17：30—17：40</td><td colspan="2">总结交流研讨</td></tr>
</table>

续表

会场二： 14：00—17：30	《中药材生产质量管理规范》（GAP）修订研讨会	魏建和、 陈君等	有关部门
晚餐（17：30—19：00）			
分会场一： 19：30—21：30	1. 医院药房主任专业委员会成立会议 2.《中药材》杂志编委会	元四辉、 赵奎君	元四辉、 赵奎君
分会场二： 19：30—21：30	1. 中药材植保投入品使用、登记和区试研讨会 2.《中国药用植物栽培学（第二版）》编写研讨会	李先恩、陈君、 张兴等	魏建和、 王沫
分会场三： 19：30—21：30	采购经理专业委员会成立会议	杨弘	杨弘
9月28日（星期三）：中药材基地共建共享交流大会		报告人	主持人
开幕式			
8：30—8：40	第四届执行主席九州通医药集团董事长致辞	刘宝林	刘宝林
8：40—8：55	国家工信部消费品司副司长、国家中医药管理局科技司副司长致辞	吴海东、周杰	
8：55—9：10	国家中医药管理局科技司司长发言	曹洪欣	
9：10—9：20	国家食品药品监督管理总局食品药品审核查验中心领导发言	相关负责人	
9：20—9：30	湖北省卫计委副厅长发言	姚云	
9：30—9：50	颁发联盟专业委员会专家聘书及药用植物研究所湖北分所授牌仪式	张伯礼、 孙晓波	
大会报告			
9：50—10：20	中医药振兴发展的机遇和任务	张伯礼	孙晓波
10：20—10：45	我国中药农业现代化发展思考及10项中药材生产适用技术发布	魏建和	
10：45—11：05	1. 我国药用辅料DMF管理制度的思考 2. 药用辅料关联审评审批关注点	洪小栩	
11：05—11：20	行业借鉴（中药材庄园介绍）——葡萄酒业典范企业（长城）的葡萄庄园建设介绍	于庆泉	
11：20—11：35	中药保健酒第一品牌“劲酒”——中药资源关键技术研究与应用简介	刘源才	
11：35—12：00	中药材供给侧结构改革的目标与任务	任德权	
午餐（12：00—14：00）			
会场一： 14：00—17：30	中成药厂、中药饮片企业采购经理座谈会	报告人	主持人

续表

<table>
<tr><td>14：00—14：05</td><td colspan="2">参会人员介绍</td><td rowspan="9">刘菲菲</td></tr>
<tr><td>14：05—14：35</td><td>药用辅料关联审评审批关注点</td><td>洪小栩</td></tr>
<tr><td>14：35—14：50</td><td>中药材 DNA 条码鉴别</td><td>陈士林</td></tr>
<tr><td>14：50—15：10</td><td colspan="2">讨论</td></tr>
<tr><td>15：10—15：30</td><td colspan="2">茶歇</td></tr>
<tr><td>15：30—16：00</td><td>当前形势下的中药材采购策略</td><td>张逢祥</td></tr>
<tr><td>16：00—16：30</td><td>问题药材汇总探讨与解决</td><td>周明霞</td></tr>
<tr><td>16：30—17：00</td><td>保证中药材安全与品质的津村采购模式</td><td>刘玉德</td></tr>
<tr><td>17：00—17：30</td><td>中药材采购方式探讨</td><td>刘菲菲</td></tr>
<tr><td>会场二：
14：00—17：30</td><td>医院中药饮片与中药房主任沙龙</td><td>报告人</td><td>主持人</td></tr>
<tr><td>14：00—14：10</td><td colspan="2">欢迎辞</td><td rowspan="7">赵奎君</td></tr>
<tr><td>14：10—14：40</td><td>药房的管理与文化建设</td><td>唐红梅</td></tr>
<tr><td>14：40—15：10</td><td>互联网＋医院药房服务探索</td><td>林华</td></tr>
<tr><td>15：10—15：40</td><td>基于质效量一体化的精标中药饮片研发</td><td>张萍</td></tr>
<tr><td>15：40—16：20</td><td>互联网＋助力中药饮片质量提升</td><td>龙兴超</td></tr>
<tr><td>16：20—17：00</td><td>道地药材与中药房饮片质量</td><td>翟胜利</td></tr>
<tr><td>17：00—17：30</td><td colspan="2">药房主任互动研讨</td></tr>
<tr><td>会场三：
14：00—17：30</td><td>中华中医药学会中药资源学分会、中国野生植物保护协会药用植物保育委会年会
1. 中药资源持续利用理论与实践研讨
2. 中药农业现代化关键技术研讨会</td><td>各专家学者、企业家</td><td>孙晓波</td></tr>
<tr><td>18：30—20：00</td><td colspan="3">联盟执行主席轮值交接仪式</td></tr>
<tr><td colspan="4">9 月 29—30 日，药植论坛（中药材共建共享联盟恩施分论坛，湖北恩施）
具体安排另行通知</td></tr>
</table>

第二节　会议详情

杨弘会长主持 9 月 26 日的联盟工作会议。联盟秘书郑文科做了 2015—2016 年度工作报告。

报告提出：中药材基地共建共享联盟自 2013 年成立以来，已经成功举办 3 届联盟大会。其间，联盟主席任德权先生组织相关单位和专家以及管理部门开展一系列活动，比如就人参、黄芪、半夏、红花、甘草、茯苓等药材品种召开小联盟会议，向中药工业企业推荐了优质药材，并向中药材种植企业展示在规范化、规模化、机械化方面开展较好的示范企业；组织举办山西省道地药材发展论坛；立项研究中药优质优价政策等。联盟就当时急需解决的问题开展工作，并提出解决策略，获得了社会的广泛认可，受到了中药行业的高度关注，促进了中药行业良性发展。

联盟由成立之初的 28 家盟员单位，发展到目前的 54 家，联盟队伍不断壮大，一方面表明我们联盟的影响力在不断扩大，另一方面也说明更多的企业认识到基地共建、资源共享的重要意义。

2015—2016 年期间，联盟主要开展了如下工作：

2016 年 3 月，联盟在武汉成立了中药材基地共建共享联盟植保专业合作委员会，首届植保专业合作委员会推举中国医学科学院药用植物研究所担任理事长单位，陈君教授担任理事长，华中农业大学药用植物研究所担任副理事长单位，王沫教授担任副理事长，西北农林科技大学无公害农药研究服务中心担任副理事长单位，张兴教授担任副理事长，湖北省荆楚药材研究院担任秘书长单位，王沫教授兼任秘书长。

植保专业合作委员会于 2016 年 6 月在宁夏中宁成功举办了“中药材绿色植保技术培训班”，为中药材生产企业技术管理人员和绿色植保产品生产企业的产品研发及销售人员培训了中药材生产过程中的常见病虫草害发生的一般规律、中药材规范化生产中绿色植保技术应用瓶颈和优良绿色植保产品的使用技术，提高了相关人员的植保技术水平，为国家即将施行的 GAP 备案制做好了技术准备。

联盟还在药用植物研究所召开盟员代表座谈会，听取盟员单位中药材基地建设进展报告；了解基地在共建共享方面面临的问题和技术服务需求；并邀请国家药监局的相关领导做了关于 GAP 备案制的政策解读。

针对中药材饮片质量问题，联盟先后在北京药用植物研究所、哈尔滨葵花药业等地举办了 4 次研讨会，组织药材采购经理与质量检验人员就难以达到《中国药典》标准的药品进行讨论，并与药典委员会领导沟通，分析可能存在的问题。其中对于部分因信息不畅导致的难以采购到的合格饮片品种，加强企业间联系，当场解决；由于技术问题导致的，则协助联系相关机构和专家，提供技术指导，解决了部分技术难题。

此外，联盟结合实际情况，筹备成立医院药房专业委员会，旨在促进医院中药饮片质量，进而引导基地企业、饮片企业规范种植、生产，从而带动、提升全国中药材质量。此项工作经过多方反复沟通，预计将在此次大会上宣布正式成立。

中药材基地共建共享联盟为了实现中药材供应稳定、质量稳定、价格稳定，保证中药材产业的可持续良性发展，正与政府管理部门、专家学者共同努力，积极探索建立共建共享战略合作伙伴新机制，构建新型工农业长期稳定合作共赢的关系。

任德权主持讨论联盟 2017 年工作计划，要求就现有工作进一步深化展开，包括规范化技术服务、植保相关技术研究与推广，进一步发展扩大联盟单位数量，考察盟员情况等；并针对盟员提出的问题，重点有序开展；同时要加快完善 GAP 条款，推进

GAP 备案制。

9 月 27 日上午，中药材天地网在行业信息发布会上发布了《2015—2016 年度全国中药材市场信息蓝皮书》。中药材天地网首席执行官杨国就“互联网 + 全国中药材生产贸易服务体系”进行报告，指出了行业存在的现状，并提出了解决行业存在问题的具体策略。

各地专家纷纷就浙贝母、党参、当归、生地黄、川麦冬、酸枣仁、人参、黄连、白芷、连翘等品种做了详细的分析报告。会上针对“2016 年度中药材产地生产贸易行业服务达人”做了专题报道并举行了授牌仪式。

九州通中药材电子商务有限公司董事长朱志国在会上就九州通医药集团中药产业发展、中药产业概况做了报告，提出了九州通医药集团“+、−、×、÷”的数字发展概念：抓住现代科技发展趋势，扬长避短，发挥优势，整合资源，开放共享，努力做成中国医药健康产业的最佳服务商。

9 月 27 日晚，联盟分别召开会议，成立了中药材基地共建共享采购经理专业委员会以及医院药房主任专业委员会，加上今年上半年成立的植保专业合作委员会，联盟目前已经成立了 3 个专委会，服务范围更广、内容更细。

9 月 28 日联盟大会上，吴海东副司长、周杰副司长都发表了讲话。中国中药有限公司总经理吴宪先生代表 20 家优秀企业宣读了题为“着力发展道地药材，生产供应优质饮片”的倡议书，大力推进中药农业现代化；大力弘扬传统饮片炮制一丝不苟的匠心精神；大力完善中药材、中药饮片质量标准体系，严格质量要求；积极探索推进饮片生产、供给机制和体系的创新发展；要与有关方面共同努力，探索建立优质药材、优质饮片、优质成药的价格形成新机制，创造其国内发展的市场环境；探索发挥道地产区 GAP 中药农业企业、集约化就地 GMP 加工饮片的质量提升、能耗降低、污染减少、效率提高的优势；推进由此带来的饮片企业生产与供应的新体系。

医院药房是中药饮片进入医疗机构走向临床的必经关口，保证中药饮片质量是医院药房中药工作者的职责所在。为此，联盟医院药房主任专业委员会主任委员、北京医管局总药师赵奎君倡议在医院中药房广泛开展以倡导使用可溯源道地药材饮片，提升中药饮片质量为宗旨的中药饮片质量“护堤工程”行动，守护好饮片流通的最后关口，筑起一道坚实的堤坝，把各种低劣差品抵御在外，保证临床饮片质量。

新成立的采购经理专业委员会亦在会议期间形成共识，提出要加强沟通、学习和交流，面向全局，不断提高业务与管理素养，带好队伍，在做好企业工作的同时，联合起来共同努力，发挥工业扶助引领农业的作用，聚焦道地产区，促进中药农业现代化、规范化，共创有序、透明、规范、稳定、效率的市场环境，为中药业的协调振兴发展做贡献。在具体行动方面，要建设采购经理交流平台，开展信息沟通、问题讨论、业务培训以及实地考察等活动，提升工作水平与效率，促进行业发展；联合联动推进优秀中药农业企业发展，推进中药农业现代化；推进形成药材生产与采购的新环境、新秩序、新机制。

会上，联盟主席任德权先生、联盟专家委员会主席张伯礼院士共同为联盟植保专业合作委员会以及新成立的联盟医院药房主任专业委员会、联盟采购经理专业委员会主任委员、副主任委员颁发聘书。

任德权先生、张伯礼院士、孙晓波所长共同为中国医学科学院药用植物研究所湖北分所授牌。

在大会报告环节，张伯礼院士做了题为“中医药振兴发展的机遇和任务”的报告，从屠呦呦获得诺贝尔奖谈起，为大家展现了中医药在国内、国际中的地位以及中药现代化的研究进展，并从国家战略高度阐述了中医药发展的重点任务；中国医学科学院药用植物研究所副所长魏建和做了题为“我国中药农业现代化发展思考”的报告，并向大家发布了10项中药材生产适用技术；国家药典委员会业务综合处副处长洪小栩为与会者分别做了“我国药用辅料DMF管理制度的思考”以及“药用辅料关联审评审批关注点”的报告；大会还邀请了我国葡萄酒业典范企业——长城，为大家介绍了葡萄庄园建设经验，中药保健酒第一品牌“劲酒”为大家介绍了劲酒企业内对中药资源关键技术的研究与应用。

本次大会两天的会议议程包括GAP修改建议讨论、中药材基地企业推介、专家主题演讲、行业信息发布、企业展示等多项议程；共设置了中药材基地共建共享联盟盟员代表会议，中药材信息发布专场，优质药材饮片生产企业向中药工业企业采购经理与医疗机构中药房主任推介会，《中药材生产质量管理规范》（GAP）修订研讨会，医院药房主任专业委员会成立会议，中药材植保投入品使用、登记和区试研讨会暨《中国药用植物栽培学（第二版）》编写研讨会，采购经理专业委员会成立会议，中成药厂、中药饮片企业采购经理座谈会，医院中药饮片与中药房主任沙龙，中华中医药学会中药资源学分会、中国野生植物保护协会药用植物保育委会年会等11场大小会议，内容丰富翔实。

在展出部分，联盟组委会通过会前对百余家申请参展单位的甄选，最终有同仁堂、深圳津村、盛实百草药业、九州通医药集团、日出东方药业、亚宝药业、保和堂等40余家优秀中药材生产企业参加展出，为与会者对优质药材提供了更加直观的感受，会场交流热烈。

9月28日晚，联盟副秘书长、《中药材》杂志主编元四辉主持了联盟执行主席轮值交接仪式。朱志国代表九州通医药集团将联盟标志“药材之光”交回给联盟主席任德权，中药材天地网首席执行官杨国先生、首席战略官龙兴超先生郑重地从联盟主席手中接过联盟标志物——“药材之光”，承诺中药材天地网将会在当年的盛况基础上，把第五届中药材基地共建共享联盟会议办好，届时将呈现给大家更多的精彩内容。

在会场外，本次会议还安排了房县、麻城、黄冈、十堰等药材基地考察路线。

第十七章　蜀都聚焦天地网，药材共议信息流

2017 年 9 月 22—24 日，由中药材基地共建共享联盟主办，天津中医药大学、成都天地网信息科技有限公司、中国医学科学院药用植物研究所共同承办，中国医药保健品进出口商会、中华中医药学会中药资源分会、中国野生植物保护协会药用植物保育委员会、中国中药材生产技术服务平台、《医药经济报》等多家单位协办的第五届中药材基地共建共享交流大会暨首届国际中药健康产业博览会在四川成都隆重召开。大会以“互联网 + 产业”为特色，以药材、饮片供给侧结构性改革为主题，围绕“一带一路”、健康中国、精准扶贫等热点问题，配合、借力工信部、国家中医药管理局药材基地建设项目和国家食品药品监督管理总局强化监管举措组织相关活动。

联盟主席任德权、国家工信部消费品工业司副司长吴海东、国家中医药管理局科技司副司长周杰、国家药典委员会秘书长张伟、中药行业协会副会长刘张林，以及成都市人民政府、四川省中医药管理局等相关部门的领导莅临并致辞。全国数百家中药材产区基地、制药企业的代表，以及海内外的专家学者、国药大师、知名企业家、知名医疗机构负责人、社会各界中医药爱好者参加了此次盛会。

大会历时 3 天，设置了会议交流和展览交流两部分，通过 13 会 3 展的形式，为大家呈现了一场精彩纷呈的信息交流盛宴。据统计，参加此次大会的共计 3000 余人，参展 138 家企业，展览面积 5000 平方米，展出中药材品种约 800 种，大会在线直播 19 万人次。此外，新华社及《中国中医药报》《医药经济报》等多家媒体参加了会议（表 17-1）。

第一节　会议议程

表 17-1　第五届联盟大会会议议程

签到时间：9 月 21 日 14：00—22 日 21：00 地点：成都世纪城国际会议中心		
9 月 22—24 日展会		
9 月 22 日（星期五）会前会议交流		
分会场一：中药材基地共建共享联盟医院药房主任专业委员会第二次年会 主持人：赵奎君		
领导致辞		
8：30—9：00	北京中医药学会会长赵静致辞	
	北京市中医管理局副局长罗增刚致辞	
	中药材基地共建共享联盟主席任德权致辞	
学术交流：上午议程		
时间	议程	报告人
9：00—9：45	国家药学相关最新医改政策解读	傅鸿鹏（国家卫生和计划生育委员会卫生发展研究中心研究员）
9：45—10：30	以临床疗效为导向的药典标准制修订与医院药学	宋宗华（国家药典委员会综合业务处副处长）
10：30—11：15	五年十华章——解密朝阳医改变革之路	刘丽宏（首都医科大学附属北京朝阳医院药学部主任、北京市医院管理局总药师）
11：15—12：00	我国中药材及饮片的质量及有关问题	魏锋（中国食品药品检定研究院中药民族药检定所中药材室主任）
学术交流：下午议程		
13：00—13：40	新形势下医院中药学科的定位与发展	曹俊岭（北京中医药大学东直门医院药学部主任、中华中医药学会医院药学分会主任委员）
13：40—14：20	中药饮片处方点评体系建立与应用	李培红（中国中医科学院西苑医院药学部主任）
14：20—15：00	基于医药分开综合改革的中药临床药学服务模式的建立与实践	林华（广东省中医院药学部主任）
15：00—15：40	未来中医医院中药学科体系建设思路与实践	邹爱英（天津中医药大学附属第二医院药学部主任）
15：40—16：10	北京市中医医疗机构中药饮片质量抽检结果分析	郭桂明（首都医科大学附属北京中医医院临床药学部主任、北京市中医管理局药剂质控中心主任）

续表

16：10—16：40	2017年中药材及饮片市场质量状况分析	龙兴超（成都天地网信息科技有限公司首席战略官）
16：40—17：00	产地溯源，道地品质，国际标准——中药“精标饮片”质量标准体系建立与实践	曹丽娟（盛实百草药业质量总监）
17：00—17：20	中药材及饮片可溯源机制网络系统的建立与应用	孟宪军（北京园禾方圆董事长）
17：20—18：00	道地药材推演与交流	各道地药材专家
18：00	会议总结	林华（广东省中医院药学部主任）
9月22日下午分会场二：中药材基地共建共享联盟国医堂馆、中药农业企业、规范化生产专业委员会成立会议		
15：00—16：00	中药材基地共建共享联盟国医堂馆专业委员会成立会议	陈叶蓁、严桂林（国医堂馆专业委员会筹备组）
16：00—17：00	中药材基地共建共享联盟中药农业企业专业委员会成立会议	李文艳（内蒙古日出东方药业总经理） 陈湧（上海复振科技有限公司董事长）
17：00—18：00	中药材基地共建共享联盟规范化生产专业委员会成立会议	郭巧生（南京农业大学中药材研究所所长）
9月22日晚上分会场三：中药材基地共建共享联盟盟员会议 主持人：杨弘		
19：30—22：00	回顾2016—2017年中药材基地共建共享联盟活动与工作情况	郑文科（中药材基地共建共享联盟秘书）
	审议中药材基地共建共享联盟专业委员会成立事宜，确认第六届共建共享联盟大会轮值主席单位	郭巧生、李文艳、陈叶蓁（中药材基地共建共享联盟相关专业委员会负责人）
	商议2017—2018年中药材基地共建共享联盟工作	任德权（中药材基地共建共享联盟主席）
9月23日上午主会场：第五届中药材基地共建共享联盟交流大会		
开幕式8：30—10：30 主持人：联盟执行主席俞熔（成都天地网、美年大健康董事会主席）	工信部消费品司领导致辞	吴海东副司长
	国家农业部种植业司负责人致辞	相关负责人
	国家科技部社发司负责人致辞	相关负责人
	国家中医药管理局科技司负责人致辞	周杰副司长
	国家药典委员会负责人致辞	相关负责人
	地方政府领导致辞	相关领导
	中国医保商会、中药材基地共建共享联盟、中国医学科学院药用植物研究所中国中药材GAP研究中心外贸GACP核定工作三方合作协议签字仪式	相关领导
	新成立专业委员会颁发负责人聘书	任德权（中药材基地共建共享联盟主席）

续表

开幕式 8：30—10：30 主持人：联盟执行主席俞熔（成都天地网、美年大健康董事会主席）	联盟中药材种养植规范化生产专业委员会代表发言	郭巧生（南京农业大学中药材研究所所长）
	联盟国医堂馆专业委员会代表发言	陈叶蓁（正安中医联合创始人）
	联盟中药农业企业专业委员会代表发言	李文艳（内蒙古日出东方药业总经理）
	黑龙江、山西、湖南、湖北、浙江、福建等联盟地方联络站授牌	任德权（中药材基地共建共享联盟主席）
	2016 年度中药农业企业排行榜（十强）授牌	
大会报告 10：30—12：00 主持人：杨弘（联盟副秘书长）	新《农药管理条例》与中药材植保	袁善奎（国家农业部农药检定所处长）
	国家药典委员会中药标准处负责人主题报告	宋宗华（国家药典委员会综合业务处副处长）
	中药材外贸形势及 GACP 核定工作报告	孟冬平（中国医药保健品进出口商会副会长）
	四川中药材产业发展经验分享	涂建华（四川省农业厅副厅长）
	中药农业发展新趋势与热点问题	魏建和（中国医学科学院药用植物研究所副所长）
9 月 23 日下午分会场四：中药材基地共建共享联盟采购经理专业委员会会议 主持人：杨弘		
14：00—15：00	黑龙江、湖北、湖南、浙江、山西、福建、内蒙古等道地中药材品牌企业推介	相关人员
15：00—15：15	中药农业企业与中药工业企业对接途径的探讨	李文艳（内蒙古日出东方药业总经理）
15：15—15：30	落实可追溯－保障中药材及饮片的安全性	陈延国（盛实百草药业总经理助理）
15：30—15：45	湖南补天药业股份有限公司茯苓全产业链开发情况汇报	戴甲木（湖南补天药业董事长）
15：45—16：00	中药材生产可追溯体系的建立	孟宪军（北京园禾方圆董事长）
16：00—16：15	高品质新技术铸造中药品牌	朱志国（九州通医药集团总经理）
16：15—17：15	针对中药材疑难品种研讨交流	与会人员
17：15—18：00	会议总结	杨弘（上海中药行业协会会长）
9 月 23 日下午分会场五：中药农业发展论坛		

续表

14：00—15：00	中药农业技术主题报告： 1.《中国现代中药》主编赵润怀：中药质量追溯平台建设 2. 北京奥科美技术服务有限公司副总经理张富：中药材 GAP 管理智能系统及其在溯源等领域的应用 3. 北京园禾方圆董事长孟宪军：中药材规范化生产智能管理系统 4. 中国医保商会中药部李得运：商务部中药材流通追溯行业标准进展 5. 九州天润中药产业有限公司研究院院长吴卫刚：中药溯源做精品创优品 6. 湖北省中医药研究院教授王克勤：湖北茯苓规范化种植基地建设特点与展望	魏建和主持
15：00—16：00	中药材植保相关问题主题报告： 1. 中国食品药品检定研究院主任金红宇：中药材中农药残留状况与分析 2. 华中农业大学教授王沫：绿色药材与投入品生产企业的对接机制构建 3. 中国医学科学院药用植物研究所研究员徐常青：中国有机中药材生产现状与发展前景	陈君主持
16：00—17：00	中药材农业企业现存问题报告： 1. 云南白药集团中药资源有限公司总经理苏豹：整合产业资源，共建药材基地 2. 中国中药有限公司技术总监王继永：中药材种子种苗品牌化经营 3. 上海市药材有限公司董事长陈军力：林下山参的质量控制和鉴别技术 4. 盛实百草药业有限公司种植管理部部长张乃嫚：中药材种植基地的管理与优化	陈湧主持
17：00—18：00	中药材规范化种养植相关技术报告： 1. 南京农业大学中药材研究所所长郭巧生：中药材规范化生产关键技术问题探讨 2. 福建农林大学中药材 GAP 研究所所长张重义：克服中药材连作障碍的技术和策略 3. 云南农业大学中药材工程中心主任杨生超：三七生态种植发展思路探讨	郭巧生主持
9 月 23 日下午分会场六：第三届道地药材县长论坛 主持人：涂建华（四川省农业厅副厅长）		
14：00—14：10	成都市政府领导致辞	成都市政府领导
14：10—14：20	中药材基地共建共享联盟主席致辞	任德权教授
14：20—14：40	中药材供给侧改革与中药材基地建设展望	国家农业部农技推广中心领导

续表

14：40—15：20	“彭州川芎道地药材＋互联网模式运营实践”——彭州模式报告	四川彭州领导
15：20—15：40	“优势资源挖掘、助推川西北藏区精准扶贫”——石渠模式报告	四川石渠领导
15：40—16：00	“中药材五位一体种植模式探索”——竹溪模式报告	湖北竹溪领导
16：00—16：20	“中药农业——山区农业供给侧改革的金钥匙”——秀山模式报告	重庆秀山领导
16：20—16：40	“浙西山区中药材产业供给侧改革探索与实践”——开化模式报告	浙江开化领导
16：40—17：00	“发挥特色优势，打造绿色道地中药材品牌”——磐安模式报告	浙江磐安领导
17：00—17：15	五轮齐驱，打造药材产业强县	湖北英山领导
17：15—17：30	生态引领，品牌带动，助推产业扶贫——小草坝天麻发展模式报告	云南彝良领导
17：30—17：55	天地网“互联网＋”推动道地药材产区提档升级	成都天地网董事长俞熔
9月23日下午分会场七：2017年中药材进出口工作会 主持人：于志斌（中国医药保健品进出口商会中药部主任）		
14：00—14：30	传播中华文化，中药饮片可先行	江云（四川新荷花中药饮片有限公司董事长）
14：30—15：00	《进出境中药材检疫监督管理办法》解读	国家质检总局进出口食品安全局领导
15：00—15：30	日本进口生药的要求及深圳津村质量管理情况介绍	刘玉德（深圳津村药业有限公司董事长）
15：30—16：00	全球人类健康命运共同体	杨荣光（台湾健康食品协会理事长）
16：00—16：30	药材出口国际标准及变化	姜振俊（SGS中国技术经理）
16：30—17：00	外贸中药材GACP实施的意义及核定要点解读	魏胜利（北京中医药大学教授）
17：00—17：30	让GACP管理更轻松——4.0时代下的基地智能化管理	张富（北京奥科美科技术服务有限公司副总经理）
17：30—18：00	优质中药材供应商圆桌会议	嘉宾与参会人员互动
9月24日上午分会场八：2017年全国中药材行业信息发布峰会		
上半场主持人：赵润怀		
9：00—9：30	《2017年中药材行业蓝皮书（前三季度）》发布	贾海彬（中药材天地网智库首席分析师）
9：30—9：42	低硫、无硫药材现状及发展	翟华强（北京中医药大学副教授）
9：42—9：54	黄曲霉素防控问题的解决与进度	杨美华（中国医学科学院药用植物研究所研究员）

续表

<table>
<tr><td>9：54—10：04</td><td>杀虫防霉保药性——中药材气调养护技术及应用</td><td>郭晓光（天津森罗科技股份有限公司）</td></tr>
<tr><td>10：04—10：30</td><td>2017年全国中药材经营达人颁奖典礼</td><td>药材经营达人</td></tr>
<tr><td colspan="3">下半场主持人：龙兴超</td></tr>
<tr><td rowspan="7">10：30—11：46</td><td>2017年黄芩品种分析及后市预测</td><td>刘红卫（中药材天地网智库专家、资深行业信息专家）</td></tr>
<tr><td>2017年人参市场现状及未来趋势分析</td><td>王鹏（吉林人参实战者）</td></tr>
<tr><td>2017年黄连市场现状及未来趋势分析</td><td>庄金昌（重庆石柱黄连实战专家）</td></tr>
<tr><td>2017年党参、当归市场现状及未来趋势分析</td><td>牛红卫（西北药材实战专家）</td></tr>
<tr><td>2017年磐五味市场现状及未来趋势分析</td><td>卢红讯（浙江磐安药材实战专家）</td></tr>
<tr><td>2017年白芷市场现状及未来趋势分析</td><td>郑全林（四川遂宁白芷实战专家）</td></tr>
<tr><td>2017年麦冬市场现状及未来趋势分析</td><td>徐新建（四川川麦冬实战专家）</td></tr>
<tr><td>11：46—12：15</td><td>2017年度中药材天地网优秀信息服务站授牌仪式</td><td>中药材天地网信息服务站</td></tr>
<tr><td colspan="3">9月24日下午分会场九：中药农业技术交流研讨会</td></tr>
<tr><td colspan="3">第一单元：中药材GAP涉及关键问题交流研讨</td></tr>
<tr><td>14：00—15：30</td><td>相关议题研讨</td><td>魏建和、郭巧生主持</td></tr>
<tr><td colspan="3">第二单元：中药材生产企业现存问题主题报告及交流研讨</td></tr>
<tr><td>15：30—15：45</td><td>新疆合元生物科技有限公司赵利华：利用微生物技术修复土壤、治理重金属、提高中药材品质</td><td rowspan="4">李文艳、陈湧主持</td></tr>
<tr><td>15：45—16：00</td><td>文山苗乡三七股份有限公司董事长余育启：三七规范化种植模式——“农业工程式科研平台”建设与“连锁农场化”基地建设模式推广运用分享与探讨</td></tr>
<tr><td>16：00—16：15</td><td>上海复振科技有限公司董事长陈湧：土壤改良与环农生态</td></tr>
<tr><td>16：15—16：30</td><td>内蒙古日出东方药业有限公司王丹：肥料的正确使用与管理</td></tr>
<tr><td colspan="3">第三单元：中药材植保问题主题报告及交流研讨</td></tr>
<tr><td>16：30—16：40</td><td>为新增理事单位授牌</td><td rowspan="5">王沫、陈君主持</td></tr>
<tr><td>16：40—17：00</td><td>议题一：中药材农药群组化登记</td></tr>
<tr><td>17：00—17：20</td><td>议题二：中药农业企业的主要植保问题</td></tr>
<tr><td>17：20—17：40</td><td>议题三：绿色药材与绿色植保</td></tr>
<tr><td>17：40—18：00</td><td>自由讨论</td></tr>
</table>

续表

9 月 24 日下午分会场十：国医堂馆精标饮片基地共建品牌发展论坛 主持人：严桂林（国医堂馆专业委员会）		
13∶30—14∶00	国医堂馆专业委员会情况介绍	陈叶蓁（国医堂馆专业委员会）
14∶00—14∶20	国医堂馆专业委员会授牌仪式	—
14∶20—14∶40	解读《中医药法》	陈珞珈（中国民间中医医药研究开发协会会长）
14∶40—15∶00	品牌医馆引领行业 & 精标饮片质量提升	张世臣（中国中药协会副会长）
15∶00—15∶20	我国中医馆建设与发展的思考	郑格琳（中国中医科学院研究员）
15∶20—15∶40	中医药标准化与国医堂馆建设	张霄潇（中华中医药学会标准化办公室）
15∶40—15∶50	君和堂明医好药品牌故事	潘学才（君和堂创始人）
15∶50—16∶00	行知堂品牌的点线面	李永明（行知堂创始人）
16∶00—16∶10	品牌医馆传统制剂质量控制经验分享	赵庆国（赵树堂中医馆董事长）
16∶10—16∶20	野山人参（林下参）鉴别、应用和质量控制	陈军力（上海药材公司董事长）
16∶20—16∶30	确保中药安全和品质的 GACP 基地	刘玉德（深圳津村药业有限公司）
16∶30—16∶45	药食同源品种农残安全性分析	陈君（中国医学科学院药用植物研究所研究员）
16∶45—17∶15	重点品种品牌基地推荐 & 联合采购案例报告	张印辉（国医堂馆专业委员会）
17∶15—17∶30	共建品牌基地授牌仪式	张世臣（国医堂馆专业委员会专家组组长）
17∶30—18∶00	总结讲话	任德权（中药材基地共建共享联盟主席）
9 月 24 日下午分会场十一：中药饮片行业发展与监管研讨会 主持人：宗云岗（国家药监局南方医药经济研究所副所长）		
14∶00—14∶05	课题背景介绍	宗云岗（国家药监局南方医药经济研究所副所长）
14∶05—14∶40	中药饮片行业发展与监管报告	蒋孙明研究员
14∶30—17∶30	交流讨论	与会人员
9 月 24 日下午分会场十二： 中药经典名方研究开发与中药材原料供应体系建设（重大新药创制专项课题组）		
14∶00—14∶20	经典名方来源与历史回顾	中国中医科学院专家
14∶20—14∶40	中药材本草考证	中国中医科学院专家
14∶40—15∶00	质量控制研究	罗国安（清华大学教授）
15∶00—15∶20	工艺与一致评价	王智民（中国中医科学院教授）
15∶20—15∶40	茶歇	
15∶40—16∶00	国内外研究现状	孙晓波（中国医学科学院药用植物研究所所长）

续表

16：00—16：20	全过程可追溯 / 药材饮片供应体系	魏建和（中国医学科学院药用植物研究所副所长）
16：20—17：30	讨论与咨询	孙晓波主持
18：30—20：00	联盟执行主席轮值交接仪式	
9月25日	基地考察	

第二节　会议详情

在2017年9月22日联盟内部工作会议上，郑文科作为联盟常务秘书，为盟员单位做了2016—2017年度中药材基地共建共享联盟工作报告，系统整理了联盟自成立以来，特别是近一年来的活动和工作情况。联盟会议审议通过了3个专业委员会的成立，并公布了十强企业名单。任德权主席与大家共同商讨了联盟下一步的工作计划与安排。联盟副秘书长杨弘主持会议。

在大会开幕式上，国家中医药管理局科技司副司长周杰做了致辞。他指出，中医药学是中华民族瑰宝最灿烂的明珠之一，中药材是中医药事业发展的物质基础，是关系的国计民生的战略资源，保护和发展中药材对于深化医药卫生体制改革、提高人民健康水平、增加农民收入、促进生态文明建设具有十分重要的意义。中药材基地共建共享联盟在任德权主席和张伯礼院士的指导下持续壮大，为中药材基地的建设和发展，以及中药材上下游企业购销交流和中药行业企业品牌展示提供了一个重要平台。本次大会秉承“共享中药资源，共创全球健康产业”的宗旨，聚焦中药材基地建设，是一次非常值得期待的思维盛会，定能成为推动中药材的现代化、国际化和中药健康产业发展的盛会，并带来深远的影响。

国家药典委员会秘书长张伟在致辞中指出，中医药行业安全和规范发展至关重要。自《中医药法》正式颁布并实施以来，中医药行业迎来了振兴发展的大好机遇，特别是中药现代化战略实施20年以来，中医药事业取得了长足的进步，中药工业产值从234亿元增加至8600亿元。“一带一路”、健康中国、精准扶贫等国家战略更加助力和推动中医药事业的快速发展。在中药快速发展的过程中，中药材及饮片的质量是中药质量的根本，也是保证中医临床用药安全有效的关键，因此不能忽视中药的安全发展和规范发展问题，中药的质量、标准和科学评价也就显得尤为重要，《中国药典》（2020年版）的编制工作已经全面启动。在《中国药典》（2020年版）中，“一部”的总体目标是努力实现中药标准继续主导国际标准制定。为了实现这一目标，相关人员也提出了一些具体的工作设想：在安全性方面有效控制外源性的污染物对中药材的影响，全面制定中药材影响的有害要素、农药残留的限量，制定中药安全检验标准及指导原则；在有效性方面强化中药标准的专属性和整体性，不断创新和完善中药分析方法。

成都市人民政府副秘书长廖成珍在开幕市上发言，对联盟做出了高度评价，认为联盟大会经过多年的发展，目前已经成为国内中药材基地建设规模最大、科技含量最高、内容最丰富的行业盛会，希望依托本届大会，将成都打造成为全球中药产业贸易合作平台首选地、全国中药资源中心、行业信息发布中心、电子商务交易中心和中药文化传播中心。

本届大会轮值主席，美年大健康、成都天地网信息科技有限公司董事长俞熔在致辞中提到，互联网大数据成为行业创造发展的契机，在当今互联网大数据的高速发展下，中医药行业正形成标准化种植、标准化加工及云仓等闭环的可追溯的中药材生产体系订单生产，标准化加工，以及标准化的销售和流通渠道已经成为推动行业发展的重要契机，未来整体行业的发展动态和及时获得权威的信息已经成为中药材产地和各大厂商做出关键性选择和调整的基础。

在开幕式环节，大会主席任德权为新成立的 3 个专业委员会主任委员和秘书长颁发了聘书，规范化生产专业委员会主任委员郭巧生教授、国医堂馆专业委员会执行会长陈叶蓁女士、中药农业企业专业委员会主任委员李文艳女士分别做了发言。

国家中医药管理局科技司副司长周杰、四川省中医药管理局副局长杨正春分别为联盟新建立的 6 个地方联络站授牌。黑龙江省野生中药材资源保护管理局局长焦桂莉、山西省农业厅果业工作总站站长齐永红、湖南省中药材产业协会会长曾建国（由唐其秘书长代领）、华中农业大学王沫教授、福建有中药材产业协会副会长黄瑞平、浙江省中药材产业协会秘书长何伯伟分别担任各省联络站主任并上台参加授牌仪式。何伯伟秘书长代表联络站主任做了发言。

此次大会，由联盟中药农业企业专业委员会筹备组通过细致调查，根据盟员农业企业基地种植面积、营业额和综合能力，评选出十强企业，分别是保和堂（焦作）制药有限公司、云南白药集团中药资源有限公司、盛实百草药业有限公司、九州天润中药产业有限公司、上海市药材有限公司、文山苗乡三七股份有限公司、南阳张仲景中药材发展有限责任公司、山西振东道地药材开发有限公司、恩施硒都科技园有限公司、内蒙古日出东方药业有限公司。国家药典委员会秘书长张伟、中国医药保健品进出口商会副秘书长孟冬平、中国中药协会副会长刘张林为各企业代表授牌。盛实百草药业副总经理严桂林代表十强企业做了简短发言。

GAP 是我国中药材规范化生产的重要指导文件。在 GAP 认证取消后，联盟开展了一系列工作配合国家政策法规。在大会上，由中国医保商会、中药材基地共建共享联盟、中国医学科学院药用植物研究所中国中药材 GAP 研究中心共同签订了外贸 GACP 核定工作三方合作协议。

在大会报告环节，联盟副秘书长杨弘主持会议。中国医保商会副会长孟冬平为大家报告了中药材外贸形势及 GACP 核定工作情况；国家药典委员会中药标准处副处长宋宗华报告了中药质量标准现状和《中国药典》（2020年版）工作设想；农业部农药检定所所长袁善奎向大家报告了新《农药管理条例》与中药材植保相关议题；四川省农业厅副厅长涂建华向大家介绍了四川中药材产业的发展经验；药用植物研究所副所长、联盟专家委员会秘书长魏建和与大家共同探讨了重要农业发展新趋势与热点问题。最后，联盟主席任德权做了总结发言。

本次大会3天的会议议程包括联盟医院药房主任专业委员会第二次年会、联盟采购经理专业委员会会议、2017年全国中药材行业信息发布峰会、中药农业发展论坛、中药农业技术交流研讨会、中药材基地共建共享联盟盟员会议、2017年中药材进出口工作会、第三届道地药材县长论坛、国医堂馆精标饮片基地共建品牌发展论坛暨中药精标药房建设标准研讨会、中药饮片文号管理研讨会、中药经典名方顶层设计和开发设计中药材原料供应体系建设研讨会等内容。

在9月24日晚的大会交接仪式上，成都天地网首席战略官龙兴超先生代表第五届联盟轮值主席将联盟的标志物——“药材之光”交还到联盟主席任德权手中，第六届联盟轮值主席、广州市香雪制药有限公司董事长王永辉先生从联盟主席手中接过沉甸甸的标志物，表示将全力承办2018年在广州召开的第六届联盟大会。

大会在联盟既有3个专业委员会的基础上，又成立了国医堂馆专业委员会、规范化生产专业委员会和中药农业企业专业委员会，并分别在黑龙江省、山西省、湖南省、湖北省、浙江省、福建省建立了联盟地方联络站，自此形成了“六专委会六联络站”格局。

第三节　年度工作总结

一、联盟工作总结

本年度，联盟队伍不断壮大，已发展到66家。近一年来，联盟在中国医学科学院药用植物研究所召开大小会议14次，包括第五届联盟大会的筹备会议、解读《重点研发计划申报指南》培训会、地方联络站沟通会、各专业委员会筹备会、疑难品种研讨会等；主办或协办了浙江淳安会议（淳六味）、宁波浙贝母会议、内蒙古黄芪会议、植保专业合作委员会工作会议、吉安龙脑会议、黄山歙县土壤改良会议、湖南湘九味等会议，并遴选出中药农业企业十强单位；围绕特定问题开展工作，包括黄曲霉毒素防控、GAP修订、可追溯体系的建设等。

（一）专业委员会成立情况

联盟在已经成立了植保专业合作委员会、采购经理专业委员会、医院药房主任专业委员会的基础上，后由郭巧生教授、李文艳总经理、严桂林总经理分别提出申请，希望成立规范化生产、中药农业企业及国医堂馆三个专业委员会。经任德权主席同意，三个专业委员会筹备组分别成立，并先后组织了多次活动，之后，三个专业委员会筹备组负责人将向联盟报告筹备情况，并经联盟审议，专业委员会成立。

（二）地方联络站

联盟分别与浙江、黑龙江、山西、湖南、湖北、福建六个省建立联系，经过多次沟通，拟在这六个地方建立联盟联络站，并请浙江中药行业协会何伯伟、黑龙江省野生中药材资源保护管理局焦桂莉、山西省农业厅齐永红、湖南中药行业协会曾建国、华中农业大学王沫、福建中药行业协会黄瑞平分别担任各联络站主任。

（三）遴选十强企业

应企业要求，联盟通过细致调研，针对联盟盟员单位，将中药农业企业按照基地面积以及年度销售额，筛选出最具实力的十家品牌企业，此十家企业将在第五届联盟大会上公布，并由联盟主席授牌。

（四）中药材植保万里行

联盟植保专业合作委员会是由陈君教授、王沫教授发起的，也是联盟成立的第一个专业委员会，在一年多来，开展了一系列高效务实的活动，包括开展了多场培训会。

2017 年暑期，专业委员会组织筹划了品牌活动“中药材植保万里行”，由 12 名植保专家、25 名在读大学生组成 6 个调研小组，从 7 月 6—25 日共历时 20 天，分别深入 5 省 6 县市开展中药材植保调研活动，其中参与绿色植保宣传与调研生产的单位 19 家、植保单位 14 家、科研院所 9 家、地方政府部门 7 家；深入调研中药材生产基地 28 家，调研中药材品种 30 种，调研中药材生产常用投入品 62 种，完成有效调查问卷 64 份，31 家媒体关注，刊登报道 55 篇。

（五）可追溯体系的建设

联盟围绕中药材的可追溯体系建设和无硫加工、黄曲霉毒素防控等方面与多方企业、专家沟通，正在为解决相关问题而进行不断探索。

（六）GAP 修订工作

GAP 是中药材规范化生产的重要内容。GAP 认证取消，并不意味着 GAP 的要求取消，相反，其要求将更加严格。在此背景下，联盟副秘书长魏建和教授组织联盟专家，配合有关部门修订完善 GAP 条款；并与中国医药保健品进出口商会合作，探索 GACP 核定工作细则。

（七）疑难品种

在中药材采购方面，由采购经理专业委员会组织，联盟围绕在按照《中国药典》标准采购遇到困难的品种开展了多次研讨会，并邀请国家药典委员会相关专家多次沟通，已经拟定了一份疑难品种名单，并附上采购困难的原因以及建议。

二、联盟年度工作总结会议实录

第五届联盟大会结束后，联盟于当年12月召开了年度工作总结会议，各专业委员会、联络站分别进行了汇报，并逐一研讨，任德权主持会议。

（一）采购经理专业委员会

2017年采购经理专业委员会组织召开了淳安前胡、覆盆子基地会，宁波浙贝母专题会，内蒙古黄芪产地会，参加了第五届联盟大会。开展了18个质量疑难品种调研，召开了中药材质量疑难品种研讨会。

2018年计划：充实调整专委会组织架构；进行政策解读；与中药农业企专业委员会优势基地联动活动；参与中药材精准扶贫行动计划；组织参观考察活动；撰写质量疑难品种具体分析报告；关注《中国药典》（2020年版），中药材饮片单列成册。具体包括联盟优势基地推介、组织工业供求对接会、开展公益活动或评选活动、关注政策、开展培训辅导。

任德权：可以对湘九味进行推广，策划一些重点活动。建议采购经理专业委员会与中药农业企专业委员会进行对接。建立定制采购下的可追溯体系。将化学药DMF管理引入进来，开展一次化学药DMF管理培训。

杨弘：采购经理专业委员会成立得比较早，给采购经理拓宽了渠道，促使各个大型企业转换了思路。经过两年多，我们的工作到了瓶颈期，需要思考如何更好地为企业服务，体现联盟的实效。具体工作包括：第一，单位在后期绩效评估中反映有效果，但效果不大（单线联络的效果还是不错的）。专业委员会需要把各省前三名的饮片企业吸纳进来。专业委员会副主任单位、委员单位需要扩大。第二，结合有些企业感觉扶贫压力大，在2018年工作中，我们计划对现有对口扶贫的23个县进行梳理，有些企业需要加入联盟。（任德权：可以推荐到专业委员会，关注23个县的扶贫工作。）第三，采购经理专业委员会和中药农业企专业委员会如何联合开展工作需要思考。

周明霞：我们需要关注中药饮片的地方标准。现状是《中国药典》收载的品种可以流通，只要到所在省备案就可以到省里流通。（任德权：加个商品名就可以全国流通了。）有些饮片在《中国药典》里面没有，比如三七冻干产品。（任德权：可以由上药和神威牵头做。）我们需要把饮片企业吸引进来。

任德权：需要把好的产品找出来，包括北京园禾方圆的决明子，需要中药农业企专业委员会主动与企业对接。针对解决黄曲霉毒素的技术上的问题，我们下次组织开小会，邀请药用植物研究所的杨美华老师参加。我们争取到2018年广州联盟大会上推出一批质量比较好的企业和产品。有些药典标准脱离实际，我们可以提建议。针对农药问题可以与王沫挂钩。黄曲霉素与药用植物研究所沟通。针对无硫化问题，计划2018年一月中旬到焦作考察相关设施。采购经理专委会需要组织展销交流，进行点菜。

（二）中药农业企业专业委员会

2017年重点开展三项工作：①调研东北三省及内蒙古地区的中药材种植情况。②评选出2016年度联盟农业十强企业。③成立联盟专业委员会。

2018年工作计划：①推动GAP、GACP工作。②推动可追溯体系建设。③运用SOP流程建立标准化基地。④与植保专业合作委员会联合为企业做远程诊断。⑤帮助企业对接政府项目。⑥与采购经理专业委员会促成订单种植。

任德权：农民需要组织化，组织起来拿订单。主动邀请采购经理去采购，要发展订单农业，可以加上10%～15%的利润。天地网建议进行托底生产，联盟只托底道地品种、最有发展基础的企业，可以签订长期合作协议。

（三）植保专业合作委员会

2018年工作计划：①建立中药材植保专家库。②探索中药材生产合法合规使用农药。③组织中药材植保万里行。④评选中药材有害生物绿色防控先进单位。

（四）规范化生产专业委员会

2018年工作计划：①开展新版GAP文件培训。②选择3～5个理事单位，支撑开展GAP备案工作；协助商务部GACP 3～5个企业，提供技术咨询服务。③组织出版普通高等教育“十二五”规划教材《药用植物栽培学》，配合新版GAP实施。④拟评选5家“中药材规范化生产SOP示范企业”。

郭巧生：三个专委会紧密相连。是不是可以叫质量保障，以联盟的名义开展万里行活动。企业的组织化生产，企业需要自己管好人。可以通过手机上APP让技术专家解决问题。

孙晓波：可以建立网站平台，用于自己内部互通。中药可追溯体系、资源评估、新药上市，未来还有经典名方，每个专业委员会都可以做这个事情。我们提供服务，将来搭建国家平台。

郭巧生：贵州省政府给予的支持力度比较大，需要一个平台把技术和产品对接起来。

（五）湖南省联络站

2017年重点工作：①协会承担了组织管理工作，重点发展湘九味，建了20个基地县，提出了一县一品集中培育。②利用社会资本建园区，希望形成集散地。③信息平台和魏建和合作，对接基地县。

2018 年工作计划：①继续组织湘九味中药材论坛，希望成为全国性的论坛。②继续建设炎陵中药文化馆。③主动对接采购经理专业委员会。

（六）福建省联络站

2017 年重点工作：①从提升福九味质量方面补了两个短板，一是良种繁育基地和产地初加工物流；二是在产地加工服务方面和天地网合作，通过 GAP 示范基地做精致饮片。②参与中医药“一带一路”，面向东南亚、澳大利亚、新西兰做整体推介。③药膳综合开发形成了一定趋势和规模，大家认可度很高。④推动中医药产业深入融合。

2018 年工作计划：①全力做好广州联盟大会组织工作，推出特色品牌。②希望在联盟做一些下基层活动。③建三个特色小镇，通过特色健康小镇，促进养生、休闲、康旅一体化。④和世界闽商商会联系，重点帮助企业融资。

（七）黑龙江省联络站

2017 年重点工作：①参加了成都联盟会议，组织企业展览宣传。②以联络站名义推进建设中药标准化种植示范基地，为示范基地揭牌，效果很好。县委、县政府对中药材产业发展更加重视。企业做出承诺，按照国家 GAP 具体条款要求生产。

2018 年工作计划：①借助联络站平台召开成立大会，将黑龙江有代表性的企业作为负责人。②和采购专委会对接，召开黑龙江道地中药材购销对接会。借助刊物，加大宣传力度，黑龙江很多不知道联盟是什么组织。③对黑龙江中药材种养殖企业做调研。④请专家到黑龙江去传授更前沿的政策。

建议：①在黑龙江召开联盟座谈会。②明确联络站具体职能、对联络站的具体要求。

（八）山西省联络站

2018 年工作计划：①打造中药材特优区县，解决种子、种苗标准化建设，产地初加工。②药食同源开发。③组织考察交流。

（九）湖北省联络站

2018 年工作计划：①组织“荆楚药材”名品推介与购销对接活动。②搭建海峡两岸中药材 GAP 合作交流平台。

（十）国医堂馆专业委员会

1. 组织大家考察选定基地，做定制生产，计划 2018 年形成联合采购共建基地的模式。

2. 扶持各地方做得比较好的民营医院，在华东、华南、西南、京津冀等重点地区分区域设立分联盟，下一步专业委员会将帮助国医馆打造品牌。

3. 建立内部管理体系，建立精标饮片的标准。从全国医馆内盲抽一批品种请专家做评价，有针对性地解决溯源问题。我们国医堂馆专业委员会吸纳的一定是用好药的国医馆。门槛需要把好，小一点儿没有关系。

（十一）讨论联盟 GAP 研究中心成立情况

联盟成立 GAP 研究中心，主任是孙晓波，名誉主任是任德权。该中心面向全国，不是药用植物研究所自己的专家，还有全国各地的专家，制定专家管理办法、运作方法、组织构架，并制定指南。抓 GAP 的同时，应把环保作为另一项工作。中药农业企业专业委员会对我们自己的企业，包括六个地方联络站的企业提出目标，弄清楚福建哪几家有积极性，分阶段制定大概的目标，这些企业要率先做到无硫、无黄曲霉毒素。1 月 18、19 日召开无硫情况相关会议，地点在焦作保和堂。中药农业企业专业委员会推荐有基础的企业和采购经理。无硫情况标准请国家药典委员会协助，中药农业企业专业委员会为主。2018 年 3—4 月，黄曲霉毒素问题先组织小型会议，杨美华作为技术骨干力量，陈君老师联合中检院做具体工作，GAP 研究中心牵头。

任德权提出发展建议，下一步很多事情需要部署，包括指南、培训教材，可以组织开展培训；目前主要为联络站服务，采购经理专业委员会重点要发展；联络站可以扩大一些省，初步定广东、山东、云南、吉林、四川；APP 要共享；药用植物研究所联盟网站如何搞活，需要分层级；联盟要成立种子种苗专业委员会，设计内部课程，重点是少用农药，多用生态农药。任德权强调，联盟目标很明确，支持现代中药农业企业发展，支持现代道地地区中药农业企业发展，围绕这些企业的成长看待我们的工作。我们建立中药农业企业专业委员会、联络站，都是围绕择优扶强，找好的企业。黑龙江全省开展全面调查，需要弄清楚每个道地品种代表性企业是谁，明确哪些企业是我们培养的苗子。我们科技资源往这些企业集中，包括采购。几个专业委员会开展活动需要向我们推荐企业和联络站企业倾斜。

第十八章　羊城为药飘香雪，“三无一全”始扬名

2018 年 11 月 3—5 日，第六届中药材基地共建共享交流大会暨 2018 年中国国际中医药大健康博览会在广州白云国际会议中心召开。联盟主席任德权、中国工程院院士张伯礼、国家工信部副司长吴海东、联盟秘书长孙晓波、广州市香雪制药股份有限公司董事长王永辉及各基地联盟企业代表等领导共同出席本次展会开幕式（表 18–1 至表 18–7）。

大会围绕“共建、共享、规范、规模”主题，举办了大小会议共计 15 场，以及产品基地评选活动，全国 20 家企业荣获“三无一全”品牌基地企业荣誉称号。

大会积极响应国家倡导的中药材 GAP 基地规范化、规模化建设，不仅构建了学术研究与交流的高端平台，将中医药资源企业充分全面整合，此外，还有数百家全国重点道地药材种植基地、中药饮片企业、中成药企业参展，可以让参展参会的企业、医院、国医馆、药房等对高品质的中药材及中药饮片有更深入的了解。

第一节　会议议程

表 18–1　第六届联盟大会会议日程（一）

报到时间：11 月 2 日下午、11 月 3 日全天 报到地点：广州白云国际会议中心	
时间	议程
11 月 3 日（星期六）会前会议	
1. 中药材基地共建共享联盟医院药房主任专业委员会第三届年会 2. 广东省中医药学会中药专业委员会学术年会	
8：30—9：10	开幕式
9：10—9：50	专题报告 1：医疗机构中药法规与合理用药管理 报告人：曹俊岭主任（北京中医药大学东直门医院）

续表

9：50—10：00	茶歇
10：00—10：40	专题报告 2：建立中药可溯源系统，确保中药饮片质量 报告人：赵奎君教授（首都医科大学附属北京友谊医院）
10：40—11：20	专题报告 3：中药防治疾病的机制探讨与传承、保护 报告人：金世明教授（广东省中医药学会副会长）
11：20—12：00	专题报告 4：中成药处方前置审核与处方点评 报告人：林晓兰主任（首都医科大学宣武医院）
12：00—14：30	午餐及午休
14：30—15：10	专题报告 5：岭南地产清热解毒药药效学研究进展及相关问题探讨 报告人：梅全喜教授（广州中医药大学附属中山医院）
15：10—15：20	茶歇
15：20—16：00	专题报告 6：妊娠哺乳期中药的安全使用 报告人：唐洪梅主任（广州中医药大学附属第一医院）
16：00—16：40	专题报告 7：需皮试药物的处方审核要点 报告人：王颖彦主任药师（广东省中医院）
16：40—17：20	专题报告 8：类风湿关节炎的精准治疗 报告人：刘世霆主任（南方医科大学南方医院）
17：20—17：50	互动讨论
17：50—18：00	会议总结
14：00—18：00	《中药材》杂志第八届编委会会议
20：00—21：30	中药材基地共建共享联盟盟员代表会议

表 18–2 第六届联盟大会会议日程（二）

11 月 4 日（星期日）中药材基地共建共享交流大会主论坛（主会场）	
9：00—10：00 开幕式	第六届执行主席、广州市香雪制药股份有限公司董事长王永辉主持并致辞
	国家工信部消费品司副司长吴海东致辞
	国家中医药管理局有关负责工作人员致辞
	国家药监局中药处王海南致辞
	中国工程院院士、天津中医药大学校长张伯礼致辞
10：00—10：05	颁发“三无一全”基地企业证书
10：05—10：10	颁发五届执行主席纪念杯
10：10—10：15	颁发高级顾问聘书
10：15—10：20	联络站授牌仪式
10：20—10：25	国医堂馆品牌企业授牌仪式
10：25—10：30	农业规范化种植专业委员会授牌仪式

续表

10：30—12：00 特约报告	新版 GAP 的解读及其实施（魏建和）
	GACP 团体标准发布及解读（于志斌、魏胜利）
	《中国药典》（2020 年版）的编写新进展（石上梅）
	联盟主席任德权总结发言
午餐	
14：00—18：00	分会场一：中药材农科对接专题论坛（魏建和、李文艳）
	分会场二：中药企业农业与工业对接会（杨弘、李文艳） 探讨工业企业的需求与农业企业的优势，定制药园，DMF 管理等议题
	分会场三：国医堂馆专业委员会第二届年会暨全国品牌医馆“模块化发展”论坛（严桂林） 1. 国医堂馆专业委员会第二届年会 2. 模块化发展报告之专科、名医 3. 模块化发展报告之道地好药 4. 模块化发展报告之客户资源 5. 模块化发展报告之资本 + 互联网
	分会场四：炎帝神农中药论坛（特邀嘉宾闭门会议）（任德权主持）
	分会场五：中药材产业扶贫专题会议（孙晓波）
晚餐	
晚会场：中国医学科学院药用植物研究所所长圆桌论坛（孙晓波主持）	
20：00—22：00	议题：国家药用植物学理体系构建及国家药用植物科技创新体系核心基地建设

表 18–3　第六届联盟大会会议日程（三）

11 月 5 日（星期一）	
2018 年中药材行业信息及技术动态发布峰会（中药材行情、技术动态） 主持人：龙兴超	
9：00—9：05	嘉宾介绍
9：05—9：10	联盟主席任德权致辞
9：10—9：15	天地网领导吴佩颖致辞
9：15—9：40	《2018 年前三季度中药材行业蓝皮书》（袁横戈）
9：40—10：00	天地网中药材质量追溯体系建设及应用（张斌）
10：00—10：15	2018 年西北品种市场现状及未来趋势分析（韩大雷）
10：15—10：30	2018 年枸杞子市场现状及未来趋势分析（郝旭）
10：30—10：45	2018 年人参市场现状及未来趋势分析（王鹏）
10：45—11：00	茶歇
11：00—12：00	中药行业种植、生产等环节的科技发展动态报告（魏建和）

续表

午餐	
14：00—17：30	分会场一：中药材农业、工业以及科技三方对接论坛（魏建和、李文艳、宋嫣） 1. 中药材“三无一全”专题（示范展示 + 主题报告及访谈）：示范植保产品、追溯产品和追溯技术 2. 中药材 GAP 专题（示范展示 + 主题报告及访谈） 3. 中药材种子种苗标准化产业化专题（示范展示 + 主题报告及访谈）：种子种苗企业及产品展示
	分会场二：中药饮片专题研讨会（严桂林） 1. 中药饮片行业专家报告 2. 饮片优秀企业代表报告 3. 相关问题探讨交流
	分会场三：中国医学科学院药用植物研究所 2018 年度药植论坛（魏建和） 1. 药植前沿论坛及交叉学科——药用植物全基因组、肠道菌群、微量活性成分发现、小分子探针技术 2. 培根青年论坛——药植体系“培根奖”获奖论文主题报告 3. “培根奖”颁奖仪式、药植论坛闭幕总结
17：30—18：00 闭幕式	主会场：联盟执行主席轮值交接仪式

表 18-4　第六届联盟大会会议日程（四）

11 月 4 日下午分会场一：中药材农科对接专题论坛		
14：00—15：00	议题一：中药材“三无一全”专题报告（无黄曲霉毒素、无硫加工、无公害、全过程可追溯）	王沫、陈君、杨美华、宋嫣
15：00—16：00	议题二：中药材 GAP 专题报告（生产技术规程制定、新版 GAP 要求下的药材基地建设）	魏建和、郭巧生、王文全、陈君
16：00—17：00	议题三：中药材种子种苗标准化产业化专题报告（优良品种、种子繁育技术、种子生产技术）	魏建和、王继永、杜弢、王志安
17：00—18：00	议题四：中药材标准化及资源评估专题报告	魏建和、郭巧生

表 18-5　第六届联盟大会会议日程（五）

11 月 4 日下午分会场五：中药材产业扶贫专题会议		
14：00—14：20	国家相关部委领导致辞	李文艳主持
14：20—14：30	中药材基地共建共享联盟主席任德权讲话	
14：30—15：00	议题一：中药材基地共建共享联盟秘书长、中国医学科学院药用植物研究所孙晓波所长：联盟中药材产业扶贫总体情况及下一步工作安排	

续表

<table>
<tr><td>15：00—16：00</td><td>议题二：贫困县与扶贫企业典型代表介绍联盟中药材产业扶贫情况
1. 云南省彝良县
2. 陕西省子洲县
3. 好医生药业集团
4. 康恩贝集团有限公司
5. 山西振东健康产业集团有限公司
6. 上海药材公司
7. 成都天地网信息科技有限公司
8. 云南白药集团股份有限公司
9. 广州市香雪制药股份有限公司</td><td rowspan="3">李文艳主持</td></tr>
<tr><td>16：00—17：00</td><td>议题三：国家级贫困县代表介绍中药材产业扶贫需求
1. 内蒙古自治区奈曼旗
2. 山西省岚县
3. 山西省石楼县
4. 河北省青龙县</td></tr>
<tr><td>17：00—17：30</td><td>扶贫签约仪式</td></tr>
</table>

第二节　会议详情

出席2018年11月4日开幕式的主要领导专家有中药材基地共建共享联盟主席任德权，天津中医药大学校长、中国工程院院士、中药材基地共建共享联盟专家委员会主席张伯礼，国家工信部消费品司副司长吴海东，国家药典委员会中药处处长石上梅，国家药监局注册司中药民族药处处长王海南，国家卫健计委科教司专项处处长谢东方，中国中药协会副会长刘张林，国家商务部医保商会中药部主任于志斌，中国中医科学院中药研究所所长陈士林，中国医学科学院药用植物研究所所长、中药材基地共建共享联盟秘书长孙晓波。来自全国各地高等院校、科研单位、中药企业的代表共4500余人出席了本次大会开幕式。CCTV3、凤凰卫视、广东卫视及《中国医药经济报》《中国中医药报》《羊城晚报》《南方日报》《广州日报》等媒体对此次盛会进行了报道。

张伯礼院士在大会上指出，6年来，联盟的发展规模越来越大，已经从当初的十几家盟员发展壮大到近百家单位，从第一届仅200人参会，到此次第六届已逾4000人参会。这是业内人士对联盟的认可和信任，对于逐步推动中药产业水平的提升有很大的帮助。

他还提到，中医药发展已经上升为国家战略，迎来了发展的春天。我们需要努力攻克关键技术，补足中药发展短板，提升中药材质量、中药生产质量。此外中药要掌握循证评价方法，拿出过硬的证据，更好地服务健康中国建设、服务“一带一路”、服务全人类。

大会对历届五任执行主席的成绩表示肯定并颁发纪念杯，联盟主席为隋殿军、刘骁悍、朱志泉、王龙兴颁发高级顾问聘书。大会新增山东省、内蒙古自治区、四川省、云南省、广东省、吉林省、河北省七个地方联络站，同时为规范化生产专业委员会理事单位及植保专业合作委员会新增副理事长单位授牌。为更好地发挥六个专业委员会的作用，围绕联盟的扶贫工作，积极配合国家扶贫政策和乡村振兴战略规划，联盟与六个专业委员会签定了扶贫意向协议。

联盟国医堂馆专业委员会秘书长严桂林主持“中医中药行”2018年度“国医堂馆旗舰品牌发布会。自2017年9月成立以来，联盟国医堂馆专业委员会联络了全国数百家中医堂馆，与全国几十家大型品牌中医馆进行了深入的沟通和交流。联盟国医堂馆专业委员会借助中药材基地共建共享交流大会的平台，向全行业、全社会推荐了一批优秀的国医堂馆旗舰品牌，授牌单位分别是北京平心堂中医门诊部、正安中医杏园金方、孔医堂、慈方中医、赵树堂、泰坤堂、瑞来春堂。任德权主席和张伯礼院士为2018年度“国医堂馆旗舰品牌”授牌。

中国医药保健品进出口商会主任于志斌在大会开幕式上就“GACP团体标准发布及解读”做了专题报告。曾建国教授在炎帝神农中药论坛介绍了建设中医药文化纪念馆的工作计划和进展。

第六届中药材共建共享交流大会在热烈的气氛中圆满闭幕，下一届联盟大会将由盛实百草药业有限公司承办。

新华网报道了此次盛会：

新华网广州11月15日电（钱琪莹）2018年11月3日至5日，由中药材基地共建共享联盟主办，广州市香雪制药股份有限公司承办，中华中医药学会中药资源学分会、中国野生植物保护协会药用植物保育委员会等协办的“第六届中药材基地共建共享交流大会”在广州召开。大会以“共建、共享、规范、规模”为主题，大会围绕中药材产业精准扶贫、农工企业对接、全国品牌医馆“模块化发展”、中药饮片行业发展等热点专题展开。行业相关领导、中药材产区基地代表、制药企业代表以及中药专家、社会各界中医药爱好者等参加了此次大会。

中医药是我国独特的卫生资源，而中药材是中医药产业的物质基础，盲目地引种和不规范的生产、采收、存储、流通导致的质量问题有很多，严重伤害和制约了中医药产业的健康发展。中药材基地共建共享联盟存在着规范化、规模化中药材产业的任务，努力拓展中药农业、中药工业协调发展的新格局，为中医药产业可持续发展提供优质可持续的中药材资源。

据了解，近两年，联盟工业药材供应的占比也逐年增加，而该联盟刚成立前期，联盟工业药材供应占比大约在20%以内，而目前随着一些大品牌企业的加入，联盟药材供应占比已经超过70%，如联盟企业盛实百草药业，实现了全过程质量可追溯体系。国家农业部种植业司副处长杜建斌称，六年来，中药材基地共建共享联盟在观念创新和实践探索方面相互促进，共建共享展现出强大的生命力。联盟的规模空前扩张，这是了不起的成绩，更是追求中药材高质量发展的努力方向。必须准确把握中医药行业发展现阶段的新变化新特点，才能积极应对中药材资源瓶颈制约带来的挑战。

据介绍，全国中药材企业达 1.6 万家，种植面积为 5000 万亩，中药材品种约 200 多个，每年的产量约 400 万吨，相对应的市场空间达 700 亿，而从市场容量看实际上超过了千亿规模。中药关乎千家万户，定价机制，优质优价，加强第三方的评价，加强市场监管，加强几个大的药材交易市场的质量、安全引导和管控尤为重要。国家中医药管理局中药注册处处长王海南称，中药工业和农业结合起来，引导大家朝着规范化、规模化方向去发展。基地在联盟的带领下，基地建设取得了一定的成绩。中药资源存在的问题还是很多，希望联盟进一步带领大家攻坚克难。

第三节　年度“三无一全”品牌品种

2018 年度“三无一全”品牌基地名单：

盛实百草药业有限公司（人参、远志、酸枣仁、五味子）
上海市药材有限公司（西红花、丹参）
文山苗乡三七股份有限公司（三七）
宁夏中宁玺赞庄园枸杞有限公司（枸杞子）
青海格尔木亿林枸杞科技开发有限公司（枸杞子）
北京园禾方圆植物科技股份有限公司（决明子）
山西振东道地药材开发有限公司（苦参、连翘、党参）
中青（恩施）健康产业发展有限公司（玄参）
保和堂（焦作）制药有限公司（山药、地黄）
云南白药集团中药资源有限公司（砂仁、重楼）
湖南补天药业股份有限公司（茯苓）
湖北英山县吉利中药材有限责任公司（茯苓）
内蒙古丰镇市天创农牧业有限公司（黄芪）
北京园禾方圆植物科技股份有限公司（夏枯草、半夏、丹参、西洋参）
甘肃金佑康药业科技有限公司（甘草）
甘肃九州天润中药产业有限公司（当归、黄芪）
广州市香雪制药股份有限公司（化橘红）

仲景宛西制药股份有限公司（山茱萸、牡丹皮）

成都天地网信息科技有限公司（酸枣仁、桃仁）

第四节　年度工作总结

2018年，中药材基地共建共享联盟在任德权主席的带领下取得了丰硕成果，总结如下。

一、成功举办第六届联盟大会

领导、专家以及来自全国各地高等院校、科研单位、中药企业的代表共4500余人出席了大会开幕式。大会还举办了14场专业论坛、研讨会及产品基地评选活动，聚焦中药材产业精准扶贫，对接中药农工企业，以及中药饮片行业发展等热点话题。

展会面积18000平方米，共设中华名医、中华名药、大健康服务业三大板块以及国医馆区、组团区、道地药材展区、名药优品展区、健康食品展区、康复理疗器械及AI中医展区、健康旅游展区、养老服务展区和产学研转化展区十大展区，吸引了近500家企业前来参展。

联盟新增山东省、内蒙古自治区、四川省、云南省、广东省、吉林省、河北省七个地方联络站，并为其授牌；为云南白药集团董事长王明辉、仲景宛西制药原董事长孙耀志、山西振东制药董事长李安平、九州通医药集团董事长刘宝林、天地网董事长俞熔五位联盟轮值执行主席颁发了致敬牌；联盟聘请上海市食品药品监督管理局卫生局原局长王龙兴、浙江省食品药品监督管理局原局长朱志泉、吉林省食品药品监督管理局卫生局原局长隋殿军、河北省食品药品监督管理局原局长刘骁悍为联盟高级顾问，均颁发聘书；联盟国医堂馆专业委员会向全行业、全社会推荐了一批优秀的国医堂馆旗舰品牌；联盟规范化生产专业委员会及植保专业合作委员会不断发展壮大，新增副理事长单位。

为了更好地发挥六个联盟专业委员会的作用，围绕联盟的扶贫工作，积极配合国家扶贫政策和乡村振兴战略规划，孙晓波秘书长代表联盟与六个专业委员会签定了扶贫意向协议。

由中药农业企业专业委员会牵头，联盟筛选出第一批20家中药“三无一全”基地企业，并颁发了证书。

二、联盟成立工作组

以杨美华、宋嬿为主要负责人成立的黄曲霉毒素治理工作组，筛选出27个品种。以陈军力、郭宝林为主要负责人，成立了植物生长调节剂与药材质量关系工作组。以陈士林为负责人，成立了无公害工作组。

三、召开一系列专题会议

联盟于2018年1月22日在焦作召开了“三无一全”专题研讨会，于2018年3月20日在北京召开了“黄曲霉毒素”攻关专题研讨会，于2018年5月14日在中国医学科学院药用植物研究所召开了扶贫专题秘书处扩大会议，于2018年5月15日在中国中医药科技开发交流中心召开了扶贫专题研讨会。

四、“三无一全”基地筛选

2018年6—9月，中药农业企业专业委员会在联盟领导的委托下，与联盟专家团队、植保专业合作委员会、规范化专业委员会、采购专业委员会、各联络站等组织发起了“三无一全”品牌基地评审工作。9月13日联盟在上海组织了“三无一全”品牌基地现场评审活动，通过对资料的不断补充审核，最终确定了首批20家“三无一全”品牌基地。为了更有效地推介优秀基地企业，中药农业企业委员会征集各家影像视频资料，并和采购经理专业委员会共同努力，经联盟领导、专家审核，经过多次剪辑，不断完善，最终形成了大家满意的“三无一全”影像宣传视频作品。

五、基地推荐手册

通过联盟专家推荐，中国医学科学院药用植物研究所刘赛整理，2018年形成了基地推荐手册，包括涉及的99个基地，63个药材品种，其中过万亩的有29个。

第十九章　津沽名医重名药，盛实百草邀众贤

2019 年 9 月 21 日，由中药材基地共建共享联盟、中国医药保健品进出口商会、中国医学科学院药用植物研究所、天津中医药大学主办，盛实百草药业有限公司、天津现代创新中药科技有限公司承办的第七届中药材基地共建共享交流大会开幕仪式在天津大礼堂召开。

大会以“品质、品牌、共建、共享”为主题，以中药材、中药饮片品质提升和品牌打造为主线，在国家中医药管理局、药监局、工信部、农业农村部和国务院扶贫办等相关部门的政策指导下，围绕中药材规范化种植、全过程质量可追溯，精准扶贫与定制药园建设，产地加工与饮片炮制，中药材及饮片进出口贸易与“一带一路”等热点问题，开展政策解读、科技交流、展览展示、产需对接和品牌宣传等一系列相关活动，大力推进中药材基地建设的规范化、规模化和专业化，努力促进中药工业与中药农业，医疗机构、中药企业与科研团队共建和共享高品质中药材基地（表 19–1 至表 19–14）。

第一节　会议议程

表 19–1　第七届联盟大会整体安排

日期	会期	会议名称	主办单位
9 月 20 日	全天	中药材基地共建共享联盟医院药房主任专业委员会第四届会议	中药材基地共建共享联盟医院药房主任专业委员会
		中医传承与品牌医馆发展高峰论坛	国医堂馆专业委员会
		2019 年中药材进出口大会暨甘草招标工作会	中国医药保健品进出口商会
	下午	2019 年中药材信息与产业扶贫大会	中药材基地共建共享联盟、国家中医药管理局扶贫办

续表

20日	会期	会议名称	主办单位
9月20日	晚上	基地联盟代表会议	中药材基地共建共享联盟
		中华中医药学会中药资源分会换届选举会	中华中医药学会中药资源分会
		中华中医药学会中药炮制分会换届会议及党员会	中华中医药学会中药炮制分会
9月21日	全天	首届京津冀金方论坛	北京金方书院
	上午	第七届中药材基地共建共享交流大会开幕大会	中药材基地共建共享联盟
	下午	首届全国中药饮片炮制大会（一）	中华中医药学会中药炮制分会、中国中药协会中药饮片专业委员会、世中联中药饮片质量专业委员会、中国医药物资协会中药材与中药饮片专业委员会
		中药资源与中药农业科技交流大会（一）	中国医学科学院药用植物研究所，联盟植保专业合作委员会、中药农业企业专业委员会、GAP中心、规范化生产专业委员会
		中药工业与中药农业产需对接会	联盟采购经理专业委员会、中药农业企业专业委员会
		上海中药行业采购标准发布对接会	上海中药行业协会
	晚上	中国中药协会中药饮片专业委员会第四届第四次全体会员大会	中国中药协会中药饮片专业委员会
9月22日	全天	首届全国中药饮片炮制大会（二）	中华中医药学会中药炮制分会、中国中药协会中药饮片专业委员会、世界中医药学会联合会中药饮片质量专业委员会、中国医药物资协会中药材与中药饮片专业委员会
	上午	中药农业科技交流大会	中华中医药学会中药资源学分会
	下午	中药资源与中药农业科技交流大会（二）	中华中医药学会中药资源学分会、中国医学科学院药用植物研究所
		中药材与饮片追溯推进会	中国中药协会中药追溯专业委员会、联盟可追溯工作组

表19–2　2019年中药材进出口大会暨甘草招标工作会（9月19日）

时间	内容	报告人
14：00—14：10	领导致辞	谈圣采（中国医药保健品进出口商会副会长）
14：10—15：00	甘草及制品出口配额招标政策宣讲	商务部外贸司
15：00—15：30	甘草及制品进出口市场分析	柳燕（中国医药保健品进出口商会甘草分会秘书长）
15：30—17：00	互动交流	与会企业

表 19–3 2019 年中药材进出口大会暨甘草招标工作会（9 月 20 日）

时间	内容	报告人
9：00—9：30	领导致辞	孙丽英（国家中医药管理局科技司副司长） 谈圣采（中国医药保健品进出口商会副会长）
9：30—10：00	《进口药材管理办法》政策解读	国家药品监督管理局
10：00—10：30	《进出境中药材检疫监督管理办法》解读	赵媛媛（天津海关食品处）
10：30—11：00	濒危物种进出口管理	国家濒管办
11：00—11：30	中药材进出口市场情况	柳燕（中国医药保健品进出口商会副主任）
12：00—13：30	自助午餐	
14：00—14：30	中药材 GACP 基地管理和核定	魏胜利（北京中医药大学中药学院副院长）
14：30—15：00	高品质中药材基地建立和管控	姚玲（深圳津村药业有限公司副总经理）
15：00—15：30	韩国中药材市场情况及法规	司玉双［韩国智宇贸易（株）董事长］
15：30—16：00	中药材进出口检测及法规	张凤鸿（NSF 实验室技术经理）
16：00—16：30	“南药”资源的开发与利用	苏豹（云南省中药材种植养殖行业协会会长）
16：30—17：00	中药材基地信息化管理	张朝磊［道地良品（北京）技术有限公司总经理］

表 19–4 2019 年中药材信息与产业扶贫大会（9 月 20 日）

时间	内容	报告人
信息发布环节	主持人：任德权	
14：00—14：40	2019 年中药材蓝皮书（前三季度）报告	杨峰（小豆中药科技有限公司、中药材天地网信息中心总监）
14：40—15：10	国家工信部“中药材供应保障供应能力建设”项目解读	赵茂（小豆中药科技有限公司副总裁）
15：10—15：30	中药发酵品发展趋势	任玉珍（中国中药协会中药饮片专业委员会理事长）
15：30—15：45	植物调节剂对中药质量影响的研究动态	陈军力（清华大学中药研究院副院长）
15：45—16：05	种子事关药材质量、产量，重视种业新发展	李文艳（联盟中药农业企业专业委员会主任委员）
扶贫交流环节	主持人：孙晓波	
16：05—16：35	企业介绍扶贫情况、基地建设和需求	九信中药集团有限公司 山西振东健康产业集团 好医生药业集团有限公司 上海医药集团股份有限公司

续表

时间	内容	报告人
16：35—18：00	贫困县代表介绍当地中药材产业发展情况及扶贫需求	山西省五寨县 山西省永和县 云南省彝良县 云南省楚雄州双柏县 陕西省子洲县 陕西省略阳县 陕西省镇平县 湖北省英山县 湖北省长阳县 湖北省来凤县 湖南省桑植县 湖南省龙山县 贵州省遵义市 河北省青龙县 河北省隆化县 河南省南召县 广西恭城瑶族自治县 江西省国贫县 安徽省金寨县

表 19–5　大会开幕式（9 月 21 日）

时间	内容	报告人
一、领导致辞（主持人：李刚）		
8：30—9：10	工信部消费品司	
	农业农村部种植业司	
	中管局扶贫办	
	药监局安监司	
	天津市相关部门	
	商务部医保商会	
	张伯礼院士	
二、品牌发布环节（主持人：孙晓波）		
9：10—9：40	“三无一全”品牌发布	
三、主题报告（主持人：魏建和）		
9：40—11：40	国家药监局中药注册相关政策法规解读	王海南处长
	《中国药典》（2020 年版）中药标准编制说明	石上梅处长
	正心诚意，做好中药——盛实百草高品质中药质量保障体系	李刚董事长
	中医药行业高质量发展战略及思考	孙晓波所长

表 19-6　中华中医药学会中药炮制分会 2019 年学术年会（9 月 21 日）

首届全国中药饮片炮制大会（一）		
时间	内容	报告人
14：00—14：15	致辞	张世臣（教授、中华中医药学会中药炮制分会创会会长、中国中药协会副会长、首席科学家）
14：15—14：30	中药炮制回顾与展望	贾天柱（中华中医药学会中药炮制分会主任）
14：30—14：45	中药炮制的传承与发展	任玉珍（中国中药协会中药饮片专业委员会理事长）
14：45—15：00	互联网 + 物联网，促进中药饮片企业转型升级	蔡宝昌（世界中医药学会联合会中药饮片质量专业委员会会长、中国医药物资协会中药材与中药饮片专业委员会会长）
15：00—15：10	合影	
15：10—15：30	2020 版中国药典饮片标准修订工作进展	曹晖（暨南大学）
15：30—15：50	迎接中药饮片产业发展的新时代	江云（四川新荷花中药饮片股份有限公司董事长）
15：50—16：10	传承徐楚江教授川派炼丹术	胡昌江（成都中医药大学）
16：10—16：30	基于中医药特色下中药饮片创新思路与方法	赵荣华（云南中医药大学）
16：30—16：50	炮制对天南星科 4 种有毒中药毒性蛋白的影响	吴皓（南京中医药大学）
16：50—17：10	饮片生产的质量追溯体系，实现从田头到舌头的全过程控制	孙裕（兰州佛慈制药股份有限公司总经理）
17：10—17：30	《全国中药炮制规范》编制实录	谌瑞林（江西江中中药饮片有限公司总经理）
17：30—18：30	自助晚餐	
20：00—22：00	中国中药协会中药饮片专业委员会第四届第四次全体会员大会	

表 19-7　中药工业与中药农业产需对接会（9 月 21 日）

时间	内容	报告人
专题一："三无一全" 品牌品种基地建设及管理要点分析（115min） 主持人：王继永、李文艳		
14：00—14：20	中药资源评估与企业发展机遇和挑战	郭巧生（南京农业大学中药材研究所所长）
14：20—14：40	中药品牌与技术战略之思考	朱志国（九信中药集团有限公司总经理）
14：40—14：55	基于品质优先的全国地道药材基地建设	李琦（上海市药材有限公司副总经理）

续表

时间	内容	报告人
14:55—15:55	1.2019 年度“三无一全”品牌品种介绍 2. 品牌品种基地建设及管理要点分析	季申（上海市食品药品检验所） 陈君（中国医学科学院药用植物研究所） 魏胜利（北京中医药大学中药学院副院长） 王继永（中国中药公司中药研究院副院长）
专题二：政策解读、南药品种分析、战略对接分享（105min） 主持人：周明霞		
15:55—16:10	关于基地共建共享联盟工业企业针对《中国药典》(2015 年版）质量疑难品种分析	周明霞（神威药业采购总监）
16:10—16:15	南药总体情况汇报发言	元四辉（《中药材》杂志社社长、主编）
16:15—16:30	借助粤港澳大湾区共建共享岭南南药新未来	彭刚（岭南中药饮片有限公司董事长助理）
16:30—16:45	融合造林、结香与产地加工高效化的沉香通体结香技术	邓延青（广东省化州市国林沉香专业种植合作社副理事长）
16:45—17:05	中药基地建设模式与共建策略	曹海禄（中国中药协会种养殖委员会秘书长）
17:05—17:25	中药材采购渠道选择与管控方法	刘菲菲（联盟采购分会副会长）
17:25—17:40	基于中药农业、中药工业有机结合的探索	李文艳（联盟中药农业企业专业委员会主任委员）

表 19-8　上海中药行业采购标准发布对接会（9 月 21 日）

时间	内容	报告人
14:00—14:10	会议主持	杨弘（上海中药行业协会会长）
14:10—14:30	领导、嘉宾致辞	领导嘉宾
14:30—15:00	首批 11 个品种质量标准发布	叶愈青（上海中药行业协会、中药专家、主任药师）
15:00—15:20	70 个中医临床质量可溯源品种发布	吴怀嘉（上海中药行业协会项目主管）
15:20—15:40	上海市中药饮片全过程质量可追溯体系建设系统演示	张富（信息技术开发单位副总经理）
15:40—16:00	高质量中药饮片临床应用	董志颖（上海中医药大学副研究员）
16:00—16:40	互动论坛——上海中药饮片高质量、可溯源展望	邀请参会领导嘉宾

表 19-9　中药资源与中药农业科技交流大会（一）（9 月 21 日）

时间	内容	报告人
负责人：孙晓波、魏建和、郭巧生、陈君、王洙、李文艳		
中药资源保护与可持续利用专题 主持人：魏建和、郭巧生		
14：00—14：20	中药材品质提升工程研究	陈士林（中国中医科学院中药研究所所长、研究员）
14：20—14：35	藏药特色资源及其保护	钟国跃（江西中医药大学教授）
14：35—14：50	全国中药资源普查最新进展	郭兰萍（中国中医科学院中药资源中心主任、研究员）
14：50—15：05	中药如何走向国际化	李安平（振东研究院院长）
15：05—15：35	日本药用植物种植现状	伊藤孝之（道央农业协同组合药草生产部会副会长）
15：35—15：50	中药材施肥及其技术服务平台建设	王文全（中国医学科学院药用植物研究所研究员）
15：50—16：05	我国中药材根部病害发生的区域特征及防治措施	高微微（中国医学科学院药用植物研究所研究员）
中药材生产“三无一全”（无硫加工、无黄曲霉毒素、无高毒农药、全程可追溯）专题 主持人：刘大会、陈君		
16：05—16：20	植物调节剂在中药生产中使用的现状及应对	郭宝林（中国医学科学院药用植物研究所研究员）
16：20—16：35	多效唑对麦冬质量的影响及防控	李敏（成都中医药大学教授）
16：35—16：50	中药中农药残留快速检测关键技术研究	杨美华（中国医学科学院药用植物研究所研究员）
16：50—17：05	中药材病虫绿色防控的研究与实践	郭坚华（南京农业大学教授）
17：05—17：15	中药材病虫草害绿色防控实践与思考	徐常青（中国医学科学院药用植物研究所研究员）
17：15—17：30	新疆中药资源生产区划构建及产业布局研究与应用	赵亚琴（新疆维吾尔自治区中药民族药研究所助理研究员）
17：30—17：45	柑橘黄龙病生物防控新探	何月秋（云南农业大学教授）

表 19-10　中药资源与中药农业科技交流大会（二）（9 月 22 日）

时间	内容	报告人
负责人：孙晓波、魏建和、郭巧生、陈君、王洙、李文艳		
中药农业与现代管理专题 主持人：王建华、弓晓杰		
8：30—8：45	标准化项目实施对源头和工业起到的作用	王继永（中国中药有限公司中药研究院副院长，国药种业有限公司总经理）

续表

时间	内容	报告人
8：45—9：00	优质种源对中药农业发展的作用	贺定翔［昌昊金煌（贵州）中药有限公司总经理］
9：00—9：15	高品质蒙古黄芪种植技术探讨	公剑（内蒙古天创药业科技股份有限公司董事长）
9：15—9：30	分子辅助育种在药用植物新品种选育中的应用	董林林（中国中医科学院中药研究所副研究员）
9：30—9：45	上药药材中药资源智慧云平台的建设	朱光明（上海市药材有限公司中药资源分公司副总经理）
9：45—10：00	人参梯次加工增值关键技术创新及新产品开发	孙印石（中国农业科学院特产研究所研究员）
10：00—10：15	以土壤保育的国药产业生态建设	张昕［盖普生态（中国）有限公司首席运营官］
10：15—10：30	定制药园如何拉动前端产业	陈连成（修正四川省中药材总经理）
区域中药材资源优势生产与科技需求专题 主持人：魏胜利、陈湧		
10：32—10：40	荆楚药材优品推介	王沫（湖北省联络站负责人）
10：40—10：48	山东道地药材及发展状况	王建华（山东省联络站负责人）
10：48—10：56	丰富多彩的云南中药资源	苏豹（云南省联络站负责人）
10：56—11：04	河北道地药材现状与展望	刘彦斌（河北省联络站负责人）
11：04—11：12	发展道地药材，打造晋药品牌	齐永红（山西省联络站负责人）
11：12—11：20	内蒙古主要道地药材资源与优质药材商品简介	王俊杰（内蒙古自治区联络站负责人）
11：20—11：28	黑龙江重点“龙九味”品牌推介	焦桂莉（黑龙江省联络站负责人）
11：28—11：36	甘肃道地药材传承与发展	乔玉梅（甘肃省联络站负责人）
11：36—11：44	闽产药材“福九味”产业发展探讨	黄瑞平（福建省联络站负责人）
11：44—11：52	浙八味生产情况	吴华庆（浙江省中药材产业协会秘书长）
11：52—12：00	国家地理标志保护产品——略阳天麻	孙建华（陕西汉王略阳中药科技有限公司总经理）

表 19-11　中药农业科技交流大会（9 月 22 日）

时间	内容	报告人
负责人：魏建和、王文全、陈君、王沫		
中药材农药登记与合法使用专题 主持人：李先恩		
14：00—14：15	中药中重金属和农药残留标准介绍及展望	金红宇（中国食品药品检定研究院中药民族药检定所主任、研究员）

续表

时间	内容	报告人
14：15—14：30	中药材农药登记	陈君（中国医学科学院药用植物研究所研究员）
14：30—14：45	新版中药材 GAP 与农药合法使用	王洙（华中农业大学教授）
《新版中药材 GAP 实施指南》与中药材规范化生产技术规程专题 主持人：张本刚、张重义		
14：50—15：00	《新版中药材 GAP 实施指南》编写进展	魏建和（中国医学科学院药用植物研究所副所长、研究员）
15：00—15：15	基于新版中药材 GAP 的中药材生产技术规程与 SOP	王洙（华中农业大学教授）
15：15—15：30	《200 种中药材规范化生产技术规程》编写进展	王秋玲（中国医学科学院药用植物研究所副研究员）
15：30—15：45	中药材 GAP 关键条款解读示例一	张重义（福建农林大学教授）
15：45—16：00	中药材 GAP 关键条款解读示例二	董诚明（河南中医药大学教授）
16：00—16：15	中药材 GAP 关键条款解读示例三	李宜平（长春中医药大学教授）
16：15—16：30	《200 种中药材规范化生产技术规程》编写示例一：黄芪	王文全（中国医学科学院药用植物研究所研究员）
16：30—16：45	《200 种中药材规范化生产技术规程》编写示例二：三七	崔秀明（昆明理工大学教授）
16：45—17：00	《200 种中药材规范化生产技术规程》编写示例三：黄芪野生抚育（仿野生）规范化技术规程	蔡信福（丽珠集团中药事业部总经理）
GAP 指南、规范化生产与农药专题访谈 主持人：魏建和		
17：00—17：30	访谈嘉宾：全体报告人	

表 19-12　中药材与饮片溯源推进会（9 月 22 日）

时间	内容	报告人
14：00—14：30	中药追溯团体标准发布及解读	焦炜（中国中药协会中药追溯专业委员会秘书长）
14：30—15：00	中药质量追溯服务平台启动仪式	温川飙（成都中医药大学数字医药研究所所长）
15：00—15：20	中药企业追溯典型介绍	北京华邈、甘肃中天、山东保利、葆年堂等单位代表
15：20—16：00	中药追溯专委会工作报告	赵润怀（中国中药协会中药追溯专业委员会理事长）
16：00—17：00	中药追溯热点问题探讨	温川飙、武文韬、谢晓亮、李娅妮等追溯实施单位和追溯技术单位代表

表 19–13　茯苓产业发展交流会（9 月 22 日）

时间	内容	报告人
9：00—9：05	致辞	李晓东［湖北省中医院（湖北省中医药研究院）副院长］
9：05—9：15	茯苓产业发展与研究现状	冯汉鸽［湖北省中医院（湖北省中医药研究院）主任药师］
9：15—9：25	茯苓栽培发展现状	王文全（中国医学科学院药用植物研究所教授）
9：25—9：35	一张溯源码的前世今生	毕然（九州通中药材电子商务有限公司技术总监）
9：35—9：45	茯苓药材“三无一全”质量保障体系的建立	余建中（英山县吉利中药材有限责任公司总经理）
9：45—9：55	基于茯苓酸性多糖的新兽药研究	叶晓川（湖北中医药大学教授）
9：55—10：05	羧甲基茯苓多糖在大健康产品中的应用与开发	黄文（华中农业大学教授）
10：05—10：15	经典名方产品开发中的中药资源评估技术体系建设	沈华［九信（武汉）中药研究院有限公司副院长］
10：15—10：25	茯苓的有性生殖及育种研究进展	董彩虹（中国科学院微生物研究所教授）
10：25—10：35	含茯苓酵素产品的开发和应用	裴疆森（中国食品发酵工业研究院高级工程师）
10：35—10：55	茶歇	
10：55—11：15	全国茯苓产业发展现状交流	参会领导、企业家、专家学者等
11：15—11：35	茯苓产业发展瓶颈及解决方案研讨	
11：35—12：00	茯苓可持续发展产业集群组建方案研讨	

表 19–14　中华中医药学会中药炮制分会 2019 年学术年会（9 月 22 日）

时间	内容	报告人
8：30—8：50	中药饮片生产过程质量控制标准	陆兔林（南京中医药大学）
8：50—9：10	肉豆蔻炮制前后化学成分变化研究	高慧媛（沈阳药科大学）
9：10—9：30	UPLC–Q–TOF–MSE 结合 UNIFI 平台，探讨生制饮片差异性质量标志物筛选方法	史辑（辽宁中医药大学）
9：30—9：50	基于炮制化学探讨甘遂醋制减毒存效作用	张丽（南京中医药大学）
9：50—10：10	建昌帮阴附片和阳附片炮制作用差异研究	钟凌云（江西中医药大学）
10：10—10：30	基于体内效应物质变化规律的栀子饮片炮制机理研究	张村（中国中医科学院中药研究所）
10：30—10：50	牵牛子炮制减毒存效作用研究	刘晓秋（沈阳药科大学）

续表

时间	内容	报告人
10：50—11：05	葶苈子炮制前后化学成分研究	唐力英（中国中医科学院中药研究所）
11：05—11：20	何首乌不同炮制品改善阿尔茨海默病认知障碍的作用及机制研究	曾春晖（广西中医药大学）
11：20—11：35	抓中间带动两头——上药华宇中药标准化实践体会	宋嫱（上海上药华宇药业有限公司副总经理）
11：35—11：50	炒制对蒺藜螺甾皂苷成分的影响及降低肝肾毒性机理初探	张超（山东中医药大学）
12：00—13：30	自助午餐	
13：30—13：50	黄芪定向炮制的黄酮类成分转化及作用原理研究	刘蓬蓬（辽宁中医药大学）
13：50—14：10	中药饮片行业现状和对策	曹丽娟（盛实百草药业有限公司质量总监）
14：10—14：30	中药饮片智能生产展望	张洪坤（亳州市沪谯药业有限公司）
14：30—14：50	中药饮片智能调剂与应用	肖庚戌（北京华清科讯科技有限公司总经理）
14：50—15：10	中药饮片智能煎制与应用	李昆（浙江厚达智能科技有限公司产品总监）
15：10—15：20	茶歇	
15：20—15：35	简化广藿香加工工艺的可行性探讨	修彦凤（上海中医药大学）
15：35—15：50	中药炮制与临床的关系	钟维勇（好医生药业集团有限公司质量总监）
15：50—16：05	中药饮片政策与质量分析	何丽萍（江苏省医药行业协会中药饮片专业委员会副秘书长）
16：05—16：20	胆南星的传统与现代发酵工艺比较研究	茅仁刚（仟源医药集团研发中心总经理）
16：20—16：50	大会总结、颁发优秀论文证书	贾天柱等
离会		

第二节　会议详情

本届大会分为会议交流和展示交流两大部分。

联盟联合中国医药保健品进出口商会、中华中医药学会中药资源学分会、中华中医药学会中药炮制分会、中国中药协会中药饮片专业委员会、世界中医药学会联合会中药饮片质量专业委员会、中国医药物资协会中药材与中药饮片专业委员会等相关行业组织，召开“第七届中药材基地共建共享交流大会开幕大会”“2019 年中药材信息与产业扶贫大会”“首届全国中药饮片炮制大会”“中药材基地共建共享联盟医院药房主任专业委员会第四届会议”“中药资源与中药农业科技交流大会”“2019 年中药材进出口大会暨甘草招标工作会”“中医传承与品牌医馆发展高峰论坛”“中药工业与中药农业产需对接会”等一系列会议和论坛。

大会设置了中药材展区作为交流。此次展示特设“2019 年中药材产业扶贫展区”和“重点区域道地药材展区”，“中药材、中药饮片品牌企业展区”和“中药材供应链配套服务展区”，将优选全国 50 个具有道地药材种植优势的贫困县，按照“一县一品”的方式向全行业推荐优质药材种植基地，推动中药材产业扶贫和定制药园建设。

中药材基地共建共享联盟任德权主席、张伯礼院士、张世臣教授等联盟领导专家，以及成员单位、百余家中药材基地企业、医药工业企业、公立医院、民营医馆、相关行业协会与学会代表出席了本次大会。国家工业和信息化部消费品司副司长吴海东、国家中医药管理局科技司副司长周杰、国家农业农村部种植管理司副处长杜建斌、国家药品监督管理局注册司中药处处长王海南、国家药典委员会中药标准处处长石上梅等行业领导应邀出席，天津市卫生健康委、工信局、科技局、商务委、药监局等相关部门领导莅临本次大会。

天津中医药大学校长、中国中医科学院名誉院长、中国工程院院士张伯礼教授出席大会并致辞。他指出，中药的质量与临床证据是中医药传承发展的瓶颈。中药材是中医药事业发展的物质基础，是关系到国计民生的战略性资源。提升中药材质量，保护和发展中药材产业，对于深化医药体制改革，提高人民健康水平，增加农民收入等方面具有十分重要的意义。中医药面临着重大需求和发展机遇，中药现代化取得了突出成绩，将中医药原创思维与现代科技结合，将产生原创性成果，开拓新的研究领域，引领世界生命科学的发展。

国家中医药管理局科技司副司长周杰强调，党的十八大以来，党中央十分重视中药材领域的发展，做出了一系列安排部署。国家中医药管理局近年来积极开展质量保障工作，与相关部门一起凝聚合力，共同发起实施中医药标准化项目、全国道地药材生产基地建设计划，以及推动中药材等中药产品信息化、追溯体系建设意见等，同时积极投身中药材产业扶贫工作，为打赢扶贫攻坚战，助力乡村振兴而努力。

国家农业农村部种植管理司副处长杜建斌、中国医药保健品进出口商会副会长谈圣采、天津市卫生健康委副主任张富霞女士先后在大会上致辞。

2019 年中药材基地共建共享联盟“三无一全”道地品牌品种发布仪式在开幕式上隆重举行。经过联盟专家组为期数个月的严格审核评估，最终有 18 家企业承诺 16 个药材品种达到“三无一全”标准并向社会发布。在联盟大会上，全国工商联组织多家采购企业与 12 家达到“三无一全”品牌的企业达成合作协议，并在现场举行了签约仪式。

魏建和研究员主持专题报告环节，大会特邀国家药监局注册司处长王海南就国家中药注册相关政策法规进行深入解读，国家药典委员会中药标准处处长石上梅对业界广泛关注的《中国药典》(2020年版)中药标准编制相关内容进行说明。

大会承办方盛实百草药业有限公司董事长李刚作为企业代表，介绍了公司在中药材基地建设和管理中所做的一系列工作，以“规范化、规模化、专业化”中药材种植基地建设为中心，为生产经营高品质中药材及中药饮片而不懈努力。

中国医学科学院药用植物研究所所长孙晓波对中医药行业高质量发展提出思考。他提出中药产业发展过程中有三个关键环节，分别为：中药材的品质是中医药行业高质量发展的基础；中药临床价值评价是中医药高质量发展的核心；培育优质高效的中药大品种。

联盟采取执行主席轮值制度。在9月22日晚的联盟大会闭幕式上，联盟副秘书长杨弘先生主持了简单而隆重的交接仪式，并宣布第八届中药材基地共建共享联盟执行主席由四川新荷花中药饮片股份有限公司董事长江云先生担任，2020年联盟大会将在四川成都召开。

本次交流大会从9月20至22日，为期3天，共设置了十余场行业相关主题交流论坛和产业扶贫对接展会，涉及政策解读、科技交流、展览展示、产需对接和品牌宣传等一系列相关活动，内容丰富，形式多样，吸引各界人士超过3500人参加，共同推动中药材基地的规范化、规模化建设，促进产需对接，提升中药材及饮片的品质和品牌影响力。

第三节　年度工作总结

联盟目前有盟员单位75家，另有4家正在办理入盟手续。联盟已经成立6个专业委员会，13个联络站。

一、活动情况

开展“三无一全”评选；开展疑难品种的工作；赵润怀牵头负责可追溯工作组；陈士林所长建立无公害工作组；杨美华成立黄曲霉素工作组；成立植物生长调节剂与药材质量关系工作组：2018年年底，哈尔滨植物生长调节剂的专题研讨，成立了攻关小组，由郭宝林老师、陈军力教授负责；广东省联络站成立，并召开联盟工作会议；西北联络站/甘肃省联络站，陇西奇正药材有限责任公司乔玉梅负责。

二、扶贫情况

扶贫是国家要求，也是联盟今年主要工作内容之一。联盟秘书长孙晓波主抓这一项工作，在云南曲靖召开现场扶贫会，与当地企业对接；2019年中药材基地共建共享联盟国医堂馆联盟联合采购基地对接会于 3 月 15 日在山东济南召开。

2019 年 9 月 2 日“麦冬品质提升与产业推进研讨会”在成都召开，鉴于三台县为麦冬的稳定集中产区，政府对种植生产问题高度重视，希望共同对麦冬产业绿色生态种植管理更科学、更合理，达到提高品质和健康有序发展的目的。联盟特邀请三台县政府共同参与组织，并安排麦冬种植加工等现场参观事宜。

为推进中药饮片质量疑难品种攻关，在中药材基地共建共享联盟组织指导，上海中药行业协会协力推动下，上海上药华宇药业有限公司（简称上药华宇）于 2016 年 12 月根据国家药典委员会公示发文《关于征集〈中国药典〉（2015 年版）意见及建议的函》，承办了“中药材质量疑难品种研讨会”。会议聚焦 28 个全国中药材、中药饮片质量疑难品种，汇总 27 家企业质量疑难相关信息，通过聚焦质量疑难品种分析，磋商质量解决方案，最后由上药华宇整合汇总，通过联盟疑难品种工作组向国家药典委员会提交了《2015 年版〈中国药典〉质量疑难品种及问题说明》的报告至今（2019 年 8 月），经过全国产学研相关单位 2 年多的协同推进研究，据相关信息收集、统计，目前已得到较快进展，同时联盟工作组再次收集需立项研究的问题品种。

为筹备今年联盟大会，任德权亲自考察会议场地。中国医学科学院药用植物研究所召开大小会议近 20 次。

为配合修订版《中药材质量管理规范》的实施，中国医学科学院药用植物研究所依托中药材共建共享联盟，牵头立项了中华中药学会团体标准《200 种中药材规范化生产技术规程》编写工作，正邀请全国中药材生产研究与实践的优势专家与企业，分别牵头 200 种中药材规范化生产技术规程的研制，并计划和《新版中药材 GAP 实施指南》撰写工作衔接。

联盟协助联络站打造福九味，湘九味等地方品牌。

三、地方联络站工作情况

浙江省联络站、云南省联络站承办扶贫会议；湖北省联络站举办一系列活动。

2019 年 3 月，由中药材基地共建共享联盟植保专业合作委员会主持的“中药材病虫害绿色防控及土壤修复专题研讨会”在陇西保和堂药业有限责任公司成功召开。

2019 年 8 月，联盟推进湖北省“荆楚药材”省域公共品牌和地方品牌建设，形成“母子”品牌共建共享，促进湖北省中药产业可持续健康发展，实现湖北省中药强省目标，经研究决定召开湖北省荆楚药材品牌战略发展交流会，邀请英山县政府相关部门联合举办，为湖北省中药材品牌体系建设及发展提供指导，加强地方特色中药材品种与省域品牌联合，共同推动“荆楚药材”省域品牌发展。

第二十章　英雄再回芙蓉城，万人齐看新荷花

2020 年是举国上下同心协力抗疫的一年，这一年，联盟人通力协作，为中医药、为全国人民做出了巨大贡献。联盟主席张伯礼院士身先士卒，逆行武汉，用中医药抗击新冠疫情，获得了“人民英雄”国家荣誉称号，总书记亲自为张院士佩戴了勋章，为中医药，也为联盟增添了荣耀。

这一年，联盟盟员单位纷纷捐款捐物，发挥各自优势，团结互助，无私奉献，显示出了中医药人的担当和社会责任。

然而，不幸的是，联盟主要创始人，国家药监局原副局长任德权先生于 2019 年 10 月意外辞世，没有看到联盟在这一年来的成长。联盟人沉痛缅怀任德权先生为联盟做出的重要贡献，并表示一定不忘初心，为了中医药事业的未来，坚持走下去。

在此背景下，联盟召开了第八届年度交流大会。

2020 年 10 月 24 日，由中药材基地共建共享联盟、天津中医药大学、中国医学科学院药用植物研究所联合主办，四川新荷花中药饮片股份有限公司承办，四川省中医药科学院、成都中医药大学协办的第八届中药材基地共建共享交流大会在四川成都隆重开幕（表 20–1 至表 20–5）。本次大会以“守正创新，科学发展”为主题。

中药材基地共建共享联盟学术委员会主席、天津中医药大学校长、中国工程院院士、“人民英雄”国家荣誉称号获得者张伯礼，联盟常务副主席、中国医学科学院药用植物研究所所长孙晓波等联盟领导专家，以及国家药品监督管理局、工业和信息化部消费品工业司、国家中医药管理局科技司、农业农村部种植业司、国家药典委员会、中国医药保健品进出口商会、中华中医药学会炮制分会、国家教育部中药炮制工程中心等部门领导应邀出席，四川省中医药管理局、广西壮族自治区中医药管理局、甘肃省卫生健康委员会、四川省中医药科学院、成都中医药大学、成都市高新区党工委等相关部门领导莅临本次大会。

受新冠疫情的影响，本次大会严控线下会议规模，并采取线上直播的方式进行。联盟成员单位及其他中药材基地企业、饮片企业、医药工业企业、医疗单位、相关行业协会及学会代表共约 500 人参加了现场会议，超 5 万人观看了大会直播。

第一节　会议议程

表 20-1　第八届联盟大会会议总体安排

10月23日全天报到		
日期	会期	会议名称
10月23日	下午	中医药高质量发展论坛（闭门会议）： 1. 中医药法执法检查内容 2. 中药材行业发展中的问题 3. 中药材行业良性发展趋势
		第八届《中药材》杂志编委会第二次会议
	晚上	中药材基地共建共享联盟工作会议
10月24日	上午	第八届中药材基地共建共享交流大会开幕式
	下午	2020年中药资源大会与中药农业科技交流大会（一）
		中药工业与中药农业产需对接会
10月25日	上午	2020年中药资源大会与中药农业科技交流大会（二）
		中药材扶贫专题会议
	中午	闭幕式

表 20-2　开幕式会议具体安排

10月24日上午开幕式		
时间	内容	报告人
8：30—8：35	中药材基地共建共享联盟主席致欢迎词	张伯礼院士
8：35—8：40	中药材基地共建共享联盟执行主席致欢迎词	江云董事长
8：40—8：43	追思联盟已故主席任德权	孙晓波所长
8：43—8：48	工信部领导致辞	相关领导
8：48—8：52	国家中医药管理局领导致辞	相关领导
8：52—8：57	农业农村部领导致辞	相关领导
8：57—9：03	四川省领导致辞	相关领导
9：03—9：08	四川省中医药科学院领导致辞	赵军宁院长
9：08—9：10	联盟工作报告	郑文科博士
9：10—9：30	“三无一全”道地品牌品种发布	
9：30—9：35	“三无一全”企业签约	
9：35—9：40	全国中药材生产技术服务平台上线发布	

续表

时间	内容	报告人
9：40—9：55	突出贡献优秀企业、个人表彰	
9：55—10：00	合影	
主旨报告 主持人：杨弘		
10：00—10：30	弘扬抗疫精神，坚定文化自信	张伯礼院士
10：30—10：50	经典名方对中药原料药材的要求	王海南处长
10：50—11：10	《中国药典》（2020 年版）新要求	何轶研究员
11：10—11：30	中药材行业发展问题及趋势	魏建和教授
11：30—11：50	中药材行业信息发布	相关专家

表 20–3　中药材基地共建共享农科对接会（10 月 24 日）

10 月 24 日下午：中药材基地共建共享农科对接会			
专题一："三无一全"技术 主持人：王文全			
时间	内容	报告人	单位职务
14：00—14：15	药材的味道与质量	李安平	山西振东制药董事长
14：15—14：30	中药种植土壤中农药残留和降解动态——以三七为例（黄曲霉毒素问题品种的解决方案）	杨美华	中国医学科学院药用植物研究所分析中心副主任
14：30—14：45	根类药材调节剂使用研究新进展	郭宝林	中国医学科学院药用植物研究所研究员
14：45—15：00	现代分析技术先行，助力"三无一全"认证	段忆翔	四川大学教授
15：00—15：15	生物农药在中药材种植管理中的应用	黄永	成都中医药大学教授
专题二：产业实践与药材质量 主持人：王沫			
15：15—15：30	中药资源评估与 GAP	郭巧生	南京农业大学教授
15：30—15：45	栀子基因组研究及育种应用	宋经元	中国医学科学院药用植物研究所研究员
15：45—16：00	黄精产业发展战略意义与路径	斯金平	浙江农林大学教授
16：00—16：15	鹿茸质量标准评价研究	孙印石	中国农业科学院特产研究所研究员、主任
16：15—16：30	恒山黄芪商品规格等级与药效比较研究	秦雪梅	山西大学教授

续表

时间	内容	报告人	单位职务
专题三：产业实践——中药材生产技术 主持人：郭巧生			
16：30—16：45	热河黄芩、北苍术种植技术研究及市场前景分析	杨素君	国药集团承德药材有限公司
16：45—17：00	广西罗汉果种植技术研究	谭勇	广西中医药大学教授
17：00—17：15	夏枯草高效栽培技术以及前景展望	周志强	河南周富堂药业有限公司总经理
17：15—17：30	辛夷的现代加工工序对挥发油含量的影响	郭春青	鲁山县小林农业有限公司总经理
17：30—17：45	半夏种植与初加工	张旭	安国市圣中中药材种植农民专业合作社总经理
17：45—18：00	中药材种植专用肥的研发思路和应用	程雪梅	四川中新大地科技有限公司技术负责人

表 20-4　中药材、饮片供需对接会（10 月 24 日）

10 月 24 日下午：中药材、饮片供需对接会			
会议摘要 1. 会议秉承联盟“守正创新，科学发展”的指导思想，践行中药产业“优质优价”“优质优先”理念。重点推行中药材“三无一全”品牌品种基地模式，起到产业示范带头作用，促进中药种植产业向优质方向发展 2.“三无一全”品牌品种企业、中成药生产企业、中药饮片企业、中药配方颗粒、医院药房主任专业委员会、国医馆等加强中药农业与中药工业对接，有效促进向协同互助、产业升级、品牌运营等方向提升			
时间	主题	报告人 / 主持人	单位 / 职务
13：45—14：00	2020 年度“三无一全”品牌品种宣传片		
14：00—14：20	会议主持、领导致辞	杨弘	联盟副秘书长、上海中药行业协会会长
14：20—14：35	“三无一全”整体品种介绍	李文艳	联盟中药农业企业专业委员会主任委员
14：35—14：50	“三无一全”回头看模式分析	刘菲菲	联盟采购经理专业委员会副主任委员
14：50—15：05	国药中药资源产业布局	王继永	中国中药有限公司副总经理、国药种业有限公司董事长
15：05—15：20	中药材进出口现状	于志斌	中国医药保健品进出口商会中药部主任

续表

时间	主题	报告人 / 主持人	单位 / 职务
15：20—16：00	供需对接访谈	主持人：孙晓波	1. 陈士林（中国中医科学院中药研究所所长、联盟无公害工作组组长） 2. 季申（上海市食品药品检验所中药天然药物室、保健食品室主任，一级主任药师） 3. 吴宪（中国中药控股有限公司董事长、中国中药有限公司总经理） 4. 张聪（上海市药材有限公司党委书记、总经理） 5. 赵奎君（医院药房专委会主任委员、首都医科大学附属北京友谊医院中药剂科主任） 6. 陈叶蓁（联盟国医堂馆专业委员会主任委员）
中场休息			
16：10—16：25	上海中药饮片质量提升工程系统建设	杨弘	联盟副秘书长、上海中药行业协会会长
16：25—16：40	中药材基地共建共享实践与探索	何伯伟	联盟浙江省联络站站长、浙江省农业农村厅中药材首席专家、浙江省中药材产业协会副会长
16：40—16：55	溯源领衔搭建平台，模式创新打造品牌	苏豹	云南白药集团中药资源有限公司执行董事、云南省中药材种植养殖行业协会会长、联盟云南省联络站站长
16：55—17：10	道地药材基地全程可追溯与优质优价体系建立的模式探讨——以闽产药材“福九味”为例	黄瑞平	联盟福建省联络站站长、福建省中药材产业协会常务副会长兼秘书长
17：10—17：25	重点品种培育，品牌创新	冯斌	四川新荷花中药饮片股份有限公司总经理
17：25—17：30	会议总结	杨弘	联盟副秘书长、上海中药行业协会会长

表 20–5　中药材基地共建共享农工科对接会（10 月 25 日）

时间	主题	报告人 / 主持人	单位 / 职务
专题一：“三无一全”基地建设及中药农业产出问题 主持人：李文艳			
8：30—8：45	中药材“三无一全”品牌创立与实践	王沫	湖北省荆楚药材研究院教授、院长
8：45—9：00	中药材“三无一全”基地新评审标准及基地提升	王文全	中国医学科学院药用植物研究所
9：00—9：15	重金属农残检测药典变化及解决办法	王莹	中国食品药品检定研究院中药民族药检定所副研究员
9：15—9：30	中药材产地初加工探讨	刘红卫	中药材资深信息与资源专家

续表

时间	主题	报告人 / 主持人	单位 / 职务
9：30—9：45	中药材质量疑难品种探讨	曹丽娟	盛实百草药业有限公司质量总监
专题二：中药材基地建设服务体系 主持人：宋嫣			
9：50—10：00	科技引领灵芝、铁皮石斛道地药材产业发展	李明焱	浙江寿仙谷植物药研究院有限公司董事长、总经理
10：00—10：10	于下游客户需求的中药全程溯源体系建设探索与研究	张富	北京新望本草科技有限公司总经理
10：10—10：20	全国中药材产销概况分析	徐宏伟	亳州市药通信息咨询有限公司董事长
10：20—10：30	中药农业信息化	朱光明	上海市药材有限公司中药资源分公司副总经理
10：30—10：40	“互联网＋拍卖”助力中药材产业高质量发展	武文涛	广东跑合中药材电子商务有限公司总经理
10：40—10：50	中药材基地建设	许启棉	福建天人药业股份有限公司董事长
10：50—11：00	内蒙古赤峰中药材基地可追溯系统的构建与实践	赵禹凯	内蒙古赤峰市农科院副研究员
专题三：中药材种子种苗专题 主持人：魏建和			
11：00—11：10	黄芪种子种苗质量研究与调控	王俊杰	内蒙古农业大学教授
11：10—11：20	当归提前抽薹开花现状调研及原因研究	栗孟飞	甘肃农业大学教授
11：20—11：30	野菊花优良新品种选育与基地建设	李建领	华润三九药业有限公司博士后
11：30—12：00	访谈——中药材种子种苗问题与发展	访谈嘉宾：李文艳、刘菲菲、王继永、朱志国、王俊杰、叩根来	

第二节　会议详情

大会开幕式于2020年10月24日上午召开。张伯礼院士在致辞中指出，8年来联盟日渐壮大，对推动国家中药材规范化种植、提升药材质量，为中药大健康产业的可持续发展做出了贡献。2020年抗疫期间，中医药发挥的作用有目共睹，是中医药“守正创新，传承精华”的生动实践，受到了党和国家领导人及全国人民的充分肯定，优质的中药材在这个过程中发挥了重要作用。行业内企业的无私奉献也体现了全国中医药人的家国情怀。中医药事业迎来了自身发展的大好环境，在保证中医药事业更健康发展的过程中，以质量为导向、以质量为牵引最为关键。如何建立合适的标准将是联盟今后一个很重要的任务。做好规范化种植引导，保证“优质优价、优质优先”将是联盟的工作方向。

吃水不忘挖井人，联盟的发展壮大，离不开已故联盟主席任德权的无私奉献。孙晓波在会上代表联盟与大家共同追思缅怀了任主席生前的工作，表达了联盟人对任老的敬意：

> 各位中医药界的同志们，今天，我们怀着十分崇敬的心情纪念任德权先生。任德权先生是中药材基地共建共享联盟的倡导者、创立者和领导者，是我们非常敬爱的前辈。他将自己的人格魅力、领导才能、党性修养和理想信念融为一体，为中医药事业的发展鞠躬尽瘁，死后而已。
>
> 任老历任中国药材有限公司总经理、国家中医药管理局副局长、国家食品药品监督管理总局副局长等领导职务，退休以后，以更加饱满的热情投入到他喜爱的中医药事业。每当中医药发展遇到阻力或困难的时候，他总是积极站出来，大声疾呼，带领一批同样具有激情的中医药人不断奋斗。
>
> 为了改变中药行业药材质量鱼龙混杂的局面，避免“中医亡于中药”成为现实，任德权先生大力推行中药材GAP建设，与张伯礼院士倡议，联合多家优秀的中药材生产企业，成立了我们的中药材基地共建共享联盟，联盟工作中的各项文件多亲笔起草。虽逾古稀之年，他仍不辞辛劳，走基地，进工厂，不顾道路崎岖，山高路远。在任德权先生的带领下，我们联盟会议规模迅速增长，社会影响巨大，使我国规范化种植的高品质中药材从品种数量到种植面积都有了显著提高。
>
> 曾记得任德权先生经常讲：“要对得起老祖宗，对得起老百姓，对得起老中医。”这也是我们联盟的初心和使命。今天，联盟这个大家庭迎来了第八个盛会，我们中医药界同仁也必将按照这个方向继续走下去，对得起任德权先生！

国家中医药管理局科技司、农业农村部种植业司、四川省中医药管理局、全国工商联医药业商会、中国医药保健品进出口商会、成都市高新区党工委有关领导先后在大会上致辞，表达了对联盟工作的支持和期望。

开幕式上还发布了2020年中药材基地共建共享联盟“三无一全”道地品牌品种。经过联盟专家组为期数个月的严格审核评估，最终全国有13家企业、16个药材基地达到了“三无一全”标准并向社会发布。在会上，多家采购企业承诺采购“三无一全”品牌品种药材，联盟常务副主席孙晓波代表联盟与各企业签署了合作协议，采购金额累计达 3.8 亿元。

联盟不仅推动品牌评审，还注重品牌质量的保持。2020 年联盟组织专家开展了"'三无一全'基地回头看"的工作，对往届品牌基地做了现场评审和评估。

中药材生产技术是种出好药材的关键，针对当前中药材生产亟须科技支撑的现状，"种好药"全国中药材生产技术服务平台应运而生。开幕式上举行了"种好药全国中药材生产技术服务平台"发布仪式，开启了全体中药人共同的云时代。

联盟秘书长郑文科在大会上做了联盟工作总结报告，介绍了联盟的概况，并回顾了一年来的工作成绩。

共建共享，互通有无，联盟时刻关注行业走向，天地网在大会上发布了《2020 年前三季度行业发展蓝皮书》。中药材行业信息的发布，提供了中药行业、中药企业最关注的行情信息变换。

在主旨报告环节，张伯礼院士做了题目为"弘扬抗疫精神，坚定文化自信"的主旨报告，与大家共同分享了中医药抗击新冠疫情的贡献，并提出中医药人要坚定文化自信，抓住机遇，以保证国民健康为己任，发展中医药事业，共同为健康中国做出贡献。

国家药典委员会何轶研究员，做了题为"《中国药典》(2020 年版)新要求"的演讲，对新版《中国药典》对中药质量控制的最新要求做了详细讲解。

国家药典委员会综合处副处长宋宗华，针对配方颗粒相关政策要求做了主旨报告，汇报了配方颗粒相关政策建立的工作进展，详解了配方颗粒国家标准统一的相关问题，并从标准统一工作的角度对配方颗粒质量控制提出了新要求。

本次大会得到了国家和地方各级部门的大力支持，围绕"大企业、大基地、大品种"，研判了政策法规，发布了行情信息，加强了产需对接，推广了技术培训，有助于推进我国中药材规范化生产，提高中药材质量。

本次交流大会从 10 月 23 至 25 日，为期 3 天，共设置了 4 场行业相关主题交流论坛和产业扶贫对接展会，涉及政策解读、科技交流、展览展示、产需对接和品牌宣传等一系列相关活动，内容丰富，形式多样，吸引了各界人士参加，共同推动中药材基地的规范化、规模化建设，促进产需对接，提升中药材及饮片的品质和品牌影响力。

第三节　年度工作总结

此次大会正值新冠疫情爆发的一年，全国上下抗击疫情，中医药在抗疫过程中发挥了重要作用，中药材为有力抗击疫情提供了物质保障。

联盟在抗疫方面做出了巨大贡献。联盟主席张伯礼院士身先士卒，逆行武汉，在前线坚守 82 天，为武汉人民披肝沥胆，为全国人民呕心沥血，为中医药人挺起了脊梁，用中医药点亮了中国方案！

九州通医药集团坐落在武汉，作为联盟盟员单位，义不容辞扛起了中医药抗疫的重任，为武汉13个区配送16.8万盒5种中成药，惠及约4.2万人；生产、煎煮、配送2个中药汤药，送至6个区、39个隔离点、7家医院、10家方舱医院，共配送84万袋；采购255个品种，728个批次，1600余吨药材，并向全国33家企业供应中药材、中成药，发货108次。

山西振东集团也参与到抗疫当中，向28个省875余家医院，捐赠各类防疫药品、急缺防控用品和消毒用品等累计5478.31万元；成立了“新冠肺炎疫情专项基金”，启动资金1000万，向因公殉职的8位医生家属捐赠抚恤金共计80万元，如家中有老人和孩子，每月支付2000元生活费，直至孩子年满18岁。广州市香雪制药驰援武汉，捐赠20000份药品；为患者提供超过350万剂的中药汤剂服务；生产防护口罩、防护服等防护用品；向全国各地捐款捐物累计超过1500万。浙江寿仙谷医药向湖北、浙江两地抗击疫情一线人员及意大利、波兰等海外侨胞捐赠产品1000多万。上海医药集团成立抗疫突击队，400名物流员工一个月内奋战约540个小时，累计捐赠医疗用品、防护物资2600多万元。仲景宛西制药免费发放清热解毒类药品等，捐款及捐赠抗疫药品、物资总价值600多万元；自复工复产以来，累计向抗疫一线捐赠药品总价约1000万元。

受新冠疫情的影响，湖北省经济遭受重创。张伯礼院士亲自呼吁联盟采取行动，倡议相关盟员单位和爱心企业“采购荆楚药材优品，助力湖北经济复苏”。北京同仁堂、九州通医药集团、上海中药协会会员单位、河北神威药业、盛实百草药业、江苏康缘药业等企业，亳州、安国等中药材交易市场药商纷纷响应。据不完全统计，截至会前，从湖北40余家中药材生产主体（其中涵盖扶贫帮扶110个行政村的药农所产药材），销售46种中药材，共计6000余吨，产值2亿多元。

集中采购的问题已引起行业关注。联盟秘书处与联盟专家、农业企业、饮片企业、工业企业、流通企业等就“山东等十二省（区、市）医保局共同发起成立‘十二省份中药材采购联盟’，推进中药材带量集采倡议”展开讨论，最终形成建议，认为中药材及饮片集采是趋势，但现阶段条件不成熟，落地困难，若强行推进，冲击行业良好发展态势，不利于高质量发展。

联盟在扶贫方面也做出了显著成效。西洋参引种栽培、天麻人工繁育、砂仁规模化种植、石斛繁育技术、川贝母野生抚育、DNA条形码技术、肉苁蓉规模化种植、白木香通体结香技术、柴胡和人参新品种选育等系列技术成果的应用，服务全国150万亩药材基地，产生近100亿元可预期产值。截至2019年，中国医学科学院药用植物研究所科技助力的国家级贫困县分布在全国11个省、自治区，32个县。

联盟盟员单位分别在扶贫工作中发挥作用，取得了成效。部分名单如下：

九信中药集团有限公司

山西振东制药股份有限公司

广州市香雪制药股份有限公司

浙江寿仙谷医药股份有限公司

上海市药材有限公司（辽宁）

上海市药材有限公司（湖南）

云南白药集团股份有限公司

浙江桐君堂中药饮片有限公司

仲景宛西制药股份有限公司

格尔木亿林枸杞科技开发有限公司

云南希康生物科技有限公司

文山苗乡三七股份有限公司

应全国工商联医药业商会邀请，联盟推荐“三无一全”品牌品种基地积极申请商会“道地药材十佳基地”。2020年8月8日，全国工商联医药业商会举办中国医药产业发展论坛，联盟推荐16家“三无一全”品牌品种基地通过评审，由商会和联盟双背书，授予荣誉证书。名单如下：

山西振东道地药材开发有限公司

临沂九州天润中药饮片产业有限公司

四川省中药材有限责任公司

湖南补天药业股份有限公司

玺赞庄园枸杞有限公司

珍仁堂（北京）中药科技有限公司

盛实百草药业有限公司

云南希康生物科技有限公司

化州化橘红药材发展有限公司

文山苗乡三七股份有限公司

甘肃九州天瑞中药饮片有限公司

广州市香雪制药股份有限公司

上海市药材有限公司

福建连天福生物科技有限公司

福建柘参生物科技股份有限公司

浙江寿仙谷医药股份有限公司

第二十一章　联盟人气超百万，南宁盛况最空前

2021年10月15—17日，由中国工程院医药卫生学部指导，国家中药材标准化与质量评估创新联盟（原中药材基地共建共享联盟）（本章简称创新联盟）、天津中医药大学、中国医学科学院药用植物研究所，以及广西壮族自治区卫生健康委员会、中医药管理局、农业农村厅、林业局、药品监督管理局和广西中医药大学共同主办的第九届中药材基地共建共享交流大会在广西南宁隆重召开。本届大会以“创新支撑、绿色发展”为主题，以主旨演讲、专题研讨、成果展览、现场直播、项目签约、信息发布等形式展示了中药材全产业链发展。

此次大会盛况空前，虽然受到新冠疫情影响，线下人数严格限制，但线上参会人数超过百万，展览、直播等环节的设置获得了与会人员的高度评价。此次大会是联盟正式更名为“国家中药材标准化与质量评估创新联盟”后的第一次盛会，也是首次由中国工程院医药卫生学部指导的大会，会议规格得到了提升。在广西壮族自治区卫生健康委员会、中医药管理局、农业农村厅以及林业局、药品监督管理局等多个政府部门的通力支持下，会议获得了圆满成功（表21-1至表21-11）。

第一节　会议议程

表21-1　第九届创新联盟大会开幕式

时间：10月16日8：30—12：00 会场：南宁国际会展中心D区朱瑾花厅				
会场负责人：郑文科、谷筱玉、李文艳、何春花、李天、凌小梅				
时间	主题	报告人	单位/职务	主持人
8：30—9：20	与会领导、专家巡展			

续表

时间	主题	报告人	单位 / 职务	主持人
一、领导致辞				
9：30—10：10	广西壮族自治区政府领导致欢迎辞	黄俊华	广西壮族自治区政府 / 副主席	唐宁副秘书长
	国家中医药管理局领导致辞	李昱	国家中医药管理局科技司 / 司长	
	国家林业和草原局领导致辞	苏祖云	国家林业和草原局发改司 / 副司长（正司局级）	
	国家工业和信息化部领导致辞	张晓峰	国家工信部消费品工业司 / 副司长	
	国家农业农村部领导致辞	李莉	国家农业农村部全国农业技术推广服务中心 / 首席专家	
	联盟理事长致辞	张伯礼	中国工程院 / 院士、创新联盟 / 理事长	
10：10—10：15	第九届中药材基地共建共享交流大会启动仪式			
二、院士主旨演讲				
10：15—10：55	新时代中医药高质量发展的思考	张伯礼	中国工程院 / 院士、创新联盟 / 理事长	陈士林副理事长
10：55—11：35	林下中药材科技创新	朱有勇	中国工程院 / 院士	
三、发布仪式				
11：35—11：45	《广西百名名中医百首验方》新书发布	黎甲文	广西壮族自治区中医药管理局 / 局长	庞宇舟副书记
		韦贵康	广西中医药大学瑞康医院 / 国医大师	
		姚春	广西中医药大学 / 校长	
11：45—11：50	《中药材行业蓝皮书》编写启动仪式	郑文科	创新联盟 / 秘书长	孙晓波副理事长
11：50—12：00	“三无一全”审核结果公布及颁发证书	杨弘	创新联盟 / 副理事长、上海中药行业协会 / 会长	

表 21–2 信息发布及闭幕式

时间：10 月 17 日 9：00—12：00 会场：南宁国际会展中心 D 区朱瑾花厅				
会场负责人：郑文科、谷筱玉、贾海彬、何春花、李天、凌小梅				
一、大会主旨演讲				
时间	主题	报告人	单位 / 职务	主持人
9：00—9：20	中药材品质提升工程	陈士林	中国中医科学院中药研究所 / 所长、创新联盟 / 副理事长	郑文科秘书长
9：20—9：40	经典名方政策解读	孙晓波	中国医学科学院药用植物研究所 / 所长、创新联盟 / 副理事长	
9：40—9：50	上海中药饮片追溯体系启动实施进展	刘华	上海市中医药管理局中医监管处 / 处长	
二、信息发布				
9：50—10：40	《2021 年前三季度中药产业发展大数据》发布	贾海彬	天地云图医药信息（广州）有限公司 / 总经理	贾海彬总经理
10：40—11：10	中药材信息大咖沙龙	王建忠	西北地区品种专家	
		赵建	华北地区品种专家	
		刘红卫	中部地区品种专家	
		李活领	华南及进口品种专家	
		郭林虎	九信中药集团有限公司药材资源事业部总经理（采购龙头企业代表）	
11：10—11：30	三、项目签约仪式			范春副局长
四、闭幕式				
11：30—11：55	领导讲话	王国强	原国家卫生计生委 / 副主任、创新联盟 / 名誉主席	孙晓波副理事长
	广西壮族自治区卫生健康委员会、中医药管理局领导发言	黎甲文	广西壮族自治区卫生健康委员会 / 党组成员、广西壮族自治区中医药管理局 / 局长	
	轮值主席发言	朱朝阳	广西柳州医药股份有限公司 / 董事长兼总经理	
	联盟标志物交接			
	九州通医药集团领导发言	骆维	九信中药集团有限公司 / 总经理	
11：55—12：00	宣布闭幕			

表 21–3　创新联盟常务理事会会议（闭门）

<table>
<tr><td colspan="3">时间：10 月 15 日 15：00—16：00
会场：会展豪生酒店南宁厅</td></tr>
<tr><td colspan="3">会议主持人：孙晓波</td></tr>
<tr><td colspan="3">参会人员：创新联盟主要领导及常务理事单位代表</td></tr>
<tr><td>会议内容</td><td>1. 创新联盟工作方向及重点任务
2. 饮片专业委员会成立
3. 医院中医药促进与发展专业委员会成立
4. 植保专业合作委员会换届
5. 第三批联络站成立
6. 创新联盟工作章程
7. 联络站管理办法
8. 专业委员会管理办法
9. 工作组管理办法
10. “三无一全”工作管理办法</td><td>郑文科（创新联盟 / 秘书长）</td></tr>
</table>

表 21–4　创新联盟高质量发展研讨会（闭门）

<table>
<tr><td>时间：10 月 15 日 16：00—18：00
会场：会展豪生酒店南宁厅</td></tr>
<tr><td>主持人：孙晓波</td></tr>
<tr><td>参会人员：创新联盟主要领导、常务理事单位代表、理事单位代表、监管部门领导（天津、上海、广西、北京）大型中药工业企业代表、饮片企业代表、医院院长或药房主任代表、行业权威专家</td></tr>
<tr><td>会场负责人：李文艳</td></tr>
<tr><td>1. 企业需求及建议
2. 行业发展趋势
3. 行业热点问题研讨</td></tr>
</table>

表 21–5　创新联盟盟员代表大会

<table>
<tr><td colspan="5">时间：10 月 15 日 19：30—21：00
会场：会展豪生酒店南宁厅</td></tr>
<tr><td colspan="5">会场负责人：郑文科</td></tr>
<tr><td colspan="5">参会人员：创新联盟主要领导、常务理事单位代表、理事单位代表、盟员单位代表</td></tr>
<tr><td>时间</td><td>主题</td><td>报告人</td><td>单位 / 职务</td><td>主持人</td></tr>
<tr><td>19：30—20：00</td><td>创新联盟年度工作总结报告</td><td>郑文科</td><td>创新联盟 / 秘书长</td><td rowspan="6">杨弘会长</td></tr>
<tr><td>20：00—20：20</td><td>创新联盟植保专业合作委员会换届</td><td>徐常青</td><td>中国医学科学院药用植物研究所 / 研究员</td></tr>
<tr><td>20：20—20：40</td><td>创新联盟饮片专业委员会成立</td><td>公晓颖</td><td>长春公正集团 / 董事长</td></tr>
<tr><td>20：40—21：00</td><td>创新联盟医院中医药促进与发展专业委员会成立</td><td>雒明池</td><td>天津中医药大学第二附属医院 / 院长</td></tr>
<tr><td>21：00—21：20</td><td>甘肃省、宁夏回族自治区、广西壮族自治区、川渝、天津联络站成立</td><td>元四辉</td><td>创新联盟 / 副秘书长、创新联盟广州省联络站 / 站长</td></tr>
<tr><td>21：20—22：00</td><td colspan="3">讨论交流</td></tr>
</table>

表 21-6　中医药产业融合发展研讨会

时间：10 月 16 日 14：00—17：50
会场：南宁国际会展中心 D101 厅

会场负责人：张占江、沈瑗瑗、李嫦丽、张洁玉

时间	主题	报告人	单位 / 职务	主持人
14：00—14：10	致辞	吴海东	创新联盟 / 副理事长、原国家工信部消费品工业司 / 副司长	朱朝阳董事长
14：10—14：35	从中药配方颗粒标准制定工作管窥国家药品标准制修订工作	宋宗华	国家药典委员会业务综合处 / 副处长	
14：35—15：00	发挥高校科技支撑作用，助力桂药产业健康发展	邓家刚	广西中医药大学 / 教授	
15：00—15：10	致辞	张伯礼	中国工程院 / 院士、创新联盟 / 理事长	
15：10—15：30	仙茱区块链——助力中药产业数字化升级	朱朝阳	广西柳州医药股份有限公司 / 董事长兼总经理	邓家刚教授
15：30—15：50	服务国家战略振兴中医药产业——首支国资背景中医药产业投资基金启航	刘江波	广东中医药大健康基金 / 董事长	
15：50—16：10	中药材种子种苗与质量	李安平	山西振东健康产业集团有限公司 / 董事长	
16：10—16：30	中国中药助推广西中医药发展	张勋	中国中药广东一方制药有限公司 / 副总经理、战略事务部 / 总经理	
16：30—16：50	中药材专业化公共服务平台建设	王晓东	天士力控股集团安国数字中药都有限公司 / 董事、总经理	
16：50—17：10	构建“产业大脑 + 未来工厂”中医药现代化产业生态——打造高科技药事服务水平	蔡永潮	浙江厚达智能科技股份有限公司 / 董事长	
17：10—17：30	数字中医，构建本地化健康美好生活	王李珏	广东阿康健康科技集团有限公司 / 董事长	
17：30—17：50	中医药现代化创新发展	莫宏胜	广西梧州中恒集团股份有限公司 / 党委书记	

表 21–7　中医药院校校长研讨会

时间：10 月 16 日 14：30—18：00 会场：南宁国际会展中心 D106 厅		
会场负责人：唐红珍、于舟、黎乃珍		
时间	内容	主持人
一、开幕式		
14：30—14：45	广西壮族自治区政府代表致辞	姚春校长
14：45—15：00	张伯礼院士致辞	
二、主旨发言		
15：00—15：10	成都中医药大学校长余曙光发言	姚春校长
15：10—15：20	天津中医药大学校长高秀梅发言	
15：20—15：30	辽宁中医药大学校长吕晓东发言	
15：30—15：40	湖南中医药大学校长戴爱国发言	
15：40—15：50	江西中医药大学校长朱卫丰发言	
15：50—16：00	陕西中医药大学书记刘力发言	
16：00—16：10	山西中医药大学校长郝慧琴发言	
16：10—16：20	贵州中医药大学校长刘兴德发言	
16：20—16：30	云南中医药大学校长熊磊发言	
16：30—16：40	西藏藏医药大学校长米玛发言	
16：40—16：50	广西中医药大学校长姚春发言	
16：50—17：00	中场休息	
三、交流发言		
17：00—18：00	上海中医药大学、广州中医药大学、山东中医药大学、长春中医药大学、湖北中医药大学、安徽中医药大学、河南中医药大学、甘肃中医药大学、内蒙古医科大学（中医学院、药学院、蒙医药学院）、宁夏医科大学中医学院、青海大学藏医药学院嘉宾交流发言	姚春校长
18：00	散会	

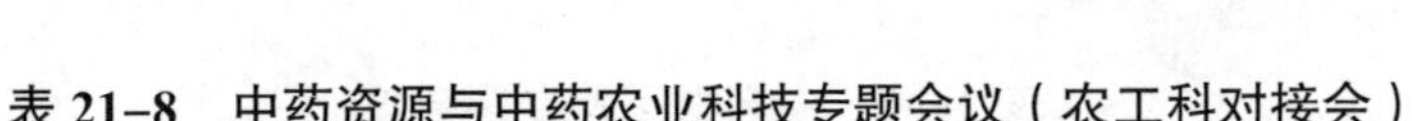

表 21-8　中药资源与中药农业科技专题会议（农工科对接会）

时间	主题	报告人	单位 / 职务	主持人
时间：10月16日14：00—17：45 会场：南宁国际会展中心D102厅				
会场负责人：魏建和、郭巧生、李文艳、王沫、宋经元、董政起、徐常青				
专题一：中药材产业发展				
14：00—14：15	珍稀濒危动物药材资源与代用品研究	庾石山	中国医学科学院药物研究所研究员 / 副所长	郭巧生教授、宋经元研究员
14：15—14：30	科技进步推动中药材高质量发展	魏建和	中国医学科学院药用植物研究所研究员 / 副所长、创新联盟 / 副秘书长	
14：30—14：45	中药中真菌毒素防控对策	季申	上海市食品药品检验所中药天然药物室、保健食品室 / 主任	
14：45—15：00	发展林源中药材产业的思考	王文全	中国医学科学院药用植物研究所 / 教授、主任	
专题二：中药资源与产地加工				
15：00—15：15	中药资源评估技术及存在问题探讨	钟国跃	江西中医药大学 / 教授、主任	王沫教授、王秋玲副研究员
15：15—15：30	中药资源评估与实例介绍	郭巧生	创新联盟规范化专业委员会 / 主任委员	
15：30—15：45	中药资源与鉴定——技术问题与解决方案	齐耀东	中国医学科学院药用植物研究所 / 副研究员	
15：45—16：00	产地加工是中药材质量提升的关键环节	刘红卫	中药材资源信息资深专家	
专题三："三无一全"技术				
16：00—16：15	"三无一全"新模式与中药农业问题	刘菲菲	创新联盟采购经理专业委员会 / 副主任委员	徐常青研究员、李文艳副秘书长
16：15—16：30	杭白菊"三无一全"基地建设分析	王志安	浙江中药研究所 / 研究员、副所长	
16：30—16：45	黄芪"三无一全"基地建设技术	王俊杰	内蒙古农业大学 / 教授、创新联盟内蒙古自治区联络站 / 负责人	
16：45—17：00	集成绿色防控技术，助力中药材"三无一全"品牌建设	邱德文	中国生物农药与生物防治产业技术创新战略联盟 / 理事长	
17：00—17：15	中药材高质量发展与绿色植保	刘赛	中国医学科学院药用植物研究所 / 副研究员	
专题四：中药材生产新技术应用				
17：15—17：25	中药材低氧气调养护技术应用研究	孙双双	天津森罗科技股份有限公司 / 技术主管	刘菲菲副主委、黄瑞平副会长
17：25—17：35	近红外技术在中药材上的应用	钟淑梅	九信中药集团研究院 / 副院长	
17：35—17：45	物联网在中草药行业的应用	张朝鑫	北京市欧美同学会 / 常务理事、创禾（北京）科技有限公司公司 / 总经理	

表 21–9　中药材采购专题会议

时间：10 月 16 日 14：00—17：40 会场：南宁国际会展中心 D103 厅				
会场负责人：杨弘、宋嫣				
时间	主题	报告人	单位 / 职务	主持人
14：00—14：05	开场	杨弘	创新联盟 / 副理事长、上海中药行业协会 / 会长	杨弘会长
14：05—14：20	领导致辞	张伯礼	中国工程院 / 院士、创新联盟 / 理事长	
14：20—14：40	上海中医临床用药溯源工作思考	刘华	上海市中医药管理局中医监管处 / 处长	
14：40—15：00	中药饮片质量控制与产业发展	陆兔林	南京中医药大学 / 教授	
15：00—15：20	中药配方颗粒原料溯源和质量控制	魏梅	国药集团广东一方制药有限公司 / 董事长	
15：20—15：40	云贵川重要道地药材发展及前景	苏豹	云南省中药材种植养殖行业协会 / 会长、创新联盟云南省联络站 / 站长	
15：40—15：55	“三无一全”品牌安全性及可持续保障	李文艳	创新联盟 / 副秘书长、应天阁（北京）中药科技发展有限公司 / 总经理	
15：55—16：10	内蒙古重点中药材品种产业发展状况	王俊杰	内蒙古农业大学 / 教授、创新联盟内蒙古自治区联络站 / 站长	
16：10—16：25	浙八味道地中药材保护和发展	何伯伟	浙江中药产业协会 / 会长、创新联盟浙江省联络站 / 站长	
16：25—16：40	四大怀药商品优势和“三无一全”实施展望	刘红卫	中药材资源信息资深专家	
16：40—16：55	“三无一全”助力上药药材溯源体系建设的探索与实践	宋嫣	上海上药华宇药业有限公司 / 副总经理、创新联盟采购经理专业委员会 / 秘书长	
17：00—17：40	“三无一全”溯源饮片主题沙龙	中药行业企业代表		张聪总经理

表 21–10 中药材进出口专题会议

时间：10 月 16 日 14：00—17：40 会场：南宁国际会展中心 D105 厅				
会场负责人：柳燕、李辉				
时间	主题	报告人	单位 / 职务	主持人
14：00—14：30	新修订国家野生动、植物名录对进出口的影响分析	李开凡	国家濒危物种进出口管理办公室	柳燕副主任
14：30—15：00	中药材进口监管法规	刘开胜	南宁海关动植物和食品检验检疫处 / 调研员	
15：00—15：30	东盟中药资源概况	曾庆钱	广东省南药研究所 / 所长	
15：30—16：00	中药材进出口情况分析	李辉	中国医保商会中药部 / 主管	
16：00—16：10	GACP 基地授牌	中国医保商会 Intertek 天祥集团		
16：10—16：40	GACP 基地核查要点	谢虹	Intertek 天祥集团生命科学部 / 技术总监	
16：40—17：40	GACP 基地及“三无一全”基地企业分享			

表 21–11 中药产业与乡村振兴专题会议

时间：10 月 16 日 14：00—16：00 会场：南宁国际会展中心 D107 厅			
会场负责人：孙晓波			
时间	主题	报告人	主持人
14：00—14：20	联盟乡村振兴工作总体情况介绍	孙晓波（中国医学科学院药用植物研究所 / 所长、创新联盟 / 副理事长）	孙晓波副理事长
14：20—15：00	市县领导介绍中药产业情况及乡村振兴经验及需求	甘肃省定西市 陕西省子洲县 山西省五寨县 四川省苍溪县 云南省彝良县	
15：00—15：30	联盟企业代表介绍中药产业助力乡村振兴情况	山西振东健康产业集团有限公司 好医生药业集团有限公司 九信中药集团有限公司	
15：30—16：00	乡村振兴座谈	相关领导及企业代表	

第二节　会议详情

广西壮族自治区副主席黄俊华，原国家卫生计生委副主任、国家中医药管理局原局长王国强，国家中医药管理局科技司司长李昱，国家工信部消费品工业司副司长张晓峰，国家林草局发改司副司长苏祖云，以及国家农业农村部相关领导出席了会议并致辞。中国工程院院士朱有勇、国医大师韦贵康，以及全国近20家中医药大学主要领导出席了此次会议。鉴于疫情防控的要求，此次会议在严格限制线下参会人数的同时，充分利用了线上直播平台。据统计，此次大会，规模和规格均超过往届，线上线下累计参加人数超过100万人。

在开幕式上，张伯礼院士围绕“新时代中医药高质量发展”发表主旨演讲。他认为，要不断提升中药材质量，加强基础课题研究，推广规范化种植；同时中药材和饮片要分类分级，优质优价，提升中药的质量，要做到“三无一全”，要用无公害的药材保障中医药的健康发展。

张伯礼院士还指出，要遵循中医药发展规律，传承精华，守正创新，加快推进中医药现代化、产业化，坚持中西医并重，推动中医药和西医药相互补充，协调发展，推动中医药走向世界，充分发挥中医药防病治病的独特优势和作用，为建设健康中国，实现中华民族伟大复兴的中国梦贡献我们中医药的力量。

“时代楷模”朱有勇院士、中国医学科学院药用植物研究所孙晓波所长、中国中医科学院中药研究所陈士林所长均在大会上做了主旨演讲。

朱院士提出了“中草药回家”的理念，他认为：今后的发展方向要怎么走？这是我们很关心的，一定要让中药材“回家”，我们叫“回家行动”，因为只有在它原来的环境里面才有环境胁迫。我们在温室栽培行不行？也行，产量可以上去，但是没有这么好的药效。做单体可以，在温室里面种没有问题，但是中药在温室里面种的和在高山里面自然长的它不是一个概念，样子都不一样，形态都不一样。中药材要有自己的一条栽培路子，所以首先要让它“回家”，从草里面来的回到草里面去，从林下来的回到森林里面去，从石头上来的回到石头上面去，从水里面来的回到水里面去，总之就是一定要让它“回家”。但是要做到产业化，必须要科技创新的支撑。

创新联盟秘书长郑文科参加了《中药材行业蓝皮书》编写工作启动仪式，并向与会者介绍了该项工作的意义和目的。创新联盟将以蓝皮书的形式组织撰写并发布年度行业报告，以创新联盟专家委员会为主体，充分发挥地方联络站的优势和作用，系统梳理我国各地道地药材资源并广泛吸纳行业信息数据，旨在对我国中药材行业进行全局性的把控，从政策法规、优质药材资源、药材供需关系、科技前沿动态、产业发展瓶颈、市场行情分析等不同角度为中药材从业者提供专业权威的报告，为下一步统筹安排协调发展提供参考。

杨弘会长在开幕式上主持了“三无一全”发布环节，并介绍：2021 年“三无一全”核定工作组对 64 个基地开展了年度核查工作，共计核查了 36 个品种，并随机抽取了 14 个基地进行现场核查，13 个基地通过了核查。工作组通过企业提交的材料初审、部分现场核查、专家集中会评、会后复审及专家终审，经过严格的评选，最终有 12 家企业 13 个品种基地通过了“三无一全”品牌核定。这 12 家企业名单如下：

上海市药材有限公司

陇西奇正药材有限公司

华润三九医药股份有限公司

湖北南章蕾中药科技有限公司

江苏康缘生态农业发展有限公司

云南信南山农业发展有限公司

漳州片仔癀药业股份有限公司

甘肃九州天润中药产业有限公司

宁安市瑞康中草药农民专业合作社

山西荣利发中药材有限公司

四川攀西良田农业科技有限公司

扬子江药业集团江苏龙凤堂中药有限公司

大会共设置了 11 个会场，其中涉及中医药产业融合、校长研讨、中药材采购、进出口贸易、中药科技转化、中药乡村振兴、行业信息发布等内容。

大会期间，创新联盟为过去一年抗疫做出突出贡献的企事业单位，以及中药材扶贫做出突出贡献的单位分别颁发了奖项。

大会在南宁国际会展中心内设置了全国道地药材展区、中药材产业配套服务展区、乡村振兴展区、广西中医药成果展区、瑶医药展馆、“桂十味”展馆等，会场面积达到 13000 平方米，全国知名企业、中医院校、医疗机构、科研院所等共计 200 多家单位参展。在会议期间，广西壮族自治区副主席黄俊华与张伯礼院士等领导参加了巡展，对展览给予了高度的评价。张伯礼院士在展区内接受了广西广播电视台小主播的采访，向孩子们普及了中医药知识，并鼓励他们好好学习。

第三节　名誉主席王国强在闭幕式上的讲话

尊敬的孙晓波大会主席，尊敬的各位领导，各位专家，各位来宾，大家上午好！为期三天的第九届中药材基地共建共享交流大会即将落下帷幕，首先我对大会的顺利圆满的召开表示热烈的祝贺。

此次大会之所以能够顺利召开是因为得到了广西壮族自治区人民政府的高度重视和大力支持，广西壮族自治区人民政府黄俊华副主席亲自莅临大会并做重要讲话，国家多个部委的领导派代表参加会议并给予积极的指导，多位院士、国医大师及知名的专家学者出席会议并做了主旨报告，国内各中医药院校的院长、各中医院的领导及国内各知名中医药企业也莅临了大会，大家为此贡献了智慧，分享了经验，交流了信息，提供了资源。在此，我们要特别地感谢中国工程院医药卫生学部的精心指导，感谢国家中医药管理局、国家工信部、国家药监局、国家林草局、国家农业农村部等各相关部门的支持和帮助，感谢广西壮族自治区卫健委、中医药管理局以及各相关部门的通力合作，感谢广西柳药集团、仙茱科技、广西药用植物园等承办单位所付出的辛勤劳动和做出的贡献，能够举办如此高规格、大规模的会议，并取得积极的成效和影响，这既充分显示了广西壮族自治区日益增长的国际国内的影响力和办会的水平，又体现了广西柳药集团扎实的组织能力和经济实力，更彰显了我们创新联盟锐意增长的行业凝聚力和影响力。

回顾总结这次大会，其有以下几个特点：①规模大。②规格高。③内容实。④成果多。⑤影响广。此次大会线上线下参会和通过直播观看的人数，刚才会务人员报告说已经超过了100万人。会场布展的面积达到的6800多平方米，特装、标准装展位共计123个，参展企业250家。我刚才参观了展览，看了以后很有感触，感到这些年来我们中医药事业的发展也带来了产业的发展，我们的产品琳琅满目，很受患者群众的欢迎，丰富多彩。此次大会共设置了11个分会，涉及乡村振兴、药材采购、科技服务、进出口贸易、产业融合、行业发展、信息发布以及医药结合、民族医药等多个主题，聚焦了行业和社会所关注的焦点和热点，把握了行业发展的方向和趋势。刚才贾海彬总经理发布的中药材信息以及五位地区中药品种的专家、企业的代表对我们中药材的行情和信息做了很好的发布以及分析和解读，我认为这种形式非常好，刚才晓波所长也专门对此进行了点评，我有同感，我认为它很有指导和警示的作用。

此次大会通过展示优质药材、开通专家直播间等形式，从不同的途径尽可能多地为所有参会者提供有价值的信息，更好地满足行业各方面的需求和期待。此次大会还促成了企业的相互合作、签约采购优质中药材，促成了院校与企业的合作，为企业开展专业培训和人才培养提供了帮助，促成了产、教、研的融合，开展行业标准建设、信息平台建设等多方面的合作。

此次大会第一次展示了部分联盟专家的科研成果，积极推动和大力促进了专家学者的科技成果转化为产业和事业，这充分发挥了联盟经济与科技合作平台的作用，充分发挥了联盟凝聚行业优势资源，聚焦大品种、大企业、大基地共建共享的优势，充分发挥了联盟在推动互联互通，提高中药材质量，加强市场流通规范，共同促进中药材行业高质量发展的潜力。

为了扩大影响力，把会议的成果尽可能全面覆盖到中医药的从业者，创新联盟去年成立了传播委员会，在专委会和承办方的共同策划下加大了媒体的宣传力度，邀请了新华社、新华网及《人民日报》《中国中医药报》等国家媒体、行业媒体以及地方媒体，采用传统媒体和新媒体等多种形式，使会议的成效得到了广泛的传播。

大会还对抗疫的优秀单位、扶贫的优秀单位、采购优质药材的优秀单位进行了表彰奖励，这充分展示了创新联盟的盟员单位在做好自己本职工作的同时勇于承担社会责任，为行业也为国家贡献力量的奉献精神，创新联盟积极鼓励和大力支持各盟员单位弘扬这种精神。

各位领导，各位专家，各位来宾，中药资源包括了植物药、动物药和矿物药，中药资源是国家重要的战略性资源，是维护人民健康重要的医药物质，是中医药事业发展不可或缺的重要宝藏。中药资源的可持续发展关系到人民健康、生态安全、产业发展和国际形象，一直受到党和国家的高度重视，得到社会和群众的广泛关注。我们必须看到中药材是一种特殊的商品，它既有农副产品的特性，又具有药品和食品的功能。中药材既属于药品管理的范畴，但又不同于一般药品的管理规范。中药材有的既可以作为生药直接调剂用药，但有的必须经过炮制加工才能配伍用药。中药材主要来源于农业、林草业等生产，其种植、收存、质量、成本、价格受自然条件、土壤环境、气候变化、疾病疫情、市场需求等影响而发生大的波动，刚才我们听了信息发布就能看出药材的价格、药材的产量产能都是受很多的社会因素、自然因素的影响而波动。

中药材生产涉及一二三产业，涉及道地药材的种子种苗繁育、规模规范种植、采集加工炮制等许多环节，可以说是一项涉及多部门的职能、受多个环节影响的复杂的系统工程，每个环节、每个过程都直接影响中药材的质量和安全，因此受到了广大人民群众和全社会的高度关注。前不久全国人大常委会对《中医药法》的执法进行了检查，他们在报告当中特别指出，中药材质量问题直接影响了中医药的发展、中药的疗效和用药的安全。因此，确保中药材质量和安全是我们必须高度重视并切实采取措施加以解决的重要问题，也是我们所有中药材生产企业和创新联盟单位的重要责任。

为此，《中华人民共和国中医药法》《中共中央、国务院关于促进中医药传承创新发展的意见》对推动中药质量提升和产业质量发展，以及对中药材保护和发展，加强中药材的质量控制，都提出了明确的规定和要求：

1. 要强调中药材道地产区的环境保护。修订《中药材生产质量管理规范》并严格执行，推行中药材的生态种植、野生富裕和仿生栽培。

2. 要加强珍稀濒危野生药用动植物保护，支持珍稀濒危中药材替代品的研究和开发利用。

3. 要严格农药、化肥和植物生长调节剂等使用的管理。

4. 分区域分品种完善中药材农药残留、重金属的限量标准。

5. 要制定中药材种子种苗管理办法，规范道地药材的基地建设，引导资源要素向道地产区汇聚，推进规模化规范化的种植。

6. 要探索制定实施中药材生产质量管理规范的激励政策，倡导中医药企业自建或以订单形式连建稳定的中药材生产基地。要评定一批国家和省级道地药材良种繁育和生态种植基地。

7. 要健全中药材第三方质量监测体系和可追溯体系，要加强中药材交易市场的监管，规范中药材各种信息的发布。

8. 要深入实施中药材的产业扶贫行动。到 2022 年要基本建立道地药材生产技术标准体系、等级评价制度，推动实施中药材优质优价制度。

各位领导，各位专家，各位来宾，我们高兴地看到创新联盟在任德权主席开创的基础上，在张伯礼院士主席的领导下，经过九年的不懈努力，汇集了一大批优秀的专家、优秀的企业，担负着生产优质药材、保障人民用药质量和安全的重要责任。当前，创新联盟已有了良好的开端并取得了积极的成果，但由于行业的特殊性和任务的艰巨性，要真正地实现联盟的宗旨目标还有很长的路要走，还有很多难题要克服，希望我们创新联盟：

1. 要努力提高联盟的公信力和权威性，用实际行动和工作成效不辜负国家、行业、集体对联盟的信任，使联盟真正成为中药材产业的引领者、中药行业利益的代表者、国家利益的维护者、企业利益的服务者。

2. 要主动加强中药材行业的自律，做到遵纪守法、诚信为本。行业需要规范，企业需要自律，联盟要建立健全各项管理制度，完善行业联盟自身监督制度、盟员单位的自律制度以及诚信承诺制度、盟员信任信用评价制度，建立完善信息公开自律机制，广泛接受社会的监督。

3. 要科学制定中药材生产基地质量标准，要提高行业水平必须标准先行。要积极地发挥专家资源作用，积极参与制定发布行业的产品和服务的标准。同时，不断地完善中药材信息发布的批次，推动有关产品、技术、质量、服务等标准的互认。要适应新经济、新技术、新产业的发展趋势，主动协调并及时地调整已有的标准，加快适应中医药产业高质量发展的形势和需求。

4. 要积极地协调与相关职能部门的关系，要主动汇报，积极争取有关部门的支持和帮助。同时，我们也要认真地总结各地所创造的成功经验和好的做法。刚才晓波同志特别肯定了上海市中医药管理局刘华处长介绍的上海所做的经验，我觉得这个做法很好，我们应该关注各地的创造，因为我们联盟的很多工作很多经验不是来自我们联盟的上层，更重要的还在于基层的创造。我们要善于发现，善于总结，善于指导，善于完善，然后向面上推广。我们要协调好各单位的利益，秉承公正公平的原则，共建基地，共享成果，最终实现合作共赢。

各位领导，各位专家，各位来宾，传承创新发展中医药是新时代中国特色社会主义事业的重要内容，是中华民族伟大复兴的大事，传承创新发展中医药对于坚持中西医并重，打造中医药和西医药相互补充，协调发展的中国特色的卫生健康发展模式，对于发挥中医药的原创优势，推动我国生命科学实现创新突破，对于弘扬中华优秀传统文化，增强民族自信和文化自信，对于促进文明互鉴与民心相通，推动构建人类命运共同体，都具有十分重要的意义。

当前中医药振兴发展迎来了天时、地利、人和的大好时机，要推动中医药的现代化，推动中医药的产业化，推动中医药走向世界。特别是在应对突如其来的新冠肺炎疫情中，中医药发挥了独特优势和重要作用，为提高轻症的治愈率，降低重症、危重症和死亡率做出了重要贡献，因此得到了党中央的充分肯定、全社会的普遍认同、广大人民群众的广泛赞誉。张伯礼院士因做出突出贡献，也荣获了“人民英雄”的荣誉称号。我们创新联盟中药材生产企业也为中医药参与抗疫做出了积极的贡献。我们要坚持系统观念，全面、准确、完整地贯彻新发展理念，抓住机遇，乘势而上，顺势而为，推动中医药事业和产业的发展，为中医药遵循规律、传承精华、守正创新，为建设健康中国和提高人民健康水平做出创新联盟新的更大的贡献。

最后，再一次衷心地感谢广西壮族自治区人民政府为此次会议的成功所做出的贡献，谢谢大家！

第四节　年度工作总结

2021 年 6 月 18—20 日，在中药材基地共建共享联盟与新华报业传媒集团主办的 2021 长三角健康峰会（溧水）暨第二届中医药博览会上，联盟正式更名为“国家中药材标准化与质量评估创新联盟”，纳入国家农业科技创新联盟管理框架。创新联盟邀请王国强担任联盟名誉主席，张伯礼担任联盟理事长，孙晓波担任常务副理事长，郑文科担任秘书长一职。

国家中药材标准化与质量评估创新联盟成立以后，凝练目标，更加明确了方向，继续开展工作。创新联盟围绕中药材质量参差不齐等问题，整合中药材生产企业、饮片企业、中药工业企业，联合“三无一全”核定工作组、联盟专家委员会核心成员、全过程溯源建设工作组 3 个团队，协同开展了优质中药材“三无一全”核定、全过程可追溯、撰写《中药材行业发展蓝皮书》3 项联盟重点任务，取得了一系列重要突破和重大进展。

在科技创新进展方面，创新联盟制定了“三无一全”团体标准。为响应“推动中医药事业和中药产业高质量发展”的国家发展战略，指导中药材生产由重规模求数量的发展模式向重质量求效益的发展方向转变，保证人民用药安全有效，国家中药材标准化与质量评估创新联盟组织专家、企业共同编制《优质药材“三无一全”品牌品种建设规范》，鼓励和支持“三无一全”药材的栽培与采收，指导企业制定优质药材“三无一全”的质量管理体系，包括质量管理制度、生产技术操作规程、生产过程规范化记录等。

创新联盟成立专家组，由中国医学科学院药用植物研究所孙晓波教授、天津中医药大学郑文科副研究员发起，以中国中医科学院中药研究所陈士林研究员、上海市食品药品检验所中药天然药物室季申教授以及王文全教授作为主要起草人，联合国内多地科研院所、高校、企业代表共同参与讨论，并基于4年来在联盟盟员单位内实施推广的经验，不断完善“三无一全”标准，2021年11月25日，创新联盟申请了中华中医药学会团体标准立项，顺利通过。

在支撑产业（区域、行业）发展方面，创新联盟以“共建共享、互通互联”为工作推广机制，盟员单位提出技术需求，创新联盟组织相应专家以不同的形式提供解决策略，诸如会议交流，通过创新联盟平台推广技术，或以专家顾问的形式为企业解决技术难题。

创新联盟通过“三无一全”品牌品种的核定工作，提出了优质药材的明确标准，并推广应用至50多个中药材品种，进一步推动了医院饮片的质量提升。福建省的医院在饮片供应商采购中直接以“三无一全”为招标加分项，促进了优质药材的流通、使用，为我国其他地区的优质药材推广提供了示范方案。

当前，“三无一全”品牌已经得到了中药材行业的广泛认可，企业的品牌意识逐渐树立，公众对中药材的质量意识逐渐提升。全行业对中药材质量追溯的关注度空前，为我国优质药材的生产奠定了良好基础。

在机制创新方面，创新联盟为不同的中药材生产企业共同建设药材基地，共同分享中药材资源，在质量、产量、价格方面均能做到可控。在此基础上，中药工业企业还可通过定制药园等方式，向中药材种植企业下订单，提出药材质量的要求及产量，供需对接，促进药材流通，降低市场风险。创新联盟成立专家委员会，不同中药材品种在生产过程中出现的问题，均有相应的专家提供解决方案，尚无成熟对策的，则成立工作组，进行联合科技攻关。

创新联盟通过建立“共建共享”机制，促进优质药材的生产，提高药材质量，希望创造良性环境，逐渐弱化或消灭市场长期存在的“劣币驱除良币”的现象。

在宣传成效方面，创新联盟成立传播专业委员会，专门负责联盟的媒体宣传工作。2021年10月，创新联盟在广西召开年度大会，撰写2篇主新闻稿件，人民日报、新华社、新华网、光明网、人民网－广西频道、人民政协网及《经济日报》《科技日报》《环球人物》等超50家媒体发布，媒体直发72次，百度资讯收录次数155次。大会全程在融媒体平台直播，总点击播放量超600万次。从传播预热期到延续期，共剪辑32个短视频，播放量超200万。大会相关微博话题“中国工程院院士张伯礼现身广西”阅读量86.7万。

创新联盟总结过去的工作成果，凝练目标，明确了创新联盟的核心任务是重点研发与推广中药材无公害种植技术、中药材疑难品种、中药材植物生长调节剂与药材质量研究、中药材良种选育、中药材标准化与质量评估。

前期工作，重在中药材产业推广，搭建行业平台，促进中药材行业信息沟通，以组织活动、宣传优质药材、宣传优秀企业为主，而缺乏凝练具体的科技攻关目标。

创新联盟通过自身不断完善，认识到虽确定了方向性目标，但对各项任务的分工尚不明确，基本以问题导向，市场需求为主，主动规划性不强，对成果总结缺乏整理，考核机制尚未明确，对联盟实体化、一体化方面缺乏经验。下一步建议细化分工，明确各专业委员会、工作组及联络站的考核指标，围绕“三无一全”的科技攻关，分解科学问题，加快科技成果转化与推广应用。

2021 年，联盟提出了拟开展的重点任务，并明确了任务分工。重点任务分别为：

1. 中药材良种繁育技术研究
2. 中药材 GAP 培训
3. 中药材无硫加工技术研究
4. 中药材防真菌毒素感染技术的突破
5. 中药材全过程可追溯系统的推广
6. 中药材初加工规范的制定
7. 中药材质量与植物生长调节剂关系研究
8. 撰写《中药材行业发展蓝皮书》

附 录

附录一 国务院办公厅《“十四五”中医药发展规划》

各省、自治区、直辖市人民政府，国务院各部委、各直属机构：

《“十四五”中医药发展规划》已经国务院同意，现印发给你们，请认真贯彻执行。

国务院办公厅

2022年3月3日

“十四五”中医药发展规划

为贯彻落实党中央、国务院关于中医药工作的决策部署，明确“十四五”时期中医药发展目标任务和重点措施，依据《中华人民共和国国民经济和社会发展第十四个五年规划和2035年远景目标纲要》，制定本规划。

一、规划背景

“十三五”期间，中医药发展顶层设计加快完善，政策环境持续优化，支持力度不断加大。2017年，中医药法施行。2019年，中共中央、国务院印发《关于促进中医药传承创新发展的意见》，国务院召开全国中医药大会。中医药服务体系进一步健全，截至2020年年底，全国中医医院达到5482家，每千人口公立中医医院床位数达到0.68张，每千人口卫生机构中医类别执业（助理）医师数达到0.48人，99%的社区卫生服务中心、98%的乡镇卫生院、90.6%的社区卫生服务站、74.5%的村卫生室能够提供中医药服务，设置中医临床科室的二级以上公立综合医院占比达到86.75%，备案中医诊所达到2.6万家。中医药传承发展能力不断增强，中医药防控心脑血管疾病、糖尿病等重大慢病及重大传染性疾病临床研究取得积极进展，屠呦呦研究员获得国家最高科学技术奖，中医药人才培养体系持续完善，中成药和中药饮片产品标准化建设扎实推进，第四次全国中药资源普查基本完成，公民中医药健康文化素养水平达20.69%。中医药开放发展取得积极成效，已传播到196个国家和地区，中药类商品进出口贸易总额大幅增长。特别是新冠肺炎疫情发生以来，坚持中西医结合、中西药并用，中医药全面参与疫情防控救治，作出了重要贡献。

当前，全球新冠肺炎疫情仍处于大流行状态，新发传染病不断出现，我国慢性病发病率总体呈上升趋势，传统传染病防控形势仍然严峻。随着经济社会发展和生活水平提高，人民群众更加重视生命安全和健康质量，健康需求不断增长，并呈现多样化、差异化特点。有效应对多种健康挑战、更好满足人民群众健康需求，迫切需要加快推进中医药事业发展，更好发挥其在健康中国建设中的独特优势。同时也应看到，中医药发展不平衡不充分问题仍然突出，中医药优质医疗服务资源总体不足，基层中医药服务能力仍较薄弱，中西医协同作用发挥不够，中医药参与公共卫生和应急救治机制有待完善，传承创新能力有待持续增强，中药材质量良莠不齐，中医药特色人才培养质量仍需提升，符合中医药特点的政策体系需进一步健全。

二、总体要求

（一）基本原则

以习近平新时代中国特色社会主义思想为指导，深入贯彻党的十九大和十九届历次全会精神，统筹推进“五位一体”总体布局，协调推进“四个全面”战略布局，认真落实党中央、国务院决策部署，坚持稳中求进工作总基调，立足新发展阶段，完整、准确、全面贯彻新发展理念，构建新发展格局，坚持中西医并重，传承精华、守正创新，实施中医药振兴发展重大工程，补短板、强弱项、扬优势、激活力，推进中医药和现代科学相结合，推动中医药和西医药相互补充、协调发展，推进中医药现代化、产业化，推动中医药高质量发展和走向世界，为全面推进健康中国建设、更好保障人民健康提供有力支撑。

（二）基本原则。

1. 坚持以人民为中心。把人民群众生命安全和身体健康放在第一位，加强服务体系和人才队伍建设，提升中医药服务能力，充分发挥中医药在治未病、重大疾病治疗、疾病康复中的重要作用，全方位全周期保障人民健康。

2. 坚持遵循发展规律。正确把握继承与创新的关系，坚持中医药原创思维，坚持创造性转化、创新性发展，注重利用现代科学技术和方法，深入发掘中医药精华，在创新中形成新特色新优势，促进中医药特色发展。

3. 坚持深化改革创新。破除体制机制和政策障碍，完善政策举措和评价标准体系，持续推进中医药领域改革创新，建立符合中医药特点的服务体系、服务模式、管理模式、人才培养模式，推动中医药事业和产业高质量发展。

4. 坚持统筹协调推进。坚持中西医并重，提升中西医结合能力，促进优势互补，共同维护人民健康。统筹谋划推进中医药服务、人才、传承创新、产业、文化、开放发展、深化改革等工作，形成促进中医药事业发展的合力。

（三）发展目标。

到 2025 年，中医药健康服务能力明显增强，中医药高质量发展政策和体系进一步完善，中医药振兴发展取得积极成效，在健康中国建设中的独特优势得到充分发挥。

——中医药服务体系进一步健全。融预防保健、疾病治疗和康复于一体的中医药服务体系逐步健全，中医药基层服务能力持续提升，中西医结合服务水平不断提高，中医药参与新发突发传染病防治和公共卫生事件应急处置能力显著增强。

——中医药特色人才建设加快推进。中医药教育改革深入推进，具有中医药特色的人才培养模式逐步完善，人才成长途径和队伍结构持续优化，队伍素质不断提升，基层中医药人才数量和质量进一步提高。

——中医药传承创新能力持续增强。中医药传承创新体系进一步健全，有利于传承创新的政策机制逐步完善，基础理论和重大疾病防治研究取得积极进展，临床与科研结合更为紧密，多学科融合创新持续推进。

——中医药产业和健康服务业高质量发展取得积极成效。中药材质量水平持续提升，供应保障能力逐步提高，中药注册管理不断优化，中药新药创制活力增强。中医药养生保健服务有序发展，中医药与相关业态持续融合发展。

——中医药文化大力弘扬。中医药文化产品和服务供给更为优质丰富，中医药博物馆事业加快发展，文化传播覆盖面进一步拓宽，公民中医药健康文化素养水平持续提高，中医药文化影响力进一步提升。

——中医药开放发展积极推进。中医药积极参与重大传染病防控国际合作，助力构建人类卫生健康共同体的作用更加显著。中医药高质量融入“一带一路”建设，国际交流不断深化，服务贸易积极发展。

——中医药治理水平进一步提升。中医药领域改革持续深化，遵循中医药发展规律的治理体系逐步完善，中医药信息化、综合统计、法治、监管等支撑保障不断加强，中医药治理水平持续提升。

主要发展指标

主要指标	2020 年	2025 年	指标性质
1. 中医医疗机构数（万个）	7.23	9.50	预期性
2. 中医医院数（个）	5482	6300	预期性
3. 每千人口公立中医医院床位数（张）	0.68	0.85	预期性

续表

主要指标	2020年	2025年	指标性质
4. 每千人口中医类别执业（助理）医师数（人）	0.48	0.62	预期性
5. 每万人口中医类别全科医生数（人）	0.66	0.79	预期性
6. 二级以上公立中医医院中医类别执业（助理）医师比例（%）	51.58	60	预期性
7. 二级以上中医医院设置康复（医学）科的比例（%）	59.43	70	预期性
8. 三级公立中医医院和中西医结合医院（不含中医	—	100	约束性
9. 二级以上公立中医医院设置老年病科的比例（%）	36.57	60	预期性
10. 县办中医医疗机构（医院、门诊部、诊所）覆盖率（%）	85.86	100	预期性
11. 公立综合医院中医床位数（万张）	6.75	8.43	预期性
12. 二级以上公立综合医院设置中医临床科室的比	86.75	90	预期性
13. 二级妇幼保健院设置中医临床科室的比例（%）	43.56	70	预期性
14. 社区卫生服务中心和乡镇卫生院设置中医馆的比例（%）	81.29	力争到2022年全部设置	预期性
15. 公民中医药健康文化素养水平（%）	20.69	25	预期性

注：1. 中医医疗机构包括中医医院（含中西医结合医院、少数民族医医院）、中医门诊部（含中西医结合门诊部、少数民族医门诊部）、中医诊所（含中西医结合诊所、少数民族医诊所）。

2. 二级以上公立中医医院中医类别执业（助理）医师比例统计范围不含中西医结合医院和少数民族医医院。

三、主要任务

（一）建设优质高效中医药服务体系。

1. 做强龙头中医医院。依托综合实力强、管理水平高的中医医院，建设一批国家中医医学中心，在疑难危重症诊断与治疗、高层次中医药人才培养、高水平研究与创新转化、解决重大公共卫生问题、现代医院管理、传统医学国际交流等方面代表全国一流水平。将全国高水平中医医院作为输出医院，推进国家区域医疗中心建设项目，在优质中医药资源短缺或患者转外就医多的省份设置分中心、分支机构，促进优质中医医疗资源扩容和均衡布局。

2. 做优骨干中医医院。加强各级各类中医医院建设，强化以中医药服务为主的办院模式和服务功能，规范科室设置，推进执行建设标准，补齐资源配置不平衡的短板，优化就医环境，持续改善基础设施条件。建设一批中医特色重点医院。提升地市级中医医院综合服务能力。支持中医医院牵头组建医疗联合体。

3. 做实基层中医药服务网络。实施基层中医药服务能力提升工程“十四五”行动计划，全面提升基层中医药在治未病、疾病治疗、康复、公共卫生、健康宣教等领域的服务能力。持续加强县办中医医疗机构建设，基本实现县办中医医疗机构全覆盖。加强基层医疗卫生机构中医药科室建设，力争实现全部社区卫生服务中心和乡镇卫生院设置中医馆、配备中医医师，100% 的社区卫生服务站和 80% 以上的村卫生室能够提供中医药服务。实施名医堂工程，打造一批名医团队运营的精品中医机构。鼓励有资质的中医专业技术人员特别是名老中医开办中医诊所。鼓励有条件的中医诊所组建家庭医生团队开展签约服务。推动中医门诊部和诊所提升管理水平。

4. 健全其他医疗机构中医药科室。强化综合医院、专科医院和妇幼保健机构中医临床科室、中药房建设，有条件的二级以上公立综合医院设立中医病区和中医综合治疗区。鼓励社会办医疗机构设置中医药科室。

专栏 1　高质量中医药服务体系建设
1. 国家中医医学中心建设。依托综合实力强、管理水平高的中医医院建设国家中医医学中心，推动解决重大问题，引领国家中医学术发展方向。 2. 国家区域医疗中心建设。将优质医疗资源富集地区的全国高水平中医医院作为输出医院，实施国家区域医疗中心建设项目，促进优质中医医疗资源均衡布局。 3. 中医特色重点医院建设。以地市级中医医院为重点，建设 130 个左右中医特色突出、临床疗效显著、示范带动作用明显的中医特色重点医院。 4. 县级中医医院建设。加强县级中医医院能力建设。支持脱贫地区、“三区三州”、原中央苏区、易地扶贫搬迁安置地区县级中医医院基础设施建设。 5. 名医堂工程。按照品牌化、优质化、规范化、标准化的要求，分层级规划布局建设一批名医堂，创新机制，打造可推广、可复制、可持续的示范性名医堂运营模式。 6. 基层中医馆建设。加强基层医疗卫生机构中医馆建设。鼓励有条件的地方完成 15% 的社区卫生服务中心和乡镇卫生院中医馆服务内涵建设；在 10% 的社区卫生服务站和村卫生室开展“中医阁”建设。

（二）提升中医药健康服务能力。

1. 彰显中医药在健康服务中的特色优势。

提升疾病预防能力。实施中医药健康促进行动，推进中医治未病健康工程升级。开展儿童青少年近视、脊柱侧弯、肥胖等中医适宜技术防治。规范二级以上中医医院治未病科室建设。在各级妇幼保健机构推广中医治未病理念和方法。继续实施癌症中西医结合防治行动，加快构建癌症中医药防治网络。推广一批中医治未病干预方案，制定中西医结合的基层糖尿病、高血压防治指南。在国家基本公共卫生服务项目中优化中医药健康管理服务，鼓励家庭医生提供中医治未病签约服务。持续开展 0—36 个月儿童、65 岁以上老年人等重点人群的中医药健康管理，逐步提高覆盖率。

增强疾病治疗能力。开展国家中医优势专科建设，以满足重大疑难疾病防治临床需求为导向，做优做强骨伤、肛肠、儿科、皮肤科、妇科、针灸、推拿及脾胃病、心脑血管病、肾病、肿瘤、周围血管病等中医优势专科专病，巩固扩大优势，带动特色发展。制定完善并推广实施一批中医优势病种诊疗方案和临床路径，逐步提高重大疑难疾病诊疗能力和疗效水平。加强中药药事管理，落实处方专项点评制度，促进合理使用中药。鼓励依托现有资源建设中医医疗技术中心，挖掘整理并推广应用安全有效的中医医疗技术。大力发展中医非药物疗法，充分发挥其在常见病、多发病和慢性病防治中的独特作用。加强护理人员中医药知识与技能培训，开展中医护理门诊试点。

强化特色康复能力。实施中医药康复服务能力提升工程。依托现有资源布局一批中医康复中心，二级以上中医医院加强康复（医学）科建设，康复医院全部设置传统康复治疗室，其他提供康复服务的医疗机构普遍能够提供中医药服务。探索有利于发挥中医药优势的康复服务模式。促进中医药、中华传统体育与现代康复技术融合，发展中国特色康复医学。针对心脑血管病、糖尿病、尘肺病等慢性病和伤残等，制定推广中医康复方案，推动研发中医康复器具。大力开展培训，推动中医康复技术进社区、进家庭、进机构。

专栏 2　中医药服务“扬优强弱补短”建设
1. 国家中医优势专科建设。建设一批国家中医优势专科，强化设备配置，优化完善中医诊疗方案，提升中医临床疗效。 2. 地市级中医医院综合服务能力建设。推动地市级中医医院加强专科和中医综合治疗区建设，全面提升医院综合服务能力。 3. 基层中医药服务能力提升。推动县级中医医院加强特色优势专科建设，将县级中医医院建设成县域中医适宜技术推广中心。实施对口支援提升项目，提高被支援单位综合诊疗能力。加强三级中医医院对口帮扶国家乡村振兴重点帮扶县中医医院工作，推动 30 万人口以上国家乡村振兴重点帮扶县的中医医院达到二级甲等水平。开展国家中医医疗队巡回医疗。 4. 中医治未病服务能力建设。针对重点人群和重大疾病，制定并推广 20 个中医治未病干预方案。 5. 重点人群中医药健康促进项目。开展儿童青少年近视防治中医适宜技术试点，推广运用中医适宜技术干预儿童青少年近视。依托现有资源，推动省级老年人中医药健康中心建设，推广应用老年期常见疾病中医诊疗方案和技术。针对妇女围绝经期、孕育调养、产后康复、亚健康状态和儿童生长发育、脊柱侧弯、肥胖等，开展中医药适宜技术和方法试点。 6. 中医药康复服务能力提升工程。依托现有资源布局一批中医康复中心。加强中医医院康复（医学）科和康复医院中医科室建设。

2. 提升中医药参与新发突发传染病防治和公共卫生事件应急处置能力。

完善中医药参与应急管理的制度。在传染病防治法、突发公共卫生事件应对法等法律法规制修订中，研究纳入坚持中西医并重以及中西医结合、中西药并用、加强中医救治能力建设等相关内容，推动建立有效机制，促进中医药在新发突发传染病防治和公共卫生事件应急处置中发挥更大作用。

加强中医药应急救治能力建设。依托高水平三级甲等中医医院，建设覆盖所有省份的国家中医疫病防治基地，依托基地组建中医疫病防治队伍，提升中医紧急医学救援能力。三级公立中医医院和中西医结合医院（不含中医专科医院）全部设置发热门

诊，加强感染性疾病、急诊、重症、呼吸、检验等相关科室建设，提升服务能力。

强化中医药应急救治支撑保障。加强中医药应急科研平台建设，合理布局生物安全三级水平实验室。加大国家中医药应对重大公共卫生事件和疫病防治骨干人才培养力度，形成人员充足、结构合理、动态调整的人才库，提高中医药公共卫生应急和重症救治能力。完善中药应急物资保障供应机制。

专栏3　中医药应急服务能力建设
1. 国家中医疫病防治基地建设。建设35个左右国家中医疫病防治基地，提升中医药应急服务能力。 2. 中医医院应急救治能力建设。推动三级中医医院提高感染性疾病科、呼吸科、重症医学科服务能力，建成生物安全二级以上水平实验室。二级中医医院设置感染性疾病科、急诊科、呼吸科等。开展人员培训，加强院感防控管理，按照要求配备管控人员，提升新发突发传染病防治和公共卫生事件应急处置能力。

3. 发展少数民族医药。加强少数民族医医疗机构建设，提高民族地区基层医疗卫生机构少数民族医药服务能力。改善少数民族医医院基础设施条件，加强少数民族医医院专科能力、制剂能力和信息化能力建设。建立符合少数民族医医疗机构自身特点和发展规律的绩效评价指标体系。加大少数民族医药防治重大疾病和优势病种研究力度，有效传承特色诊疗技术和方法。鼓励和扶持少数民族医药院校教育、师承教育和继续教育。加大对少数民族医药的传承保护力度，持续开展少数民族医药文献抢救整理工作，推动理论创新和技术创新。

专栏4　少数民族医医院能力建设项目
少数民族医医院能力建设。推动建设一批少数民族医重点专科，提高少数民族医医院制剂能力。推动地市级以上少数民族医医院信息化能力建设。在部分少数民族医医院开展以双语电子病历为核心的信息化能力建设。

4. 提高中西医结合水平。推动综合医院中西医协同发展。在综合医院推广“有机制、有团队、有措施、有成效”的中西医结合医疗模式，将中医纳入多学科会诊体系，加强中西医协作和协同攻关，制定实施“宜中则中、宜西则西”的中西医结合诊疗方案。将中西医协同发展工作纳入医院评审和公立医院绩效考核。推动三级综合医院全部设置中医临床科室，设立中医门诊和中医病床。打造一批中西医协同“旗舰”医院、“旗舰”科室，开展重大疑难疾病、传染病、慢性病等中西医联合攻关。

加强中西医结合医院服务能力建设。建立符合中西医结合医院特点和规律的绩效评价指标体系，修订中西医结合医院工作指南。加强中西医结合医院业务用房等基础设施建设，强化设备配置。开展中西医结合学科和专科建设，促进中西医联合诊疗模式改革创新。

提升相关医疗机构中医药服务水平。引导专科医院、传染病医院、妇幼保健机构规范建设中医临床科室、中药房，普遍开展中医药服务，创新中医药服务模式，加强相关领域中医优势专科建设。优化妇幼中医药服务网络，提升妇女儿童中医药预防保健和疾病诊疗服务能力。

专栏 5　中西医结合能力提升项目
1. 中西医协同“旗舰”医院、“旗舰”科室建设。支持建设 50 个左右中西医协同“旗舰”医院，建设一批中西医协同“旗舰”科室，加强基础设施建设和设备配置。 2. 中西医临床协作能力建设。持续开展中西医临床协作，围绕重大疑难疾病、传染病和慢性病等进行中西医联合攻关，逐步建立中西医结合临床疗效评价标准，遴选形成优势病种目录，形成 100 个左右中西医结合诊疗方案或专家共识。

5. 优化中医医疗服务模式。完善以病人为中心的服务功能，优化服务流程和方式，总结推广中医综合诊疗模式、多专业一体化诊疗模式和集预防、治疗、康复于一体的全链条服务模式。推进智慧医疗、智慧服务、智慧管理“三位一体”的智慧中医医院建设。建设中医互联网医院，发展远程医疗和互联网诊疗。持续推进“互联网 + 医疗健康”“五个一”服务行动。构建覆盖诊前、诊中、诊后的线上线下一体化中医医疗服务模式，让患者享有更加便捷、高效的中医药服务。

（三）建设高素质中医药人才队伍。

1. 深化中医药院校教育改革。深化医教协同，进一步推动中医药教育改革与高质量发展。建立以中医药课程为主线、先中后西的中医药类专业课程体系，优化专业设置、课程设置和教材组织，增设中医疫病课程，增加经典课程内容，开展中医药经典能力等级考试。强化中医思维培养，建立早跟师、早临床学习制度，将师承教育贯穿临床实践教学全过程。加大对省（部）局共建中医药院校改革发展的支持力度，推动建设 100 个左右中医药类一流本科专业建设点。加强中医临床教学能力建设，提升高校附属医院和中医医师规范化培训基地教学能力。实施卓越中医药师资培训计划。依托现有资源，支持建设一批中医药高水平高等职业学校和专业（群）。

2. 强化中医药特色人才队伍建设。实施中医药特色人才培养工程（岐黄工程）。打造岐黄学者品牌，持续开展岐黄学者培养、全国中医临床优秀人才研修等项目，做强领军人才、优秀人才、骨干人才梯次衔接的高层次人才队伍。建设一批高水平中医药重点学科。构建符合中医药特点的人才培养模式，发展中医药师承教育，建立高年资中医医师带徒制度，与职称评审、评优评先等挂钩，持续推进全国名老中医药专家传承工作室、全国基层名老中医药专家传承工作室建设。将综合医院、妇幼保健院等医疗机构中医药人才纳入各类中医药人才培养项目。按照“下得去、留得住、用得上”的要求，加强基层中医药人才队伍建设，根据需求合理确定中医专业农村订单定向免费培养医学生规模，在全科医生特岗计划中积极招收中医医师。推广中医药人员“县管乡用”，探索推进轮岗制与职称评审相衔接。适当放宽长期服务基层的中医医师职称晋升条件，表彰奖励评优向基层一线和艰苦地区倾斜，引导中医药人才向基层流动。

3. 完善落实西医学习中医制度。开展九年制中西医结合教育试点。增加临床医学类专业中医药课程学时，将中医药课程列为本科临床医学类专业必修课和毕业实习内容，在临床类别医师资格考试中增加中医知识。落实允许攻读中医专业学位的临床医学类专业学生参加中西医结合医师资格考试和中医医师规范化培训的政策要求。在高职临床医学类专业中开设中医基础与适宜技术必修课程。临床、口腔、公共卫生类别医师接受必要的中医药继续教育，综合医院对临床医师开展中医药专业知识轮训，使其具备本科室专业领域的常规中医诊疗能力。加强中西医结合学科建设，培育一批中西医结合多学科交叉创新团队。实施西医学习中医人才专项，培养一批中西医结合人才。

专栏6　中医药特色人才培养工程（岐黄工程）
1. 高层次人才计划。 “国医大师”和“全国名中医”表彰奖励项目。表彰30名国医大师和100名全国名中医。中医药领军人才支持项目。遴选50名岐黄学者和200名青年岐黄学者，遴选组建10个左右国家中医药多学科交叉创新团队和一批国家中医药传承创新团队。 中医药优秀人才研修项目。培养1200名中医临床、少数民族医药、西医学习中医等优秀人才。 中医药骨干人才培养项目。持续开展全国老中医药专家学术经验继承工作，遴选指导老师，培养一批继承人。为二级以上中医医疗机构培养一批骨干师资及中药、护理、康复、管理等骨干人才。支持一批中医医师开展规范化培训。 综合医院中医药高层次人才支持项目。面向省级以上综合医院、妇幼保健院等医疗机构，开展西医学习中医高级人才培养和全国老中医药专家学术经验继承工作，建设一批传承工作室，培养一批中医药骨干人才。 2. 基层人才计划。 基层中医药人才培训项目。招录一定数量的中医专业农村订单定向免费培养医学生。支持一批中医类别全科医生开展规范化培训、转岗培训。支持一批中医医师开展中医助理全科医生培训。为中医馆培训一批骨干人才。 革命老区等中医药人才振兴项目。在革命老区、国家乡村振兴重点帮扶县等地区，加大中医专业农村订单定向免费培养医学生支持力度；支持建设一批全国基层名老中医药专家传承工作室。 3. 人才平台建设计划。 高水平中医药重点学科建设项目。重点建设一批中医基础类、经典类、疫病防治类、中药类和多学科交叉重点学科，加强学科内涵建设，培养一批学科团队和学科带头人。 中医临床教学基地能力建设。支持一批中医医师规范化培训基地加强培训能力建设，遴选若干个标准化规范化培训实践技能考核基地。 传承工作室建设。新增建设一批国医大师、全国名中医及全国名老中医药专家传承工作室。新增建设一批全国基层名老中医药专家传承工作室，覆盖二级以上中医医院。启动建设一批老药工传承工作室。

（四）建设高水平中医药传承保护与科技创新体系。

1. 加强中医药传承保护。实施中医药古籍文献和特色技术传承专项，编纂出版《中华医藏》，建立国家中医药古籍和传统知识数字图书馆。加强对名老中医学术经验、老药工传统技艺等的活态传承，支持中医学术流派发展。推动出台中医药传统知识保护条例，建立中医药传统知识数据库、保护名录和保护制度。

2. 加强重点领域攻关。在科技创新2030—重大项目、重点研发计划等国家科技计划中加大对中医药科技创新的支持力度。深化中医原创理论、中药作用机理等重大科学问题研究。开展中医药防治重大、难治、罕见疾病和新发突发传染病等诊疗规律与临床研究。加强中医药临床疗效评价研究。加强开展基于古代经典名方、名老中医经验方、有效成分或组分等的中药新药研发。支持儿童用中成药创新研发。推动设立中医药关键技术装备项目。

3. 建设高层次科技平台。依托现有资源，建设一批国家级中医药研究平台，研究布局全国重点实验室、国家临床医学研究中心、国家工程研究中心和国家技术创新中心；推进国家中医药传承创新中心、国家中医临床研究基地和中国中医药循证医学中心建设。发挥中国中医科学院“国家队”作用，实施中医药科技创新工程。

4. 促进科技成果转化。建设一批中医药科技成果孵化转化基地。支持中医医院与企业、科研机构、高等院校等加强协作、共享资源。鼓励高等院校、科研院所、医疗机构建立专业化技术转移机构，在成果转化收益分配、团队组建等方面赋予科研单位和科研人员更大自主权。

专栏 7　国家中医药传承创新平台工程
1. 培育和建设国家重大科技创新平台。 全国重点实验室。支持在中医理论、中药资源、中药创新、中医药疗效评价等重要领域方向建设多学科交叉融合的全国重点实验室或全国重点实验室培育基地。 国家临床医学研究中心。围绕心血管疾病、神经系统疾病、恶性肿瘤、代谢性疾病等重大慢性病，妇科、骨伤、免疫等优势病种，以及针灸、其他非药物疗法等特色疗法，建设一批中医类国家临床医学研究中心及其协同创新网络。 深化建设国家工程研究中心。对已建的中医药国家工程研究中心和国家工程实验室明确功能定位，优化运行，符合条件的纳入国家工程研究中心序列管理。围绕制约中医药发展的关键技术和核心装备，在中医药标准化、中医药临床疗效与安全性评价、中药质量控制等方向深化研究。 培育国家技术创新中心。围绕中药现代化重大共性技术突破、产品研发和成果转化应用示范，培育建设一批中医药国家技术创新中心。 2. 国家中医药传承创新中心。建设 30 个左右国家中医药传承创新中心。 3. 做大做强中国中医科学院专项工程。实施中国中医科学院中医药科技创新工程，做强一批在国内外有影响力的优势学科，加强科技创新平台建设，打造成为中医药科技创新核心基地和创新人才高地。 4. 国家中医药局重点实验室。优化整合国家中医药局重点研究室、三级实验室，建设一批国家中医药局重点实验室，形成相关领域关键科学问题研究链。 5. 中医药活态传承工程。开展当代名老中医药专家学术经验、技术方法和临证方药挖掘整理和应用推广。开展老药工鉴定、炮制、制药技术传承。开展民间中医药技术方法整理和利用。开展中医理论、技术、方法原态保护和存续。 6. 中医药科技研究项目。实施中医药现代化研究重点专项，开展中医药循证评价研究，推进中医药理论创新。开展经典名方类中药复方制剂研发、应用。推动设立中医药关键技术装备项目。

（五）推动中药产业高质量发展。

1. 加强中药资源保护与利用。支持珍稀濒危中药材人工繁育。公布实施中药材种子管理办法。制定中药材采收、产地加工、野生抚育及仿野生栽培技术规范和标准。完成第四次全国中药资源普查，建立全国中药资源共享数据集和实物库，并利用实物样本建立中药材质量数据库，编纂中国中药资源大典。

2. 加强道地药材生产管理。制定发布全国道地药材目录，构建中药材良种繁育体系。加强道地药材良种繁育基地和生产基地建设，鼓励利用山地、林地推行中药材生态种植，优化生产区域布局和产品结构，开展道地药材产地和品质快速检测技术研发，集成创新、示范推广一批以稳定提升中药材质量为目标的绿色生产技术和种植模式，制定技术规范，形成全国道地药材生产技术服务网络，加强对道地药材的地理标志保护，培育一批道地药材知名品牌。

3. 提升中药产业发展水平。健全中药材种植养殖、仓储、物流、初加工规范标准体系。鼓励中药材产业化、商品化和适度规模化发展，推进中药材规范化种植、养殖。鼓励创建以中药材为主的优势特色产业集群和以中药材为主导的农业产业强镇。制定实施全国中药饮片炮制规范，继续推进中药炮制技术传承基地建设，探索将具有独特炮制方法的中药饮片纳入中药品种保护范围。加强中药材第三方质量检测平台建设。研究推进中药材、中药饮片信息化追溯体系建设，强化多部门协同监管。加快中药制造业数字化、网络化、智能化建设，加强技术集成和工艺创新，提升中药装备制造水平，加速中药生产工艺、流程的标准化和现代化。

4. 加强中药安全监管。提升药品检验机构的中药质量评价能力，建立健全中药质量全链条安全监管机制，建设中药外源性有害残留物监测体系。加强中药饮片源头监管，严厉打击生产销售假劣中药饮片、中成药等违法违规行为。建立中成药监测、预警、应急、召回、撤市、淘汰的风险管理长效机制。加强中药说明书和标签管理，提升说明书临床使用指导效果。

专栏 8　中药质量提升工程
1. 全国中药资源普查成果转化。完善全国中药资源普查数据库及中药资源动态监测数据，建设重点区域常态化管理机制。 2. 中药材种质资源保护和发展。支持国家药用植物种质资源库建设。加强道地药材良种繁育基地建设。 3. 中药材规范化种植提升行动。加快中药材品种培优、品质提升、品牌打造和标准化生产，集成推广中药材标准化种植模式。开展适宜品种林下种植示范研究，形成生态种植技术体系。建设一批道地药材标准化生产基地。 4. 中药智能制造提升行动。研发中药材种植、采收、产地加工装备，中药饮片自动化、智能化生产装备，以及中成药共性技术环节数字化、网络化生产装备，提高中药生产智能化水平。

（六）发展中医药健康服务业。

1. 促进和规范中医药养生保健服务发展。促进中医健康状态辨识与评估、咨询指导、健康干预、健康管理等服务规范开展。推广太极拳、八段锦等中医药养生保健方法和中华传统体育项目，推动形成体医结合的健康服务模式。鼓励中医医疗机构为中医养生保健机构提供技术支持，支持中医医师依照规定提供服务。

2. 发展中医药老年健康服务。强化中医药与养老服务衔接，推进中医药老年健康服务向农村、社区、家庭下沉。逐步在二级以上中医医院设置老年病科，增加老年病床数量，开展老年病、慢性病防治和康复护理。推动二级以上中医医院与养老机构合作共建，鼓励有条件的中医医院开展社区和居家中医药老年健康服务。鼓励中医医师加入老年医学科工作团队和家庭医生签约团队，鼓励中医医师在养老机构提供保健咨询和调理服务。推动养老机构开展中医特色老年健康管理服务。在全国医养结合示范项目中培育一批具有中医药特色的医养结合示范机构，在医养结合机构推广中医药适宜技术。

3. 拓展中医药健康旅游市场。鼓励地方结合本地区中医药资源特色，开发更多体验性强、参与度高的中医药健康旅游线路和旅游产品，吸引境内外消费者。完善中医药健康旅游相关标准体系，推动中医药健康旅游高质量发展。

4. 丰富中医药健康产品供给。以保健食品、特殊医学用途配方食品、功能性化妆品、日化产品为重点，研发中医药健康产品。鼓励围绕中医养生保健、诊疗与康复，研制便于操作、适于家庭的健康检测、监测产品及自我保健、功能康复等器械。

（七）推动中医药文化繁荣发展。

1. 加强中医药文化研究和传播。深入挖掘中医药精华精髓，阐释中医药文化与中华优秀传统文化的内在联系。加强中医药学与相关领域协同创新研究。实施中医药文化传播行动，推动建设体验场馆，培育传播平台，丰富中医药文化产品和服务供给。推动中医药文化贯穿国民教育始终，进一步丰富中医药文化教育。加强中医药机构文化建设。加大对传统医药类非物质文化遗产代表性项目的保护传承力度。加强中医药科普专家队伍建设，推动中医医疗机构开展健康讲座等科普活动。建设中医药健康文化知识角。开展公民中医药健康文化素养水平监测。

2. 发展中医药博物馆事业。开展国家中医药博物馆基本建设，建成国家中医药数字博物馆。促进中医药博物馆体系建设，强化各级各类中医药博物馆收藏研究、社会教育、展览策划和文化服务功能，加强数字化建设，组织内容丰富的中医药专题展览。

3. 做大中医药文化产业。鼓励引导社会力量通过各种方式发展中医药文化产业。实施中医药文化精品行动，引导创作一批质量高、社会影响力大的中医药文化精品和创意产品。促进中医药与动漫游戏、旅游餐饮、体育演艺等融合发展。培育一批知名品牌和企业。

专栏 9　中医药文化弘扬工程及博物馆建设
1. 中医药文化研究阐释。深入挖掘中医药精华精髓，做好研究阐释。编写若干种针对不同受众的中医药文化读物。 2. 中医药文化传播行动。广泛开展群众性中医药文化活动。充分依托地方现有资源，推动一批中医药文化体验场馆、中医药文化宣传教育基地达到国家级建设标准。推动开展中医药文化教育活动。持续开展公民中医药健康文化素养水平监测。 3. 中医药文化精品行动。扶持创作一批中医药文学、影视和网络视听优秀作品，支持制作一批中医药新媒体产品。 4. 国家中医药博物馆建设。开展国家中医药博物馆基本建设，打造中医药文化重要高地。建成国家中医药数字博物馆，建立中医药资源藏品信息数据库。开展各级中医药博物馆能力建设。 5. 中医药科普项目。推出一批中医药科普节目、栏目、读物及产品。建设中医药健康文化知识角。加强中医药文化科普巡讲专家队伍建设。推广中医药传统保健体育运动，举办全国中医药院校传统保健体育运动会。

（八）加快中医药开放发展。

1. 助力构建人类卫生健康共同体。积极参与全球卫生健康治理，推进中医药参与新冠肺炎等重大传染病防控国际合作，分享中医药防控疫情经验。在夯实传播应用基础上，推进中医药高质量融入“一带一路”建设，实施中医药国际合作专项，推动社会力量提升中医药海外中心、中医药国际合作基地建设质量，依托现有机构建设传统医学领域的国际临床试验注册平台。指导和鼓励社会资本设立中医药“一带一路”发展基金。推进在相关国家实施青蒿素控制疟疾项目。

2. 深化中医药交流合作。巩固拓展与有关国家的政府间中医药合作，加强相关政策法规、人员资质、产品注册、市场准入、质量监管等方面的交流。鼓励和支持有关中医药机构和团体以多种形式开展产学研用国际交流与合作。促进中医药文化海外传播与技术国际推广相结合。鼓励和支持社会力量采用市场化方式，与有合作潜力和意愿的国家共同建设一批友好中医医院、中医药产业园。加强与港澳台地区的中医药交流合作，建设粤港澳大湾区中医药高地，打造高水平中医医院、中医优势专科、人才培养基地和科技创新平台。

3. 扩大中医药国际贸易。大力发展中医药服务贸易，高质量建设国家中医药服务出口基地。推动中医药海外本土化发展，促进产业协作和国际贸易。鼓励发展“互联网 + 中医药贸易”。逐步完善中医药“走出去”相关措施，开展中医药海外市场政策研究，助力中医药企业“走出去”。推动中药类产品海外注册和应用。

专栏 10　中医药开放发展工程
1. 中医药国际抗疫合作计划。组织中医药国际抗疫学术交流活动，举办中医药防控重大传染病等培训班，组建中医药国际抗疫合作专家团队，完善中医药国际疫情防控线上指导平台。 2. 中医药开放发展平台建设。在共建“一带一路”国家的重要节点城市，鼓励社会力量持续建设一批高质量中医药海外中心。依托国内中医药机构，拓展建设一批高质量中医药国际合作基地。鼓励和支持社会力量采用市场化方式，与有合作潜力和意愿的国家共同建设一批友好中医医院、中医药产业园。 3. 中医药国际影响力提升计划。扩大中医药学术期刊的国际影响力。在跨国科研合作计划中加大中医药参与力度。 4. 中医药国际贸易促进计划。高质量建设国家中医药服务出口基地，努力形成一批中医药服务知名品牌。建设中医药服务贸易统计体系。 5. 粤港澳大湾区中医药高地建设工程。支持粤港澳大湾区建设成为国际中医医疗先行区，建成多学科融合的科研平台，建立中医药人才协同培养机制。支持建设香港中医医院、粤澳合作中医药科技产业园，推进中医药产品创新研发。

（九）深化中医药领域改革。

1. 建立符合中医药特点的评价体系。建立完善科学合理的中医医疗机构、特色人才、临床疗效、科研成果等评价体系。健全公立中医医院绩效考核机制，常态化开展三级和二级公立中医医院绩效考核工作。完善各类中医临床教学基地标准和准入制度。

建立完善符合中医药特点的人才评价体系，强化中医思维与临床能力考核，将会看病、看好病作为中医医师的主要评价内容。研究建立中医药人才表彰奖励制度。研究优化中医临床疗效评价体系，探索制定符合中医药规律的评价指标。通过同行评议、引进第三方评估等方式，完善有利于中医药创新的科研评价机制。

2. 健全现代医院管理制度。建立体现中医医院特点的现代医院管理制度，落实党委领导下的院长负责制，推动公立中医医院发展方式从规模扩张转向提质增效和中医内涵式特色发展，运行模式从粗放管理转向精细化管理，资源配置从注重物质要素转向更加注重人才技术要素。推进公立中医医院人事管理制度和薪酬分配制度改革，落实"两个允许"要求。落实公立中医医院总会计师制度。建立完善中医医疗质量管理与控制体系，推进中医病案质量控制中心和中药药事管理质控中心建设。完善中医医院院感防控体系。构建和谐医患关系，改善中医医务人员工作环境和条件，在全社会营造尊重中医的良好氛围。

3. 完善中医药价格和医保政策。建立以临床价值和技术劳务价值为主要依据、体现中医药特点的中医医疗服务卫生技术评估体系，优化中医医疗服务价格政策。在医疗服务价格动态调整中重点考虑中医医疗服务项目。医疗机构炮制使用的中药饮片、中药制剂实行自主定价，符合条件的按程序纳入基本医疗保险支付范围。改善市场竞争环境，引导形成以质量为导向的中药饮片市场价格机制。将符合条件的中医医疗服务项目和中药按程序纳入基本医疗保险支付范围。探索符合中医药特点的医保支付方式，遴选和发布中医优势病种，鼓励实行中西医同病同效同价。一般中医诊疗项目可继续按项目付费。继续深化中医药参与按床日付费、按人头付费等研究。支持保险公司、中医药机构合作开展健康管理服务，鼓励商业保险机构开发中医治未病等保险产品。

4. 改革完善中药注册管理。优化中药临床证据体系，建立中医药理论、人用经验和临床试验"三结合"的中药注册审评证据体系，积极探索建立中药真实世界研究证据体系。探索中药饮片备案、审批管理，优化医疗机构中药制剂注册管理。推进古代经典名方目录制定发布，加快收载方剂的关键信息考证。

5. 推进中医药领域综合改革。建设 10 个左右国家中医药综合改革示范区，鼓励在服务模式、产业发展、质量监管等方面先行先试，打造中医药事业和产业高质量发展高地。开展全国基层中医药工作示范市（县）创建工作。开展医疗、医保、医药联动促进中医药传承创新发展试点，发扬基层首创精神，完善更好发挥中医药特色优势的医改政策。

（十）强化中医药发展支撑保障。

1. 提升中医药信息化水平。依托现有资源持续推进国家和省级中医药数据中心建设。优化升级中医馆健康信息平台，扩大联通范围。落实医院信息化建设标准与规范要求，推进中医医院及中医馆健康信息平台规范接入全民健康信息平台。加强关键信息基础设施、数据应用服务的安全防护，增强自主可控技术应用。开展电子病历系统应用水平分级评价和医院信息互联互通标准化成熟度测评。鼓励中医辨证论治智能辅助诊疗系统等具有中医药特色的信息系统研发应用。

2. 建立国家中医药综合统计制度。逐步完善统计直报体系，建立与卫生健康统计信息共享机制。加强综合统计人才队伍建设，构建统一规范的国家中医药数据标准和资源目录体系，建设国家、省级中医药综合统计信息平台，建立统计数据定期发布机制，稳步推动数据资源共享开放。

3. 加强中医药法治建设。深入推进中医药法贯彻实施，完善中医药法相关配套制度。推动制修订相关法律法规和规章，加强对地方性法规建设的指导。进一步推进全国人大常委会中医药法执法检查报告及审议意见落实工作。建立不良执业记录制度，将提供中医药健康服务的机构及其人员诚信经营和执业情况依法依规纳入全国信用信息共享平台。强化中医药监督执法工作，健全长效机制，落实执法责任，加强人员培训，完善监督执法规范，全面提高中医药监督能力和水平。

4. 深化中医药军民融合发展。加强军地双方在中医药学科建设、科技创新、人才培养等方面的合作，完善工作机制和政策措施，畅通信息交流渠道，加快军事中医药学科全面建设与发展，提高军队中医药整体保障水平。

专栏 11　中医药支撑保障建设
1. 基层中医药信息化能力提升项目。推动中医馆健康信息平台升级改造，扩大中医馆联通范围。以县级中医医院为重点，提升基层中医医疗机构信息化水平。 2. 中医药综合统计体系建设。依托现有机构建设国家、省级中医药综合统计平台，构建统一规范的国家中医药数据标准和资源目录体系，加强人才队伍建设，构建中医药综合统计体系。 3. 新兴信息技术与中医药结合应用研究项目。支持中医医院应用人工智能、大数据、第五代移动通信(5G)、区块链、物联网等新兴信息技术，推动中医辨证论治智能辅助诊疗系统、名老中医经验传承系统等临床应用。 4. 中医药监督能力建设。开展虚假违法中医医疗广告监测，建立健全会商机制，提高有关突发事件处置能力。加强人员培训，提高专业水平和业务能力。

四、强化组织实施

（一）加强组织领导

强化国务院中医药工作部际联席会议办公室统筹职能，加强工作协调，及时研究和推动解决中医药发展重要问题。各省（自治区、直辖市）要完善中医药工作跨部门协调机制，支持和促进中医药发展，推动将中医药相关工作纳入政府绩效考核。建立健全省、市、县级中医药管理体系，合理配置人员力量。

（二）强化投入保障

各级政府通过现有资金渠道积极支持中医药发展，落实对公立中医医院的办医主体责任。支持通过地方政府专项债券等渠道，推进符合条件的公立中医医院建设项目。引导社会投入，打造中医药健康服务高地和学科、产业集聚区。鼓励金融机构依法依规为符合条件的中医药领域项目提供金融支持，进一步完善中医药发展多元化投入机制。

（三）健全实施机制

加强国家和省（自治区、直辖市）两级规划衔接。强化规划编制实施的制度保障，建立监测评估机制，监测重点任务、重大项目、重大改革举措的执行情况，进行中期、末期评估，及时发现并解决重要问题，确保本规划顺利实施。

（四）注重宣传引导

做好政策解读和培训，加强正面宣传和科学引导，大力宣传中医药传承创新发展成效，及时回应群众关切，营造良好社会氛围。及时总结提炼地方好的做法和经验，加强典型报道，发挥示范引领作用。充分发挥各方面积极作用，形成全社会共同关心和支持中医药发展的良好格局。

附录二 《中药材生产质量管理规范》

国家药监局、农业农村部、国家林草局、国家中医药局关于发布《中药材生产质量管理规范》的公告（2022 年第 22 号）

中药材生产质量管理规范

第一章 总则

第一条 为落实《中共中央国务院关于促进中医药传承创新发展的意见》，推进中药材规范化生产，保证中药材质量，促进中药高质量发展，依据《中华人民共和国药品管理法》《中华人民共和国中医药法》，制定本规范。

第二条 本规范是中药材规范化生产和质量管理的基本要求，适用于中药材生产企业（以下简称企业）采用种植（含生态种植、野生抚育和仿野生栽培）、养殖方式规范生产中药材的全过程管理，野生中药材的采收加工可参考本规范。

第三条 实施规范化生产的企业应当按照本规范要求组织中药材生产，保护野生中药材资源和生态环境，促进中药材资源的可持续发展。

第四条 企业应当坚持诚实守信，禁止任何虚假、欺骗行为。

第二章 质量管理

第五条 企业应当根据中药材生产特点，明确影响中药材质量的关键环节，开展质量风险评估，制定有效的生产管理与质量控制、预防措施。

第六条 企业对基地生产单元主体应当建立有效的监督管理机制，实现关键环节的现场指导、监督和记录；统一规划生产基地，统一供应种子种苗或其他繁殖材料，统一肥料、农药或者饲料、兽药等投入品管理措施，统一种植或者养殖技术规程，统一采收与产地加工技术规程，统一包装与贮存技术规程。

第七条 企业应当配备与生产基地规模相适应的人员、设施、设备等，确保生产和质量管理措施顺利实施。

第八条 企业应当明确中药材生产批次，保证每批中药材质量的一致性和可追溯。

第九条 企业应当建立中药材生产质量追溯体系，保证从生产地块、种子种苗或其他繁殖材料、种植养殖、采收和产地加工、包装、储运到发运全过程关键环节可追溯；鼓励企业运用现代信息技术建设追溯体系。

第十条 企业应当按照本规范要求，结合生产实践和科学研究情况，制定如下主要环节的生产技术规程：

（一）生产基地选址；

（二）种子种苗或其他繁殖材料要求；

（三）种植（含生态种植、野生抚育和仿野生栽培）、养殖；

（四）采收与产地加工；

（五）包装、放行与储运。

第十一条 企业应当制定中药材质量标准，标准不能低于现行法定标准。

（一）根据生产实际情况确定质量控制指标，可包括：药材性状、检查项、理化鉴别、浸出物、指纹或者特征图谱、指标或者有效成分的含量；药材农药残留或者兽药残留、重金属及有害元素、真菌毒素等有毒有害物质的控制标准等；

（二）必要时可制定采收、加工、收购等中间环节中药材的质量标准。

第十二条 企业应当制定中药材种子种苗或其他繁殖材料的标准。

第三章 机构与人员

第十三条 企业可采取农场、林场、公司＋农户或者合作社等组织方式建设中药材生产基地。

第十四条 企业应当建立相应的生产和质量管理部门，并配备能够行使质量保证和控制职能的条件。

第十五条 企业负责人对中药材质量负责；企业应当配备足够数量并具有和岗位职责相对应资质的生产和质量管理人员；生产、质量的管理负责人应当有中药学、药学或者农学等相关专业大专及以上学历并有中药材生产、质量管理三年以上实践经验，或者有中药材生产、质量管理五年以上的实践经验，且均须经过本规范的培训。

第十六条 生产管理负责人负责种子种苗或其他繁殖材料繁育、田间管理或者药用动物饲养、农业投入品使用、采收与加工、包装与贮存等生产活动；质量管理负责人负责质量标准与技术规程制定及监督执行、检验和产品放行。

第十七条 企业应当开展人员培训工作，制定培训计划、建立培训档案；对直接从事中药材生产活动的人员应当培训至基本掌握中药材的生长发育习性、对环境条件的要求，以及田间管理或者饲养管理、肥料和农药或者饲料和兽药使用、采收、产地加工、贮存养护等的基本要求。

第十八条 企业应当对管理和生产人员的健康进行管理；患有可能污染药材疾病的人员不得直接从事养殖、产地加工、包装等工作；无关人员不得进入中药材养殖控制区域，如确需进入，应当确认个人健康状况无污染风险。

第四章 设施、设备与工具

第十九条 企业应当建设必要的设施，包括种植或者养殖设施、产地加工设施、中药材贮存仓库、包装设施等。

第二十条 存放农药、肥料和种子种苗，兽药、饲料和饲料添加剂等的设施，能够保持存放物品质量稳定和安全。

第二十一条 分散或者集中加工的产地加工设施均应当卫生、不污染中药材，达到质量控制的基本要求。

第二十二条 贮存中药材的仓库应当符合贮存条件要求；根据需要建设控温、避光、通风、防潮和防虫、防鼠禽畜等设施。

第二十三条 质量检验室功能布局应当满足中药材的检验条件要求，应当设置检验、仪器、标本、留样等工作室（柜）。

第二十四条 生产设备、工具的选用与配置应当符合预定用途，便于操作、清洁、维护，并符合以下要求：

（一）肥料、农药施用的设备、工具使用前应仔细检查，使用后及时清洁；

（二）采收和清洁、干燥及特殊加工等设备不得对中药材质量产生不利影响；

（三）大型生产设备应当有明显的状态标识，应当建立维护保养制度。

第五章 基地选址

第二十五条 生产基地选址和建设应当符合国家和地方生态环境保护要求。

第二十六条 企业应当根据种植或养殖中药材的生长发育习性和对环境条件的要求，制定产地和种植地块或者养殖场所的选址标准。

第二十七条 中药材生产基地一般应当选址于道地产区，在非道地产区选址，应当提供充分文献或者科学数据证明其适宜性。

第二十八条 种植地块应当能满足药用植物对气候、土壤、光照、水分、前茬作

物、轮作等要求；养殖场所应当能满足药用动物对环境条件的各项要求。

第二十九条　生产基地周围应当无污染源；生产基地环境应当持续符合国家标准：

（一）空气符合国家《环境空气质量标准》二类区要求；

（二）土壤符合国家《土壤环境质量农用地污染风险管控标准（试行）》的要求；

（三）灌溉水符合国家《农田灌溉水质标准》，产地加工用水和药用动物饮用水符合国家《生活饮用水卫生标准》。

第三十条　基地选址范围内，企业至少完成一个生产周期中药材种植或者养殖，并有两个收获期中药材质量检测数据且符合企业内控质量标准。

第三十一条　企业应当按照生产基地选址标准进行环境评估，确定产地，明确生产基地规模、种植地块或者养殖场所布局；

（一）根据基地周围污染源的情况，确定空气是否需要检测，如不检测，则需提供评估资料；

（二）根据水源情况确定水质是否需要定期检测，没有人工灌溉的基地，可不进行灌溉水检测。

第三十二条　生产基地应当规模化，种植地块或者养殖场所可成片集中或者相对分散，鼓励集约化生产。

第三十三条　产地地址应当明确至乡级行政区划；每一个种植地块或者养殖场所应当有明确记载和边界定位。

第三十四条　种植地块或者养殖场所可在生产基地选址范围内更换、扩大或者缩小规模。

第六章　种子种苗或其他繁殖材料

第一节　种子种苗或其他繁殖材料要求

第三十五条　企业应当明确使用种子种苗或其他繁殖材料的基原及种质，包括种、亚种、变种或者变型、农家品种或者选育品种；使用的种植或者养殖物种的基原应当符合相关标准、法规。使用列入《国家重点保护野生植物名录》的药用野生植物资源的，应当符合相关法律法规规定。

第三十六条　鼓励企业开展中药材优良品种选育，但应当符合以下规定：

（一）禁用人工干预产生的多倍体或者单倍体品种、种间杂交品种和转基因品种；

（二）如需使用非传统习惯使用的种间嫁接材料、诱变品种（包括物理、化学、太空诱变等）和其他生物技术选育品种等，企业应当提供充分的风险评估和实验数据证明新品种安全、有效和质量可控。

第三十七条　中药材种子种苗或其他繁殖材料应当符合国家、行业或者地方标准；没有标准的，鼓励企业制定标准，明确生产基地使用种子种苗或其他繁殖材料的等级，并建立相应检测方法。

第三十八条　企业应当建立中药材种子种苗或其他繁殖材料的良种繁育规程，保证繁殖的种子种苗或其他繁殖材料符合质量标准。

第三十九条　企业应当确定种子种苗或其他繁殖材料运输、长期或者短期保存的适宜条件，保证种子种苗或其他繁殖材料的质量可控。

第二节　种子种苗或其他繁殖材料管理

第四十条　企业在一个中药材生产基地应当只使用一种经鉴定符合要求的物种，防止与其他种质混杂；鼓励企业提纯复壮种质，优先采用经国家有关部门鉴定，性状整齐、稳定、优良的选育新品种。

第四十一条　企业应当鉴定每批种子种苗或其他繁殖材料的基原和种质，确保与种子种苗或其他繁殖材料的要求相一致。

第四十二条　企业应当使用产地明确、固定的种子种苗或其他繁殖材料；鼓励企业建设良种繁育基地，繁殖地块应有相应的隔离措施，防止自然杂交。

第四十三条　种子种苗或其他繁殖材料基地规模应当与中药材生产基地规模相匹配；种子种苗或其他繁殖材料应当由供应商或者企业检测达到质量标准后，方可使用。

第四十四条　从县域之外调运种子种苗或其他繁殖材料，应当按国家要求实施检疫；用作繁殖材料的药用动物应当按国家要求实施检疫，引种后进行一定时间的隔离、观察。

第四十五条　企业应当采用适宜条件进行种子种苗或其他繁殖材料的运输、贮存；禁止使用运输、贮存后质量不合格的种子种苗或其他繁殖材料。

第四十六条　应当按药用动物生长发育习性进行药用动物繁殖材料引进；捕捉和运输时应当遵循国家相关技术规定，减免药用动物机体损伤和应激反应。

第七章　种植与养殖

第一节　种植技术规程

第四十七条　企业应当根据药用植物生长发育习性和对环境条件的要求等制定种植技术规程，主要包括以下环节：

（一）种植制度要求：前茬、间套种、轮作等；

（二）基础设施建设与维护要求：维护结构、灌排水设施、遮阴设施等；

（三）土地整理要求：土地平整、耕地、做畦等；

（四）繁殖方法要求：繁殖方式、种子种苗处理、育苗定植等；

（五）田间管理要求：间苗、中耕除草、灌排水等；

（六）病虫草害等的防治要求：针对主要病虫草害等的种类、危害规律等采取的防治方法；

（七）肥料、农药使用要求。

第四十八条　企业应当根据种植中药材营养需求特性和土壤肥力，科学制定肥料

使用技术规程：

（一）合理确定肥料品种、用量、施肥时期和施用方法，避免过量施用化肥造成土壤退化；

（二）以有机肥为主，化学肥料有限度使用，鼓励使用经国家批准的微生物肥料及中药材专用肥；

（三）自积自用的有机肥须经充分腐熟达到无害化标准，避免掺入杂草、有害物质等；

（四）禁止直接施用城市生活垃圾、工业垃圾、医院垃圾和人粪便。

第四十九条　防治病虫害等应当遵循“预防为主、综合防治”原则，优先采用生物、物理等绿色防控技术；应制定突发性病虫害等的防治预案。

第五十条　企业应当根据种植的中药材实际情况，结合基地的管理模式，明确农药使用要求：

（一）农药使用应当符合国家有关规定；优先选用高效、低毒生物农药；尽量减少或避免使用除草剂、杀虫剂和杀菌剂等化学农药。

（二）使用农药品种的剂量、次数、时间等，使用安全间隔期，使用防护措施等，尽可能使用最低剂量、降低使用次数；

（三）禁止使用：国务院农业农村行政主管部门禁止使用的剧毒、高毒、高残留农药，以及限制在中药材上使用的其他农药；

（四）禁止使用壮根灵、膨大素等生长调节剂调节中药材收获器官生长。

第五十一条按野生抚育和仿野生栽培方式生产中药材，应当制定野生抚育和仿野生栽培技术规程，如年允采收量、种群补种和更新、田间管理、病虫草害等的管理措施。

第二节　种植管理

第五十二条　企业应当按照制定的技术规程有序开展中药材种植，根据气候变化、药用植物生长、病虫草害等情况，及时采取措施。

第五十三条　企业应当配套完善灌溉、排水、遮阴等田间基础设施，及时维护更新。

第五十四条　及时整地、播种、移栽定植；及时做好多年生药材冬季越冬田地清理。

第五十五条　采购农药、肥料等农业投入品应当核验供应商资质和产品质量，接收、贮存、发放、运输应当保证其质量稳定和安全；使用应当符合技术规程要求。

第五十六条　应当避免灌溉水受工业废水、粪便、化学农药或其他有害物质污染。

第五十七条　科学施肥，鼓励测土配方施肥；及时灌溉和排涝，减轻不利天气影响。

第五十八条　根据田间病虫草害等的发生情况，依技术规程及时防治。

第五十九条　企业应当按照技术规程使用农药，做好培训、指导和巡检。

第六十条　企业应当采取措施防范并避免邻近地块使用农药对种植中药材的不良影响。

第六十一条　突发病虫草害等或者异常气象灾害时，根据预案及时采取措施，最大限度降低对中药材生产的不利影响；要做好生长或者质量受严重影响地块的标记，单独管理。

第六十二条　企业应当按技术规程管理野生抚育和仿野生栽培中药材，坚持“保护优先、遵循自然”原则，有计划地做好投入品管控、过程管控和产地环境管控，避免对周边野生植物造成不利影响。

第三节　养殖技术规程

第六十三条　企业应当根据药用动物生长发育习性和对环境条件的要求等制定养殖技术规程，主要包括以下环节：

（一）种群管理要求：种群结构、谱系、种源、周转等；

（二）养殖场地设施要求：养殖功能区划分，饲料、饮用水设施，防疫设施，其他安全防护设施等；

（三）繁育方法要求：选种、配种等；

（四）饲养管理要求：饲料、饲喂、饮水、安全和卫生管理等；

（五）疾病防控要求：主要疾病预防、诊断、治疗等；

（六）药物使用技术规程；

（七）药用动物属于陆生野生动物管理范畴的，还应当遵守国家人工繁育陆生野生动物的相关标准和规范。

第六十四条　按国务院农业农村行政主管部门有关规定使用饲料和饲料添加剂；禁止使用国务院农业农村行政主管部门公布禁用的物质以及对人体具有直接或潜在危害的其他物质；不得使用未经登记的进口饲料和饲料添加剂。

第六十五条　按国家相关标准选择养殖场所使用的消毒剂。

第六十六条　药用动物疾病防治应当以预防为主、治疗为辅，科学使用兽药及生物制品；应当制定各种突发性疫病发生的防治预案。

第六十七条　按国家相关规定、标准和规范制定预防和治疗药物的使用技术规程：

（一）遵守国务院畜牧兽医行政管理部门制定的兽药安全使用规定；

（二）禁止使用国务院畜牧兽医行政管理部门规定禁止使用的药品和其他化合物；

（三）禁止在饲料和药用动物饮用水中添加激素类药品和国务院畜牧兽医行政管理部门规定的其他禁用药品；经批准可以在饲料中添加的兽药，严格按照兽药使用规定及法定兽药质量标准、标签和说明书使用，兽用处方药必须凭执业兽医处方购买使用；禁止将原料药直接添加到饲料及药用动物饮用水中或者直接饲喂药用动物；

（四）禁止将人用药品用于药用动物；

（五）禁止滥用兽用抗菌药。

第六十八条　制定患病药用动物处理技术规程，禁止将中毒、感染疾病的药用动物加工成中药材。

第四节　养殖管理

第六十九条　企业应当按照制定的技术规程，根据药用动物生长、疾病发生等情况，及时实施养殖措施。

第七十条　企业应当及时建设、更新和维护药用动物生长、繁殖的养殖场所，及时调整养殖分区，并确保符合生物安全要求。

第七十一条　应当保持养殖场所及设施清洁卫生，定期清理和消毒，防止外来污染。

第七十二条　强化安全管理措施，避免药用动物逃逸，防止其他禽畜的影响。

第七十三条　定时定点定量饲喂药用动物，未食用的饲料应当及时清理。

第七十四条　按要求接种疫苗；根据药用动物疾病发生情况，依规程及时确定具体防治方案；突发疫病时，根据预案及时、迅速采取措施并做好记录。

第七十五条　发现患病药用动物，应当及时隔离；及时处理患传染病药用动物；患病药用动物尸体按相关要求进行无害化处理。

第七十六条　应当根据养殖计划和育种周期进行种群繁育，及时调整养殖种群的结构和数量，适时周转。

第七十七条　应当按照国家相关规定处理养殖及加工过程中的废弃物。

第八章　采收与产地加工

第一节　技术规程

第七十八条　企业应当制定种植、养殖、野生抚育或仿野生栽培中药材的采收与产地加工技术规程，明确采收的部位、采收过程中需除去的部分、采收规格等质量要求，主要包括以下环节：

（一）采收期要求：采收年限、采收时间等；

（二）采收方法要求：采收器具、具体采收方法等；

（三）采收后中药材临时保存方法要求；

（四）产地加工要求：拣选、清洗、去除非药用部位、干燥或保鲜，以及其他特殊加工的流程和方法。

第七十九条　坚持“质量优先、兼顾产量”原则，参照传统采收经验和现代研究，明确采收年限范围，确定基于物候期的适宜采收时间。

第八十条　采收流程和方法应当科学合理；鼓励采用不影响药材质量和产量的机械化采收方法；避免采收对生态环境造成不良影响。

第八十一条　企业应当在保证中药材质量前提下，借鉴优良的传统方法，确定适宜的中药材干燥方法；晾晒干燥应当有专门的场所或场地，避免污染或混淆的风险；鼓励采用有科学依据的高效干燥技术以及集约化干燥技术。

第八十二条　应当采用适宜方法保存鲜用药材，如冷藏、砂藏、罐贮、生物保鲜等，并明确保存条件和保存时限；原则上不使用保鲜剂和防腐剂，如必须使用应当符合国家相关规定。

第八十三条　涉及特殊加工要求的中药材，如切制、去皮、去心、发汗、蒸、煮等，应根据传统加工方法，结合国家要求，制定相应的加工技术规程。

第八十四条　禁止使用有毒、有害物质用于防霉、防腐、防蛀；禁止染色增重、漂白、掺杂使假等。

第八十五条　毒性、易制毒、按麻醉药品管理中药材的采收和产地加工，应当符合国家有关规定。

第二节　采收管理

第八十六条　根据中药材生长情况、采收时气候情况等，按照技术规程要求，在规定期限内，适时、及时完成采收。

第八十七条　选择合适的天气采收，避免恶劣天气对中药材质量的影响。

第八十八条　应当单独采收、处置受病虫草害等或者气象灾害等影响严重、生长发育不正常的中药材。

第八十九条　采收过程应当除去非药用部位和异物，及时剔除破损、腐烂变质部分。

第九十条　不清洗直接干燥使用的中药材，采收过程中应当保证清洁，不受外源物质的污染或者破坏。

第九十一条　中药材采收后应当及时运输到加工场地，及时清洁装载容器和运输工具；运输和临时存放措施不应当导致中药材品质下降，不产生新污染及杂物混入，严防淋雨、泡水等。

第三节　产地加工管理

第九十二条　应当按照统一的产地加工技术规程开展产地加工管理，保证加工过程方法的一致性，避免品质下降或者外源污染；避免造成生态环境污染。

第九十三条　应当在规定时间内加工完毕，加工过程中的临时存放不得影响中药材品质。

第九十四条　拣选时应当采取措施，保证合格品和不合格品及异物有效区分。

第九十五条　清洗用水应当符合要求，及时、迅速完成中药材清洗，防止长时间浸泡。

第九十六条　应当及时进行中药材晾晒，防止晾晒过程雨水、动物等对中药材的污染，控制环境尘土等污染；应当阴干药材不得暴晒。

第九十七条　采用设施、设备干燥中药材，应当控制好干燥温度、湿度和干燥时间。

第九十八条　应当及时清洁加工场地、容器、设备；保证清洗、晾晒和干燥环境、场地、设施和工具不对药材产生污染；注意防冻、防雨、防潮、防鼠、防虫及防禽畜。

第九十九条　应当按照制定的方法保存鲜用药材，防止生霉变质。

第一百条　有特殊加工要求的中药材，应当严格按照制定的技术规程进行加工，如及时去皮、去心，控制好蒸、煮时间等。

第一百零一条　产地加工过程中品质受到严重影响的，原则上不得作为中药材销售。

第九章　包装、放行与储运

第一节　技术规程

第一百零二条　企业应当制定包装、放行和储运技术规程，主要包括以下环节：

（一）包装材料及包装方法要求：包括采收、加工、贮存各阶段的包装材料要求及包装方法；

（二）标签要求：标签的样式，标识的内容等；

（三）放行制度：放行检查内容，放行程序，放行人等。

（四）贮存场所及要求：包括采收后临时存放、加工过程中存放、成品存放等对环境条件的要求；

（五）运输及装卸要求：车辆、工具、覆盖等的要求及操作要求；

（六）发运要求。

第一百零三条　包装材料应当符合国家相关标准和药材特

点，能够保持中药材质量；禁止采用肥料、农药等包装袋包装药材；毒性、易制毒、按麻醉药品管理中药材应当使用有专门标记的特殊包装；鼓励使用绿色循环可追溯周转筐。

第一百零四条　采用可较好保持中药材质量稳定的包装方法，鼓励采用现代包装方法和器具。

第一百零五条　根据中药材对贮存温度、湿度、光照、通风等条件的要求，确定仓储设施条件；鼓励采用有利于中药材质量稳定的冷藏、气调等现代贮存保管新技术、新设备。

第一百零六条　明确贮存的避光、遮光、通风、防潮、防虫、防鼠等养护管理措施；使用的熏蒸剂不能带来质量和安全风险，不得使用国家禁用的高毒性熏蒸剂；禁止贮存过程使用硫黄熏蒸。

第一百零七条　有特殊贮存要求的中药材贮存，应当符合国家相关规定。

第二节　包装管理

第一百零八条　企业应当按照制定的包装技术规程，选用包装材料，进行规范包装。

第一百零九条　包装前确保工作场所和包装材料已处于清洁或者待用状态，无其他异物。

第一百一十条　包装袋应当有清晰标签，不易脱落或者损坏；标示内容包括品名、基原、批号、规格、产地、数量或重量、采收日期、包装日期、保质期、追溯标志、企业名称等信息。

第一百一十一条　确保包装操作不影响中药材质量，防止混淆和差错。

第三节　放行与储运管理

第一百一十二条　应当执行中药材放行制度，对每批药材进行质量评价，审核生产、检验等相关记录；由质量管理负责人签名批准放行，确保每批中药材生产、检验符合标准和技术规程要求；不合格药材应当单独处理，并有记录。

第一百一十三条　应当分区存放中药材，不同品种、不同批中药材不得混乱交叉存放；保证贮存所需要的条件，如洁净度、温度、湿度、光照和通风等。

第一百一十四条　应当建立中药材贮存定期检查制度，防止虫蛀、霉变、腐烂、泛油等的发生。

第一百一十五条　应当按技术规程要求开展养护工作，并由专业人员实施。

第一百一十六条　应当按照技术规程装卸、运输；防止发生混淆、污染、异物混入、包装破损、雨雪淋湿等。

第一百一十七条　应当有产品发运的记录，可追查每批产品销售情况；防止发运过程中的破损、混淆和差错等。

第十章　文件

第一百一十八条　企业应当建立文件管理系统，全过程关键环节记录完整。

第一百一十九条　文件包括管理制度、标准、技术规程、记录、标准操作规程等。

第一百二十条　应当制定规程，规范文件的起草、修订、变更、审核、批准、替换或撤销、保存和存档、发放和使用。

第一百二十一条　记录应当简单易行、清晰明了；不得撕毁和任意涂改；记录更改应当签注姓名和日期，并保证原信息清晰可辨；记录重新誊写，原记录不得销毁，作为重新誊写记录的附件保存；电子记录应当符合相关规定；记录保存至该批中药材销售后至少三年以上。

第一百二十二条　企业应当根据影响中药材质量的关键环节，结合管理实际，明确生产记录要求：

（一）按生产单元进行记录，覆盖生产过程的主要环节，附必要照片或者图像，保证可追溯；

（二）药用植物种植主要记录：种子种苗来源及鉴定，种子处理，播种或移栽、定植时间及面积；肥料种类、施用时间、施用量、施用方法；重大病虫草害等的发生时间、为害程度，施用农药名称、来源、施用量、施用时间、方法和施用人等；灌溉时间、方法及灌水量；重大气候灾害发生时间、危害情况；主要物候期。

（三）药用动物养殖主要记录：繁殖材料及鉴定；饲养起始时间；疾病预防措施，疾病发生时间、程度及治疗方法；饲料种类及饲喂量。

（四）采收加工主要记录：采收时间及方法；临时存放措施及时间；拣选及去除非药用部位方式；清洗时间；干燥方法和温度；特殊加工手段等关键因素。

（五）包装及储运记录：包装时间；入库时间；库温度、湿度；除虫除霉时间及方法；出库时间及去向；运输条件等。

第一百二十三条　培训记录包括培训时间、对象、规模、主要培训内容、培训效果评价等。

第一百二十四条　检验记录包括检品信息、检验人、复核人、主要检验仪器、检验时间、检验方法和检验结果等。

第一百二十五条　企业应当根据实际情况，在技术规程基础上，制定标准操作规程用于指导具体生产操作活动，如批的确定、设备操作、维护与清洁、环境控制、贮存养护、取样和检验等。

第十一章　质量检验

第一百二十六条　企业应当建立质量控制系统，包括相应的组织机构、文件系统以及取样、检验等，确保中药材质量符合要求。

第一百二十七条　企业应当制定质量检验规程，对自己繁育并在生产基地使用的种子种苗或其他繁殖材料、生产的中药材实行按批检验。

第一百二十八条　购买的种子种苗、农药、商品肥料、兽药或生物制品、饲料和饲料添加剂等，企业可不检测，但应当向供应商索取合格证或质量检验报告。

第一百二十九条　检验可以自行检验，也可以委托第三方或中药材使用单位检验。

第一百三十条　质量检测实验室人员、设施、设备应当与产品性质和生产规模相适应；用于质量检验的主要设备、仪器，应当按规定要求进行性能确认和校验。

第一百三十一条　用于检验用的中药材、种子种苗或其他繁殖材料，应当按批取样和留样：

（一）保证取样和留样的代表性；

（二）中药材留样包装和存放环境应当与中药材贮存条件一致，并保存至该批中药材保质期届满后三年；

（三）中药材种子留样环境应当能够保持其活力，保存至生产基地中药材收获后三年；种苗或药用动物繁殖材料依实际情况确定留样时间；

（四）检验记录应当保留至该批中药材保质期届满后三年。

第一百三十二条　委托检验时，委托方应当对受托方进行检查或现场质量审计，调阅或者检查记录和样品。

第十二章 内审

第一百三十三条 企业应当定期组织对本规范实施情况的内审，对影响中药材质量的关键数据定期进行趋势分析和风险评估，确认是否符合本规范要求，采取必要改进措施。

第一百三十四条 企业应当制定内审计划，对质量管理、机构与人员、设施设备与工具、生产基地、种子种苗或其他繁殖材料、种植与养殖、采收与产地加工、包装放行与储运、文件、质量检验等项目进行检查。

第一百三十五条 企业应当指定人员定期进行独立、系统、全面的内审，或者由第三方依据本规范进行独立审核。

第一百三十六条 内审应当有记录和内审报告；针对影响中药材质量的重大偏差，提出必要的纠正和预防措施。

第十三章 投诉、退货与召回

第一百三十七条 企业应当建立投诉处理、退货处理和召回制度。

第一百三十八条 企业应当建立标准操作规程，规定投诉登记、评价、调查和处理的程序；规定因中药材缺陷发生投诉时所采取的措施，包括从市场召回中药材等。

第一百三十九条 投诉调查和处理应当有记录，并注明所调查批次中药材的信息。

第一百四十条 企业应当指定专人负责组织协调召回工作，确保召回工作有效实施。

第一百四十一条 应当有召回记录，并有最终报告；报告应对产品发运数量、已召回数量以及数量平衡情况予以说明。

第一百四十二条 因质量原因退货或者召回的中药材，应当清晰标识，由质量部门评估，记录处理结果；存在质量问题和安全隐患的，不得再作为中药材销售。

第十四章 附则

第一百四十三条 本规范所用下列术语的含义是：

（一）中药材

指来源于药用植物、药用动物等资源，经规范化的种植（含生态种植、野生抚育和仿野生栽培）、养殖、采收和产地加工后，用于生产中药饮片、中药制剂的药用原料。

（二）生产单元

基地中生产组织相对独立的基本单位，如一家农户，农场中一个相对独立的作业队等。

（三）技术规程

指为实现中药材生产顺利、有序开展，保证中药材质量，对中药材生产的基地选址，种子种苗或其他繁殖材料，种植、养殖，野生抚育或者仿野生栽培，采收与产地加工，包装、放行与储运等所做的技术规定和要求。

（四）道地产区

该产区所产的中药材经过中医临床长期应用优选，与其他地区所产同种中药材相比，品质和疗效更好，且质量稳定，具有较高知名度。

（五）种子种苗

药用植物的种植材料或者繁殖材料，包括籽粒、果实、根、茎、苗、芽、叶、花等，以及菌物的菌丝、子实体等。

（六）其他繁殖材料

除种子种苗之外的繁殖材料，包括药用动物供繁殖用的种物、仔、卵等。

（七）种质

生物体亲代传递给子代的遗传物质。

（八）农业投入品

生产过程中所使用的农业生产物资，包括种子种苗或其他繁殖材料、肥料、农药、农膜、兽药、饲料和饲料添加剂等。

（九）综合防治

指有害生物的科学管理体系，是从农业生态系统的总体出发，根据有害生物和环境之间的关系，充分发挥自然控制因素的作用，因地制宜、协调应用各种必要措施，将有害生物控制在经济允许的水平以下，以获得最佳的经济、生态和社会效益。

（十）产地加工

中药材收获后必须在产地进行连续加工的处理过程，包括拣选、清洗、去除非药用部位、干燥及其他特殊加工等。

（十一）生态种植

应用生态系统的整体、协调、循环、再生原理，结合系统工程方法设计，综合考虑经济、生态和社会效益，应用现代科学技术，充分应用能量的多级利用和物质的循环再生，实现生态与经济良性循环的中药农业种植方式。

（十二）野生抚育

在保持生态系统稳定的基础上，对原生境内自然生长的中药材，主要依靠自然条件、辅以轻微干预措施，提高种群生产力的一种生态培育模式。

（十三）仿野生栽培

在生态条件相对稳定的自然环境中，根据中药材生长发育习性和对环境条件的要求，遵循自然法则和生物规律，模仿中药材野生环境和自然生长状态，再现植物与外界环境的良好生态关系，实现品质优良的中药材生态培育模式。

（十四）批

同一产地且种植地、养殖地、野生抚育或者仿野生栽培地的生态环境条件基本一致，种子种苗或其他繁殖材料来源相同，生产周期相同，生产管理措施基本一致，采收期和产地加工方法基本一致，质量基本均一的中药材。

（十五）放行

对一批物料或产品进行质量评价后，做出批准使用、投放市场或者其他决定的操作。

（十六）储运

包括中药材的贮存、运输等。

（十七）发运

指企业将产品发送到经销商或者用户的一系列操作，包括配货、运输等。

（十八）标准操作规程

也称标准作业程序，是依据技术规程将某一操作的步骤和标准，以统一的格式描述出来，用以指导日常的生产工作。

第一百四十四条　本规范自发布之日起施行。

主要参考文献

[1] 赵润怀，温川飙，焦炜，等．中药材追溯体系建设十年回顾与展望［J/OL］．中国现代中药：1-6［2022-07-16］.DOI：10.13313/j.issn.1673-4890.20220518001.

[2] 万修福，王升，康传志，等．“十四五”期间中药材产业趋势与发展建议［J］．中国中药杂志，2022，47（5）：1144-1152.

[3] 张东伟，王建连．我国中药材市场与产业调查分析报告［J］．农产品市场，2021（23）：56-57.

[4] 方雅冰，李全新．中国中药材产业健康发展分析与对策［J］．农业展望，2021，17（10）：123-129.

[5] 张树权，康庆华，袁红梅，等．黑龙江省中药材种植产业现状及发展对策［J］．黑龙江农业科学，2017（6）：112-116.

[6] 张冬燕，王建忠，刘丽．河北省中药材产业发展研究［J］．中国集体经济，2019（36）：24-25.

[7] 冀宪武，刘枫，何燕．山西省中药材产业发展现状及对策研究［J］．山西科技，2019，34（1）：1-3，8.

[8] 张洪芳．山东中药材产业现状、问题与发展建议［J］．农业工程技术，2022，42（5）：6-7.

[9] 刘迪，吴和珍，王平，等．湖北省中药材产业现状及战略发展思考［J］．中国现代中药，2016，18（6）：696-702.

[10] 杨小兰，孙兴．贵州省中药材产业发展现状及对策［J］．科技情报开发与经济，2013，23（12）：147-151.

[11] 张文晋，曹也，张燕，等．中药材 GAP 基地建设现状及发展策略［J］．中国中药杂志，2021，46（21）：5555-5559.

[12] 李灿，曲建博，周跃华．中药材信息化追溯体系建设的现状与思考［J］．中国现代中药，2020，22（9）：1419-1422.

[13] 国家药典委员会．中国药典・一部［M］．北京：中国医药科技出版社，2010.

[14] 国家药典委员会．中国药典・一部［M］．北京：中国医药科技出版社，2015.

[15] 国家药典委员会．中国药典・一部［M］．北京：中国医药科技出版社，2020.

[16] 郜二虎，遇达祎，李琼．我国麝资源现状及保护对策［J］．林业资源管理，2005（1）：45-47，44.

[17] 常彤，赵伟刚，常树卓，等．麝香价格变化及产业发展政策分析［J］．特产研究，2018，40（4）：

124–126.

［18］李林海，黄祥云，刘刚，等．我国麝养殖种群现状及其养殖业发展的分析［J］．四川动物，2012，31（3）：492–496.

［19］徐必达，张华林．羚羊角及其代用品的研究进展［J］．中药材，2003（12）：910–914.

［20］刘睿，段金廒，李友宾，等．水牛角主要药效学评价及解热活性物质基础研究［J］．南京中医药大学学报，2007（5）：297–301.

［21］唐松元，段文武，黄兴国，等．穿山甲资源现状和人工养殖对策及发展前景［J］．湖南林业科技，2012，39（3）：75–77.

［22］高英，吕振兰，李卫民，等．穿山甲与猪蹄甲的成分研究［J］．中药材，1989，12（2）：34–37.

［23］朱华，靳维荣，滕建北．猪蹄甲替代穿山甲非可行性探讨［J］．中药材，2003（4）：286–288.

［24］刘玉华，翟俊霞，王海英，等．猪蹄甲代替穿山甲研究进展［J］．河北中医，2002，24（8）：624–625.

［25］孙丽红，李超英．虎骨及代用品研究进展［J］．长春中医学院学报，2002，18（4）：59–60.

［26］郭希清，叶婧，李金钢．虎骨及其替代品的研究进展［J］．陕西师范大学学报，2006，34（3）：218–221.

［27］朱蔚．科技攻关与市场转化密切结合的创新典范——人工麝香研制与产业化的成功之路［J］．中国现代中药，2016（1）：1–2.

［28］郭经．人工麝香研究进展［J］．中国医学科学院院报，2014，36（6）：577–580.

［29］魏建和，屠鹏飞，李刚，等．我国中药农业现状分析与发展趋势思考［J］．中国现代中药，2015，17（2）：94–98，104.

［30］蒋传中．中药材基地模式的探索与创新［J］．中国现代中药，2015，17（2）：145–148.

［31］李鹏英，尚兴朴，曾燕，等．中药材产业扶贫现状经验探讨及可持续发展建议［J］．中国现代中药，2021，23（3）：409–416.